OEUVRES

POSTHUMES

DE

M. BIDAULT DE VILLIERS,

DOCTEUR EN MÉDECINE DE LA FACULTÉ DE PARIS.

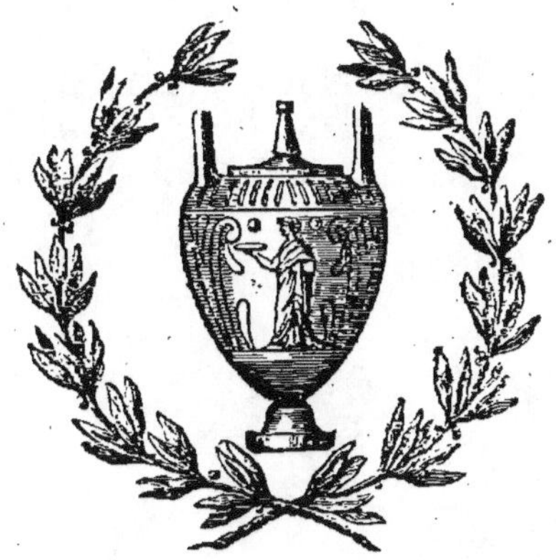

A PARIS,

CHEZ VERET, LIBRAIRE-ÉDITEUR,

RUE DES FRANCS-BOURGEOIS-ST-MICHEL, no 3.

1828

OEUVRES

POSTHUMES

DE

M. BIDAULT DE VILLIERS

Cet Ouvrage se trouve aussi :

Chez
{
BÉCHET Jeune, place de l'École de Médecine, nº 4.
CREVOT, rue de l'École de Médecine, nº 3.
GABON, rue de l'École de Médecine, nº 10.

IMPRIMERIE DE HUZARD-COURCIER,
rue du Jardinet, nº 12.

OEUVRES

POSTHUMES

DE

M. BIDAULT DE VILLIERS,

DOCTEUR EN MÉDECINE DE LA FACULTÉ DE PARIS,

RENFERMANT :

1° Un Mémoire sur la topographie médicale et sur les maladies épidémiques de l'île Minorque, traduit de l'anglais de Cleghorn ; 2° des Remarques et Observations pour servir à l'histoire des Phlegmasies gangréneuses, et spécialement de la Pustule maligne ; 3° des Observations adressées à M. Guyton de Morveau, relativement à plusieurs passages de son *Traité des moyens de désinfecter l'air.*

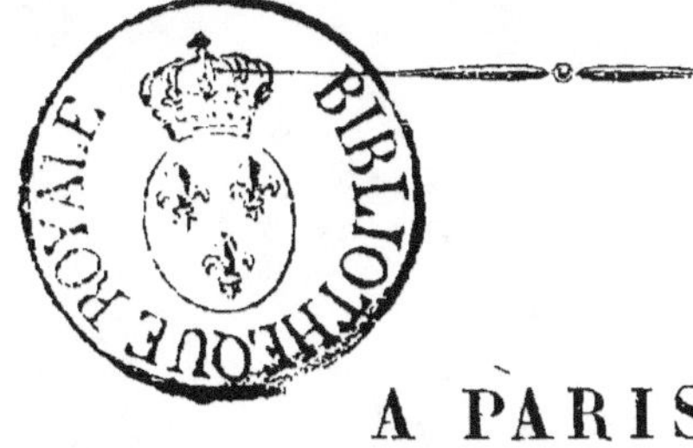

A PARIS,

CHEZ VÉRET, LIBRAIRE-ÉDITEUR,

RUE DES FRANCS-BOURGEOIS SAINT-MICHEL, N° 3.

1828.

A LA

SOCIÉTÉ DES CHIRURGIENS

DE LA

MARINE ROYALE.

Messieurs,

Comme plusieurs d'entre vous doivent savoir combien la meilleure instruction que nous acquérons dans ce climat tempéré nous met peu à même de traiter avec un heureux succès les maladies qui sont communes dans des pays plus chauds, je prends la liberté de vous adresser les pages suivantes.

Elles ne contiennent, il est vrai, qu'un exposé des maladies d'une petite partie assez éloignée des possessions britanniques, mais dans laquelle, outre les gens du pays, et ceux employés à le garder, nombre de sujets de Sa Majesté sont conduits, soit en temps de paix, soit en temps de guerre. Et d'ailleurs, comme les qualités de l'air et le cours des saisons dans l'île Minorque correspondent pour ainsi dire avec l'état de l'air et le cours des saisons de plusieurs autres parties du monde, dans lesquelles nos flottes se rendent souvent, il est probable que les maladies doivent aussi y être semblables.

Si tous ceux qui pratiquent la Médecine dans nos factoreries et colonies éloignées, saisissaient l'occasion favorable que leur fournit leur situation pour faire des observations convenables sur les maladies, et pour les communiquer ensuite au public, nous aurions bientôt une histoire plus ample et plus exacte des maladies, que celle que nous possédons à présent ; et les praticiens qui nous succéderont seraient à même d'éviter les dangers dans lesquels plusieurs sont tombés, et de conduire ceux qui sont confiés à leurs soins, pendant les dérangemens auxquels ils sont exposés, avec honneur et satisfaction, quant à ce qui les concerne, et avec quelques avantages pour leur pays. C'est donc avec beaucoup de plaisir que je vois cette attention particulièrement recommandée dans le plan relatif à la publication des observations médicales que vous avez dernièrement adopté, et qu'il est à désirer qui soit suivi avec la rigueur que mérite une institution aussi utile.

Pour ma part, je dois avouer que je n'ai pas été long-temps à Minorque sans avoir de grands motifs de souhaiter que quelques-uns des praticiens qui y ont séjourné avant moi, et qui doivent avoir vu combien les maladies qui prédominent dans cette île diffèrent de celles qui règnent en Angleterre, aient pris la peine de transmettre à leurs successeurs quelques notions et quelques observations à l'aide desquelles les suites funestes qui arrivent souvent dans ces maladies eussent pu être prévues à temps, ou heureusement prévenues.

Étant donc pleinement convaincu que des remarques de cette nature pourraient être utiles à ceux qui pratiqueront la Médecine après moi dans cette île, je me déterminai à observer et à recueillir avec le plus grand soin et sans partialité, tout ce qui me paraissait mener à une connaissance complète de ces maladies et de leur curation, m'imaginant qu'immédiatement après les soins donnés aux malades, ce travail serait le service le plus essentiel qu'un individu à ma place pourrait rendre au public.

Dans cette vue, je commençai, en 1743, à tenir un journal de la température, à remarquer le cours des saisons, à décrire les maladies qui en étaient le résultat, et cela presque toujours au lit du malade. Je continuai ce journal non sans peine et sans assiduité, étant livré à une pratique très étendue, tant chez les Anglais que chez les naturels du pays, jusqu'à l'année 1749, époque à laquelle le départ du régiment dans lequel j'ai l'honneur de servir m'obligea de quitter l'île, et me laissa le loisir de revoir mes observations et de recueillir dans un grand nombre de cas particuliers, les remarques générales qui me paraissent dignes d'être communiquées au public.

Vous voudrez bien observer, Messieurs, que, parmi les maladies épidémiques de Minorque, les fièvres tierces tiennent le premier rang. La diversité de leurs types, la violence de leurs symptômes, leurs intermissions trompeuses, leur terminaison subite et trop souvent pernicieuse, obligeaient nécessairement d'en donner une description claire et précise; d'autant mieux qu'elles paraissent rarement sous cette forme dans le nord de l'Europe, quoique en Grèce, en Italie et dans les pays adjacens, il soit évident, d'après les ouvrages qui nous viennent des anciens (1) et les écrits les plus judicieux et les plus modernes (2), qu'elles ont toujours été et qu'elles sont encore très fréquentes, et qu'il y a une constance et une uniformité surprenantes dans leurs symptômes; quoique aux yeux de celui qui n'a jamais eu l'occasion favorable de les observer sous toutes les formes, ou qui n'en a pas eu de description complète, elles aient l'apparence d'être très confuses et très irrégulières.

Il est plus que probable, d'après les rapports de plusieurs médecins et de plusieurs voyageurs (3), que les fièvres tierces épidémiques ne sont pas uniquement bornées aux côtes et aux îles de la Méditerranée, mais qu'elles sont aussi très fréquentes et très meurtrières dans beaucoup d'autres parties du globe, et qu'on pourrait peut-être les regarder comme les maladies qui règnent annuellement en automne dans la plupart des pays chauds du monde.

---

(1) Hippocrat. Aphor. s. III, n° 21, et De morb. vulg., lib. VIII. Asclepiad. apud. Cœl. Aurel. De morb. acut. lib II, cap x. Galen, De morb. temp. sub finem.

(2) River. lib. XVII, s. 3, cap. 1. Lancis. Epid. Torti, Therapeut. special. Bianchi, Histor. Hepat., p. 3, etc.

(3) Spigel. de Smitertianâ, lib. II, cap. 1. Tennen, on the Diseases of Virginia, p. 12. Warren, on the Fever of Barbados, p.

Il est vrai qu'on peut presque toujours guérir promptement une fièvre tierce, une fois qu'elle est connue, attendu que nous avons entre les mains un remède sûr et efficace, qui est l'écorce du Pérou ; mais dans les climats chauds, les progrès de cette maladie sont si rapides, qu'il est nécessaire que nous la connaissions dès son principe, afin de ne perdre aucune occasion de donner ce remède en suffisante quantité pour éloigner les dangers auxquels les malades sont exposés de bonne heure, sans ce secours. Et cependant, d'après la variabilité qu'elle présente, et parce qu'elle simule souvent d'autres maladies aiguës, il est, dans bien des cas, difficile aux médecins les plus expérimentés de la reconnaître, et à plus forte raison à ceux qui n'ont vu que rarement ou même jamais de pareilles maladies, qui ne se rencontrent que de temps à autre en Angleterre.

Ces considérations me portent à croire que la description des fièvres tierces, contenue dans l'ouvrage suivant, ne sera point désagréable, ni sans utilité pour plusieurs membres de votre Société, et surtout pour ceux qui, étant attachés au service de Sa Majesté, sont souvent obligés de prendre soin de ses sujets dans des climats exposés à ce genre de maladies, et en même temps sont empêchés, par leur passage rapide d'un lieu à un autre, d'acquérir d'après leur propre observation une connaissance suffisante des épidémies diverses qui y règnent.

Je vous adresse donc, Messieurs, ces remarques avec l'estime la plus parfaite et le plus profond respect, espérant que les motifs qui m'ont déterminé à vous les offrir ainsi qu'au public, feront suffisamment mon apologie devant vous et devant lui, eu égard aux imperfections qui peuvent s'y trouver, soit sous le rapport du style, soit sous le rapport de la méthode.

J'ai l'honneur d'être

Votre très humble serviteur,

G. CLEGHORN.

Londres, le 1er mai 1751.

INTRODUCTION.

Lorsque je me déterminai à écrire sur les fièvres qui ont régné épidémiquement depuis quelques années à Minorque, je crus qu'il ne serait pas hors de propos de donner d'abord une description succincte de la nature du climat, des qualités du sol et des productions de cette île, des usages de ses habitans, de leur nourriture et de leur manière de vivre, et de faire mention de plusieurs autres maladies auxquelles ils sont particulièrement sujets.

L'Introduction suivante a été composée dans cette intention, et le lecteur s'apercevra facilement, au style dont elle est écrite, qu'elle l'a été pendant mon séjour dans cette île.

L'air y est beaucoup plus pur et plus serein qu'en Angleterre; rarement il est obscurci par des brouillards épais : cependant les vallées basses ne sont pas exemptes de brumes et de vapeurs malsaines. Dans la saison des vents, les éclats des vagues se répandent sur toute l'île, comme le prouvent les gouttes de rosée salée qu'on trouve sur les feuilles des végétaux qui croissent dans presque toutes ses parties intérieures. De là vient que les ustensiles d'airain ou de fer sont extrêmement sujets à la rouille, malgré tous les efforts qu'on fait pour les en préserver, et que les meubles, si on ne les expose souvent au feu et au soleil, moisissent facilement et sont détruits par l'humidité.

Les étés sont secs, beaux, calmes et excessivement chauds; les automnes sont humides, chauds et variables, c'est-à-dire tantôt parfaitement beaux, tantôt nuageux et orageux : ces deux saisons ne diffèrent pas beaucoup d'une année à une autre. Pendant l'hiver, les tempêtes ne sont ni communes ni de longue durée (quoiqu'elles soient quelquefois très violentes), et lorsqu'elles cessent, l'air reprend aussitôt sa sérénité ordinaire. Le printemps est toujours variable, et a beaucoup plus de ressemblance avec l'hiver qu'avec l'été.

Les changemens de température ne sont ni aussi subits ni aussi considérables dans ce climat que dans beaucoup d'autres. Dans l'espace d'une année, le thermomètre de Fahreinheit monte rarement beaucoup au-dessus du 80e degré, et ne descend guère au-dessous du 48e, quoiqu'on l'ait vu dans les temps extraordinaires s'élever jusqu'au 87e et baisser jusqu'au 41e; cependant il ne va pas ordinairement à ces deux extrêmes, ou il n'y reste pas long-temps. En été, il y a à peine 4 ou $5°$ de différence, entre la chaleur de l'air à midi et pendant la nuit; en hiver, cette différence est encore moins considérable.

Ce que je viens de dire doit être entendu de cet instrument placé dans la maison, et de manière qu'il ne soit affecté ni par les rayons du soleil ni par la chaleur du feu; car lorsqu'il est exposé au soleil en été, il monte à 12, 14 ou $16°$ de plus que dans la chambre; et, dans les autres saisons, la différence entre la chaleur de l'air à l'ombre et aux rayons directs du soleil, est souvent beaucoup plus grande. Cependant, à l'époque des jours caniculaires même, la température de l'atmosphère, au moins dans les lieux découverts où l'air circule librement, surpasse rarement celle du sang chez l'homme bien portant.

Les vents sont extrêmement impétueux autour de l'équinoxe de printemps et d'automne, et quelquefois pendant l'hiver. Dans les autres saisons, ils sont ordinairement modérés; et, suivant les observations des marins, ils soufflent rarement dans la même direction près des îles voisines du golfe de Lyon qu'en pleine mer.

Pendant l'été, les matins et les soirs, il règne communément un calme parfait; mais le milieu de la journée est tempéré par les brises (1) rafraîchissantes qui viennent de l'est, et qui,

____

(1) Dans toutes les contrées maritimes entre les tropiques, de quelque étendues qu'elles soient, le vent souffle chaque jour de la mer pendant un certain nombre d'heures, et chaque jour aussi, pendant un certain nombre

(3)

suivant le cours du soleil, augmentent par degrés jusqu'à deux ou trois heures de l'après-midi, et s'apaisent d'une manière insensible à mesure que la nuit approche. Ces brises rendent l'ardeur du soleil moins dangereuse et moins nuisible; mais lorsqu'elles manquent pendant un jour, les naturels du pays deviennent languissans et inactifs, à cause de la chaleur étouffante de cette saison.

Les vents du nord sont en général froids, secs et sains; ils chassent les brouillards et nettoient le ciel, tandis que ceux du midi rendent l'air chaud, humide et malsain. Il est évident que la violence du vent du nord est supérieure à celle de tous les autres, puisque les troncs des arbres sont courbés du côté du sud, et que leurs branches sont nues et endommagées du côté du nord. Celui qui mérite d'occuper le second rang, quant à la force, est le nord-ouest. Ces deux vents sont fréquens vers la fin de l'hiver et au printemps; et comme ils sont secs et froids, ils dessèchent les feuilles des végétaux, détruisent leurs jeunes pousses, et sont excessivement nuisibles aux vignobles et au jeune blé. Les vents perçans qui soufflent dans la même saison du côté du nord-est étant plus humides et plus souvent accompagnés de pluie, causent moins de dommage. Le sud et le sud-est sont à beaucoup près les plus malsains : dans quelque saison que ce soit, lorsqu'ils soufflent, l'air est nuageux et affecte la respiration ; mais en été surtout, ils sont brûlans et suffoquans. Ils causent alors un abattement extrême et général ; et en exposant le thermomètre aux rayons du soleil, le mercure monte souvent au-dessus du 100ᵉ degré. L'ouest est ordinairement plus sec que le sud ; l'est est froid et impétueux au printemps, et brûlant en été.

La température de ce climat est généralement belle et sèche.

---

d'heures, il souffle de la mer vers la terre. On appelle ces vents *brise de terre* et *brise de mer*. La brise de mer règne généralement depuis dix heures du matin jusqu'à six heures du soir; à sept heures, la brise de terre commence et continue jusqu'à huit heures du matin. Pendant l'été, la brise de mer est très sensible sur toutes les côtes de la Méditerranée.

Quand il pleut, les pluies sont abondantes, quoique de courte durée, et elles tombent presque toujours la nuit.

En été, le ciel est serein et du plus bel azur, sans pluie ou nuages; mais il tombe régulièrement après le coucher du soleil des rosées modérées.

A mesure que l'automne approche, le temps devient moins beau; les tourbillons de vent et le tonnerre sont fréquens. Pendant les nuits, les éclairs et les météores qu'on nomme étoiles tombantes sont très communs.

Dans cette saison, on voit souvent des trombes dans le voisinage de l'île, et quelquefois elles se brisent sur le rivage. Lucrèce les a décrites avec élégance (1); et les différentes formes sous lesquelles elles se montrent ont été bien représentées par le docteur Stuart, dans les *Transactions philosophiques,* v. IV, part. 2, planche 1ʳᵉ.

Vers l'équinoxe d'automne, il s'opère un changement subit dans la température : les cieux sont obscurcis par des nuages épais, et la pluie tombe en si grande quantité, que les torrens qu'elle produit se précipitant des montagnes, enlèvent les arbres par la racine, entraînent les troupeaux, brisent les haies, et causent beaucoup de dommage aux jardins et aux vignobles. Mais alors ces pluies, qui reviennent tous les ans, sont beaucoup plus violentes que durables; elles tombent toujours en ondées abondantes et subites, avec des intervalles de beau temps. Comme elles arrivent après un été long et brûlant, elles sont très agréables et bienfaisantes; elles modèrent la chaleur excessive de l'air, mettent un terme aux maladies épidémiques, et en ramollissant la terre brûlée par le soleil, la rendent susceptible d'être cultivée. Elles sont ordinairement

---

(1)   Nam fit ut interdum tanquam demissa columna,
In mare de cœlo descendat; quam freta circum
Fervescunt, graviter spirantibus incita flabris,
Et quæcunque in eo, tum sunt deprensa tumultu
Navigia, in summum veniunt vexata periclum.

De rer. nat. l. VI.

accompagnées de tonnerre, d'éclairs et de rafales venant en grande partie du nord. On voit rarement de pareils orages dans les pays froids, mais ils sont assez fréquens dans les climats chaux, et les descriptions qu'en a données Virgile sont aussi justes que poétiques.

> Sæpè etiam, immensum cœlo venit agmen aquarum,
> Et fœdam glomerant tempestatem imbribus atris
> Collectæ ex alto nubes; ruit arduus æther,
> Et pluviâ ingentis sata lœta boumque labores
> Diluit; implentur fossæ, et cava flumina crescunt
> Cum sonitu, fervetque fretis spirantibus æquor,
> Ipse Pater, mediâ nimborum in nocte, corusca,
> Fulmina molitur dextrâ; quo maxima motu
> Terra tremit : fugere feræ, et mortalia corda
> Per gentes humiles stravit pavor; ille flagranti
> Aut Atho, aut Rhodopen, aut alta ceraunia telo
> Dejicit : ingeminant austri, et densissimus imber,
> Nunc nemora ingenti vento, nunc littora plangunt.
>
> *Georg. l. I, ver.* 322.

> Effusis imbribus atris
> Tempestas sine morâ furit, tonitruque tresmiscunt
> Ardua terrarum, et campi : ruit æthere toto
> Turbidus imber aquâ, densisque nigerrimus austris.
>
> *Enei. l.* V, *ver.* 693.

Les pluies qui tombent en hiver et au printemps sont souvent mêlées de grêle et de neige; mais, la plupart du temps, la neige fond sur-le-champ, et la glace est une chose rare dans ce pays.

Ce n'est point mon dessein de donner une description géographique de cette île, de sa situation, de ses villes, de ses ports et autres particularités qu'on peut trouver aisément ailleurs; j'observerai seulement qu'en général elle est ce que les navigateurs appellent une terre basse, à l'exception de quelques montagnes qui sont vers son milieu, et dont la plus considérable, nommée *Toro* par les habitans, se découvre en mer, par un temps clair, de 12 ou 14 lieues.

Sa surface est inégale et raboteuse, divisée en beaucoup

d'endroits par des vallées étroites d'une profondeur considérable, appelées *barrancos* par les naturels du pays. Elles commencent vers le centre de l'île, et après plusieurs détours, elles vont se terminer à la mer. Le côté du sud-ouest est plus plat et plus uni que celui du nord-est, où les montagnes sont élevées et entrecoupées de vallées basses et marécageuses, dont le sol est moins fertile, et malsain dans toute son étendue pour les hommes et les animaux. Auprès des villes et des villages, les champs sont bien cultivés et fermés de murs en pierres; mais tout le reste est en grande partie rocailleux, ou couvert de bois et de buissons épais. Il y a quelques réservoirs d'eau stagnante, et très peu de ruisseaux. On ne peut, d'après cela, expliquer facilement la méprise du cardinal de Retz, qui dit dans ses Mémoires qu'un grand nombre de courans se jettent dans le port de Mahon, à moins qu'on ne suppose qu'il n'a vu ce pays que dans la saison des pluies.

Le sol en est léger, maigre et très pierreux, mêlé d'une assez bonne quantité de sel marin et d'un peu de nitre calcaire (nitrate de chaux). En beaucoup d'endroits, il y a si peu de terre, que toute l'île paraît n'être qu'un grand rocher, couvert çà et là de terre végétale et de pierres d'un grand nombre d'espèces. Nonobstant cette disposition, il est extrêmement favorable aux vignes, et produit plus d'orge et de blé qu'on ne l'imaginerait au premier aspect; et même, si l'on en croit les paysans, il fournirait toujours assez de blé et de vin pour la consommation des naturels du pays, si la violence des vents et la sécheresse excessive de l'air dans les différentes saisons. n'endommageaient souvent les récoltes.

On laisse ordinairement reposer les champs pendant deux années, et on les ensemence la troisième. Vers la fin de l'hiver, ou au commencement du printemps, on les rompt, et, l'automne suivant, aussitôt que les pluies commencent à tomber, on les laboure de nouveau et on les prépare à recevoir les semis. La culture n'est ni pénible ni dispendieuse; car la charrue est si légère, que le laboureur peut la transporter d'un lieu à un autre sur ses épaules, et qu'il suffit, pour la mener dans un terrain aussi léger, d'une génisse ou d'un âne, aidé quelquefois d'un cochon. Plus tard la récolte se fait, plus elle est abondante. L'orge se moissonne ordinairement autour du 20 mai, n. s., et le blé dans le mois de juin; de sorte que toute la récolte est communément enlevée le jour de la Saint-Jean. On ne bat point le grain avec des fléaux, comme en Angleterre, mais on le fait battre sur une place unie dans le roc, par des bœufs ou des ânes, suivant l'usage des nations de l'Orient.

En plantant les vignes, c'est la coutume de mettre une grosse pierre sur chaque cep, pour les préserver, comme observe Virgile, de la chaleur excessive du soleil, qui, sans cette précaution, dans un terrain aussi léger, les priverait de toute humidité, et en même temps pour empêcher la terre d'être délayée par les pluies immodérées.

> Hoc, effusos munimen ad imbres :
> Hoc, ubi hiulca siti findit æstifer arva.

Septembre est la saison de la vendange. Après que les raisins sont foulés, et avant que de les presser, on les saupoudre avec une espèce d'albâtre pulvérisé (1), afin de donner au vin une plus belle couleur rouge. Ces vins, lorsqu'on les fait avec soin, et qu'ils viennent de vignes anciennes, méritent encore les éloges que leur a donnés autrefois Pline, lib. XXIV, c. 6 : *Vina Balearica conferuntur Italiæ primis.* Ils ont une propriété qu'on trouve rarement dans cette qualité; ils tiennent le ventre libre, ce qui les rend moins échauffans, et par conséquent moins nuisibles. Mais, depuis le commencement de la guerre, le port de Mahon étant devenu le rendez-vous des vaisseaux de différentes nations, les propriétaires ont plutôt considéré la quantité que la qualité; c'est pourquoi ils deviennent en grande partie aigres dans les premiers jours de l'été, et c'est

---

(1) Les gens du pays le nomment *Parell*, et on le tire de fosses semblable à celles d'où l'on retire le plâtre de Paris.

probablement la raison pour laquelle les dyssenteries , depuis quelques années , ont été plus fréquentes et plus meurtrières qu'à l'ordinaire.

Les naturels du pays pendent aux planchers de leurs chambres des grappes de raisin mûres (1), afin de les dessécher pour les conserver l'hiver. Le moût de vin (2) qu'ils font bouillir avec différens fruits et racines, pour les conserver, fait, entre autres usages, une partie considérable de leurs mets, les jours de fêtes.

En quelques endroits, il y a des champs de chanvre (3), de lin (4) et de tabac (5) ; ils sèment aussi des fèves (6), ... (7), des pois chiches (8), deux espèces de haricots (9) et des lentilles (10), ces légumes faisant une grande partie de leur nourriture dans les temps que la viande est prohibée par leur religion. Ils ont aussi des pois (11) en petite quantité dans les vignobles et les jardins ; mais communément on les conserve pour la table des riches.

Dans les terrains humides et marécageux, ils plantent beaucoup de cannes ou roseaux (12), dont ils se servent au lieu de lattes pour soutenir les tuiles des toits de leurs bâtimens. Ils ont aussi dans quelques endroits du maïs (13), des larmes de

---

(1) Uvæ pensiles, *Panjois.*

(2) *Supavini, Arrop;* les Espagnols appellent ainsi le vin cuit ou sirop qu'ils font avec le moût de raisin.

(3) Cannabis, *Canem.*

(4) Linum, *Lli.*

(5) Nicotianna, *Tabach.*

(6) Faba , *Favas.*

(7) Lathyrus, *Guixes.*

(8) Cicer, *Ciarous, Garravansos.*

(9) Phaseolus. Le gros haricot blanc commun est appelé *Mongeta;* celui de la petite espèce qui a une tache noire au milieu, *Fesos* ou *Guixon.*

(10) Lens, *Elentios.*

(11) Pisum, *Posols.*

(12) Arundo donax, *Canya.*

(13) Mayz, *Blad de las Indias.*

Job (1) et des cannes d'Inde ou balisiers (2). Les semences dures et pierreuses de ces deux dernières plantes leur servent, lorsqu'elles sont percées et enfilées, de grains pour leurs chapelets.

Leurs jardins sont plutôt faits pour l'utilité que pour l'agrément, et donnent en grande abondance la plupart des espèces d'herbes potagères, de racines et de salades; et le marché de Mahon n'a pas été moins utile à la flotte anglaise pour rétablir la santé des matelots, que le port pour radouber et mettre en sûreté ses vaisseaux. Il y a dans toutes les saisons des choux cabus, des choux verts, des laitues, des épinards, de l'endive, des blettes, du persil, du cresson, des poireaux, des ognons, de l'ail, du céleri, des radis, des raiforts sauvages, de la sauge, de la menthe, de la marjolaine, de l'origan, du thym, etc. Il y a en outre, pendant l'hiver, des carottes, des panais, des navets, des artichauts, des asperges, des choufleurs; en été, des tomates ou pommes d'amour, des melongènes ou aubergines, des poires de Guinée, diverses espèces de concombres, des courges, des melons musqués, des melons d'eau en grande abondance et de bonne qualité. Mais comme ce climat est très sujet aux grandes sécheresses, chaque jardin est muni d'un puits profond, par le moyen duquel, à l'aide d'une roue persane (3), le jardinier remplit son réservoir, et transmet l'eau par des canaux en pierre aux différentes planches qui ont besoin d'être arrosées.

Outre les fruits communs en Angleterre, tels que les cerises, les pommes, les poires, les abricots, les prunes, les pêches, les nèfles, les mûres, les coins et les noix, il y en a plusieurs autres dans cette île qui ne viennent que rarement ou jamais à maturité dans les pays froids, même avec le secours d'une couche chaude; tels que les grenades grosses et succulentes, qui sont très abondantes dans les jardins, les limons, les ci-

---

(1) Lacrhyma Job, *Lagrinias de vin.*
(2) Cannacorus, *Mariettas.*
(3) Voyez une figure de cette machine dans les voyages de Saint-Havo.

trons et les oranges, qui, depuis quelques années, y sont très communes; les amandes, qui y réussissent parfaitement bien, et les figues d'Inde ou morisques, qui font la principale nourriture de toutes les familles pendant le mois de septembre : les tiges épineuses qui les portent viennent naturellement parmi les rochers, et sont souvent employées pour les haies des jardins. A ces fruits que nous venons de nommer, on peut en ajouter d'autres moins estimés, tels que les jujubes, les vraies sorbes, les azéroles, les alizes.

En faisant l'énumération des arbres qui ornent leurs jardins, je ne dois point omettre le cyprès, le laurier, le peuplier, l'acacia, l'azéderach ou lilas des Indes, et une belle espèce d'apocyn; je ne dois pas oublier non plus le figuier, qui, non-seulement produit une grande quantité de fruits excellens (certaines espèces rapportent deux fois l'année), mais encore qui donne une ombre agréable sous laquelle les paysans se régalent ordinairement. Le palmier ne doit pas être non plus passé sous silence ; car, quoique les dattes ne viennent jamais à maturité dans cette contrée, les feuilles du milieu de cet arbre, lorsqu'elles sont blanches, servent d'ornement pour les processions du dimanche de pâques, et celles qui ne le sont point, les enfans les emploient, dans la semaine de la passion, à frapper la terre, ce que les habitans du pays appellent superstitieusement battre Judas. A cette époque, le peuple a la tête si fort exaltée par les sermons des prêtres peu instruits, qu'il serait dangereux pour les Juifs de se montrer dans les rues.

Les végétaux dont j'ai fait mention jusqu'ici sont le produit de la culture ; je vais maintenant parler de ceux qui sont indigènes, et qui croissent naturellement dans cette île. Comme il y en a un très grand nombre, je ne prétends pas traiter ce sujet aussi complètement qu'il le mériterait. (Cette tâche serait d'ailleurs au-dessus de mes forces ; car, quoique la Botanique m'ait quelquefois servi d'amusement, jamais elle n'a été l'objet constant de mes études.) Tout ce que je me propose de faire, c'est d'indiquer brièvement ceux qui sont les plus remarquables.

Je vais commencer par ceux qui servent aux naturels du pays de salades et d'herbes potagères, savoir : la chicorée, l'asperge sauvage, le mouron, le plantain corne-de-cerf, le salsifis, le fenouil, l'épervière, le pourpier, le laitron, l'oseille, le cresson d'eau, les câpres et le fenouil marin.

On doit ranger dans la même classe la bourrache, les blettes, la poirée ou bette blanche, l'arroche, la dent-de-lion, le pavot écumeux, que le luxe du siècle présent ne permet de placer que rarement ou même jamais sur les tables, mais qui, dans les temps de disette, ont servi plus d'une fois d'aliment, et particulièrement en 1685, lorsqu'un essaim de sauterelles eut détruit la moisson.

Il y a une si grande variété de plantes médicinales, que je craindrais d'être ennuyeux si j'en donnais seulement la liste. De ce nombre sont l'absynthe vulgaire, l'absynthe maritime, la branche ursine, le capillaire vrai, l'aigremoine, le coqueret alkekenge, la morgeline (le mouron), le mouron à fleurs rouges, le mouron à fleurs bleues, l'arrête-bœuf vulgaire, l'arrête-bœuf jaune, le mufflier, le grateron, le pied-de-veau tacheté, l'arum-gouet, la scolopendre, l'osmonde, le beccabunga, la bryone noire, la buglose, le buphtalme, la bourse à pasteur, le souci, la petite centaurée à fleurs rouges, la petite centaurée à fleurs jaunes, la germandrée petit-chêne, l'ivette, la grande chélidoine, la ciguë, le ciste à fleurs rouges, le ciste à fleurs blanches, le fenouil marin à fleurs jaunes ou petite passepierre, le pain de pourceau, la cynoglosse, le souchet long, la carotte sauvage, l'estragon, la vipérine, l'hièble, l'immortelle, la prêle queue-de-cheval, la roquette, le réséda commun, le panicaut, le vélat, la férule commune, la fougère, la fumeterre, le chiendent, le tournesol, l'*hémionite* (scolopendre), le millepertuis, l'hypociste, la soude, le concombre sauvage, la patience sauvage, la langue de cerf, l'alleluia, oseille sauvage, la mauve, le marrube blanc, la ballote, le stackis, la mercuriale, le cresson alénois, la nielle, l'orobanche, la pivoine, le pavot coquelicot, le pavot cornu, la pariétaire, le perce-feuille, la pervenche, le lierre, le chèvrefeuille, le liseron, la pimprenelle, le plantain, le plantain aquatique, la renouée, le polypode de chêne, l'herbe aux puces, la quinte-feuille, la petite garance, le brusc, la salliaire, le samole aquatique, la scabieuse, le scandix, peigne de Vénus, la scille maritime, la scrophulaire, la grande joubarbe, la petite joubarbe, la berle ou ache d'eau, la morelle, la staphisaigre, la pomme épineuse, le bouillon-blanc, la verveine, le dompte-venin, le nombril de Vénus, l'ortie vulgaire, l'ortie romaine.

A ces plantes on peut en joindre d'autres qui ont été apportées dans le principe des pays étrangers, mais qui sont maintenant si bien naturalisées, qu'elles viennent sans culture dans plusieurs endroits de cette île : telles sont le phytolacca ou le raisin d'Amérique, la belle de nuit ou jalap à fleurs pourprées, la grenadille, le ricin et l'aloès. Ce dernier paraît avoir été soigneusement cultivé auprès des maisons des fermiers, comme pouvant servir de remède aux accidens auxquels les ouvriers de la campagne sont très exposés. Il était anciennement très estimé pour guérir les plaies récentes, ainsi que nous l'apprend Dioscorides, lib. II, cap. 23 (1).

Il y a en outre un bon nombre de plantes aromatiques qui croissent avec profusion sur le sol de cette île, et qui embaumant l'air de leurs émanations odorantes, contribuent à conserver ainsi qu'à rétablir la santé de ses habitans. Les principales sont la santoline, l'aster à feuilles molles, la calamenthe, la menthe sauvage ou menthastre, la menthe pouliot, les conizes de diverses espèces, l'orvale, le pouliot de montagne, *la germandrée maritime,* le marum vrai, la rue, la lavande pourprée ou stéchade, la germandrée aquatique ou scordium, le millepertuis rampant, *l'asseyron,* le trèfle bitumineux.

L'ail fait une partie si considérable des alimens des Minorquains, qu'il mérite une attention particulière. Il y en a de

---

(1) Aloe nascitur in Arabiâ, Asiâ, et aliis locis maritimis; inutilis quidem succo extrahendo, sed conveniens recentibus vulneribus, si contusa emplastri formâ, ad plicetur.

plusieurs espèces, et en si grande abondance, que le lait des troupeaux et même la viande en prennent souvent le goût. La seule espèce dont se servent les naturels du pays, est l'ail rocambole, plus doux que l'ail des jardins et que le poireau. Celui que mangent ordinairement les soldats et les marins est d'une espèce plus âcre et a la tige triangulaire ; il s'appelle *ail caréré*.

Parmi les chardons, les suivans méritent d'être remarqués : le chardon, *le chardon à foulon*, l'épine jaune, sont tous les deux mangeables. Les fleurs de l'artichaut sauvage servent au lieu de présure, à faire cailler le lait. En mai, les abeilles butinent principalement sur le chardon étoilé à fleurs blanches ou chausse-trappe, qui donne le miel le plus beau ; la carline jaune en fournit d'une espèce plus grossière, environ un mois plus tard.

Les bornes dans lesquelles je me suis proposé de me renfermer, ne me permettent pas de faire l'énumération des différens tithymales dont les arborescens sont les plus beaux, ni des orchis représentant la guêpe ou la mouche à miel, parmi lesquels, ceux qui représentent la mouche et le papillon, orchis papilionacé, méritent la préférence ; ni à plus forte raison de donner la description des différentes espèces de linaires, *de la pylore*, du statum maritime ou béchen rouge, de la pédiculaire, et de l'étonnante variété de renoncules et de géranium qui émaillent les prairies. Cependant je ne puis passer sous silence un petit nombre de plantes à racines bulbeuses et à fleurs liliacées qui font le principal ornement de la campagne, savoir : le lis bâtard, la jacinthe musquée, le glayeul couleur de chair, le narcisse printannier à calice jaune, un narcisse automnal à larges fleurs blanches, le perce-neige, le safran, le colchique tue-chien, l'iris bermudienne et deux espèces d'asphodèle, toutes deux très abondantes dans les meilleures terres, et dont les fleurs fournissent aux abeilles une quantité considérable de très beau miel.

Il y a en outre, dans toutes les parties incultes de l'île, des buissons épais et toujours verts de lentisque, *de faux alaterne, troénes* ou *filaria*, et d'olivier nain, qui poussent en si grande quantité, que la surface des terrains incultes est couverte dans toutes les saisons d'une agréable verdure. Ces buissons sont entre-mêlés d'une immense quantité de myrthe, de ciste labdanifère, et de romarin, qui tous ensemble parfument l'air d'une odeur exquise, et dont les fleurs, surtout celles du romarin, donnent une espèce de miel délicieux au commencement du printemps.

Il y aussi une grande quantité d'arbousiers, de bruyères de différentes sortes, et un carex ou laiche, dont les chèvres et les troupeaux vivent lorsqu'ils sont privés d'une meilleure nourriture par la rigueur de l'hiver.

Le lottis, l'anagyris ou bois puant, le raisin de mer grimpant, l'*uvette*, le phlomide frutescent, le prunier sauvage, le palmier latanier, la camelée à trois coques et une autre espèce de thymelée, outre celle qui apporte les *grana cnidia,* croissent aussi en plusieurs endroits de cette île ; mais les ronces, les rosiers sauvages, et quelques autres arbrisseaux épineux, y sont si communs, qu'il est nécessaire que ceux qui veulent passer à travers les buissons épais s'habillent, comme les paysans, en vestes courtes, et portent des guêtres de peau.

Jusqu'ici je n'ai parlé que des végétaux peu élevés, je vais maintenant passer aux arbres, parmi lesquels je dois ranger le myrte, le faux alaterne, le lentisque et l'arbousier, dont j'ai déjà fait mention, parce qu'ils s'élèvent souvent à la hauteur des arbres, et que s'entremêlant avec les pins, les oliviers sauvages, et les yeuses qui ne perdent jamais leur verdure, ils servent d'abri aux troupeaux pendant les chaleurs excessives ou les grands froids, et que leurs feuilles les nourrissent lorsque l'ardeur du soleil ou les vents d'hiver ont détruit l'herbe de leurs pâturages.

Non-seulement ils servent de nourriture aux bestiaux ; mais dans les temps de disette, les habitans de Minorque ont été plus d'une fois obligés d'avoir recours aux glands (1),

______

(1) Ceux du chêne vert sont mangeables, et c'est sans doute de ceux-là dont il est question.

aux dattes sauvages (1), aux baies de myrte, aux fruits de la
ronce et de l'arbousier et autres semblables, qui, si nous en
croyons les poètes, étaient (2) l'aliment des premiers hommes.

D'après les qualités du sol et le grand nombre de fruits qu'il
produit sans culture, il y a tout lieu de croire que, suivant la
remarque de Virgile, l'olivier réussirait bien dans cette île.

> Difficiles primum terræ, collesque maligni
> Tenuis ubi argilla, et dumosis calculus arvis,
> Palladia gaudent sylva vivaces olivæ,
> Indicio est, tractu surgens oleaster eodem
> Plurimus, et strati baccis sylvestribus agri.

Cependant les habitans prennent si peu de soin de l'y propager, qu'ils sont obligés de tirer presque toute l'huile qui
leur est nécessaire, de la France, de l'Espagne et de Majorque;
et comme ils l'achètent avec de l'argent comptant, c'est un
désavantage considérable pour le pays. Je sais qu'on donne
ordinairement pour raison, qu'ils ne peuvent avoir des oliviers
en abondance et d'une excellente qualité, parce qu'il n'y a que
quelques montagnes assez élevées pour les parer des vents du
nord; mais plusieurs bons juges en cette matière m'ont assuré
positivement qu'il y a beaucoup d'endroits, surtout dans le
lieu appelé *Termino de Ferarias*, où cet arbre délicat pourrait être suffisamment abrité, et que l'on doit plutôt attribuer
à l'insouciance et à la négligence du peuple le défaut d'un végétal utile, qu'à toute autre cause. On m'a aussi assuré qu'un
gouverneur espagnol avait usé de son autorité pour obliger les
habitans de Minorque à cultiver l'olivier, et que ses tentatives
auraient eu l'effet désiré, si elles avaient été appuyées par ses
successeurs. Il serait donc bien à souhaiter que quelques-uns
des Anglais qui lui ont succédé suivissent un exemple aussi
louable; car, sans leur secours, il est douteux qu'un peuple
aussi attaché aux usages de ses ancêtres forme jamais de

---

(1) C'est le fruit du palmier nain à feuilles en éventails.
(2) *Voyez* Lauretius, lib. V; Virgilius, Georg., lib. II; Ovidius, Metam.,
lib. I.

nouveaux projets de culture, quelque avantageux qu'ils puissent être à la postérité.

Ils retirent des baies du lentisque une huile (Diodore de
Sicile nous apprend qu'ils le faisaient déjà de son temps) qui
sert communément pour les lampes, et quelquefois aux pauvres
gens pour faire frire du poisson : dans ce cas, ils en corrigent
préalablement l'astriction en y trempant un morceau de pain
tendre. Les feuilles du myrte sont très utiles pour tanner les
cuirs, et pour teindre les habillemens en noir, couleur favo-
rite des Espagnols ; ses branches dures et flexibles, lorsqu'elles
sont convenablement entrelacées, font des cordes les plus
durables et les meilleures pour la roue persane, dont j'ai
parlé plus haut.

La sabine à feuilles de cyprès s'élève à une hauteur considérable dans plusieurs endroits voisins des côtes de la mer ; et les
vallées marécageuses fournissent en grande abondance des
osiers et du tamarix, dont les insulaires font des cercles pour
leurs tonneaux. Le caroubier, l'aube-épine et l'alaterne se
trouvent aussi dans les bois, ainsi que quelques espèces de
vilets (1).

Maintenant que j'ai passé en revue le règne végétal, il ne
me serait pas difficile de démontrer que les plantes indigènes
sont bien adaptées à la nature du climat, et sagement disposées pour conserver ou rétablir la santé des habitans ; mais il
serait fastidieux d'entrer dans des détails trop minutieux. J'observerai seulement que la forme et la figure même des arbres,
ne paraissent pas être purement accidentelles : aucun d'eux
ne vient grand ou élevé ; ils ne perdent jamais leurs feuilles,
et ils ont presque tous le tronc si fort courbé par le vent du
nord, que leurs cimes, qui sont larges et buissonneuses, s'é-
tendent presque horizontalement vers le sud et présentent à
l'homme et aux animaux un abri commode contre l'inclémence

---

(1) On prévient le lecteur que les noms latins sont ceux employés par
Tournefort ; ceux qui sont en caractères italiques désignent ceux qui sont
usités par les naturels du pays.

des saisons. Ce qui les rend encore plus propres à remplir ce but, c'est le grand nombre de plantes grimpantes qui s'unissent ordinairement avec eux, particulièrement la clématite et le liseron épineux, qui sont souvent entrelacés avec les longues branches du lentisque et de l'olivier sauvage, de manière à rendre là retraite qu'ils offrent presque impénétrable à la pluie ou au soleil. Si la nature ne les avait pourvus d'abris aussi nécessaires, aucun animal n'aurait, pour ainsi dire, pu vivre sur ces rochers, pendant les étés longs et brûlans, ni supporter les pluies battantes et les vents glacés auxquels ce climat est sujet.

D'après ce qui vient d'être dit, il sera facile de voir que ces bois et ces buissons épais toujours verts que la nature a élevés d'une manière si surprenante sur un rocher, sont nonseulement un grand ornement pour cette île, mais encore d'un avantage infini pour ses habitans, dont ils alimentent les foyers, nourrissent et abritent les troupeaux. Comme le terrain le plus délicat est entraîné par les pluies annuelles, leurs champs seraient bientôt devenus stériles, si les feuilles des végétaux, mêlées aux excrémens des animaux qui vivent dans les bois, ne leur fournissaient constamment de nouvel engrais. Ils sont donc très blâmables d'abattre un si grand nombre de leurs arbres, et d'en arracher si inconsidérément les racines qu'ils le font depuis quelques années pour en profiter dans le moment, puisque le dommage qui doit en résulter sera bientôt ressenti d'une manière sensible, et ne sera pas facilement réparé par leurs descendans.

Le règne minéral est moins varié dans ce lieu que les autres productions de la nature. Le terrain ou sol est de deux espèces: l'une est légère, noirâtre et très fertile; et l'autre, qui est appelée *terra agra* par les naturels du pays, est pesante, rougeâtre et stérile. Il y a une terre à pot dont on fait des tuiles, des briques et une espèce de poterie grossière. La pierre à chaux et le plâtre de Paris y sont très abondans et fournissent aux habitans différentes sortes de cimens pour leurs bâtimens. La pierre dont on se sert ordinairement pour bâtir est une espèce de gravier blanchâtre et tendre, auquel on donne aisément la forme que l'on veut, et qui se cimente promptement avec le plâtre ; de sorte qu'on élève des murs, et qu'on cintre des voûtes avec beaucoup de célérité : mais dans bien des endroits, surtout du côté du nord—est, la seule pierre qu'on trouve est en morceaux semblables à de l'ardoise. Dans des souterrains non loin de Ciseletta, il y a une infinité de belles stalactites, dont quelques-unes sont assez dures pour souffrir le poli. Il y a quelques coquilles fossiles, mais on ne trouve aucune espèce de métaux, que je sache, à Minorque, quoiqu'il y ait une bonne quantité de minerai dans une petite île (1) qui en est tout près.

A l'égard des animaux, je ne parlerai que de ceux qui servent de nourriture aux habitans, en commençant par les poissons, qui sont très variés et très abondans. Il y en a plusieurs qu'on prend en tous temps, soit dans les baies, soit dans les ports, soit en pleine mer ; d'autres viennent régulièrement en foule dans certaines saisons de l'année. Mais comme beaucoup d'entre eux sont inconnus en Angleterre, ou au moins n'ont pas de noms dans notre langue, je renverrai le lecteur au bas de la page, où il trouvera les noms que leur ont assignés les meil-

---

PISCES LITTORALES , *PEIX LITORAL.*

*1. Polypi, prima species Rondeletii, *Pop juon.*
2. Polypi, secunda species Rond., *Pop ver.*
*3. Loligo magna, Rond., *Eleya.*
4. Loligo parva, Rond., *Calemar.*
5. Sepia, Rond., *Sipia.*
6. Urtica, *Ortiga,*
7. Anguilla, Salv., *Anguila.*
8. Conger, Rond., *Congre.*
9. Mutana, omn. Aut., *Morina masole y femelle.*
10. Salpa, Rond., *Saupa.*

11. Sargus, Rond., *Sarch.*
12.   *Morruda.*
13. Scarus onias, Rond., *Variada.*
14. Sparus, Rond., *Esperai.*
15. Aurata, Rond., *Orada.*
16. Melamerus, Rond., *Oblado.*
17. Mormyrus, Rond., *Mabre.*
18. Erythrimus, Rond., *Robellio* Aldr., *Pagell.*
19. Pagrus, Rond., *Pagre.*
20. Dentex *sive* Synodon, Aldr., *Dental.*
21. Coracinus, Rond., *Curbai.*

(1) L'île de Columba.

leurs auteurs qui ont traité cette partie de l'Histoire naturelle, et ceux qu'on leur donne à Minorque.

L'île est abondamment pourvue de gros bétail, de moutons et de chèvres, qui fournissent aux habitans du fromage et de la laine, tant pour leur propre consommation que pour l'exportation. Comme ils se servent ordinairement de lard ou

22. Buglossus *seu* Solea, Rond., *Llenguada.*
23. Passer, Bellonii, *Pedas.*
24. Cantharus, *Cantara.*
25. Lupus, Rond., *Llop.*
26. An Acarnan, Rond.? *Besuc.*
27. Scorpius major, Rond., Gesn., *Caproix Rotje.*
28. Scorpius minor *sive* Scorpana, Rond., Gesn., *Rasclé, Scorpera.*
29. An Anthiæ secunda species,
Rond.? an Phycis, Rond., *Mollera, Molle.*
30. Mullus barbatus, Rond., *Moll.*
31. Channa, Rond., *Serra.*
32. Merula, Salv. et Rond., *Mero, Enfos.*
33. Turdus variâ specie, *Tortmusot, Fravasado, Bovos, Pintado, Grivia.*
34. An Cestreus, Rond.,? *Llisa.*
35. An Mugil ceph., Rond,? *Cappla.*
36. Julis, Rond., *Donzella.*

PISCES TESTACEI ET CRUSTACEI, *PEIX DE CLOSCA.*

1. Astacus, Rond., *Grumant.*
2. Locusta, Rond., *sive* Carabus, *Llangosta.*
3. Squilla lata, Rond., *Sigala.*
4. Pagurus, *Cabre.*
5. Cancri varii, *Cranchs peluts, reals, jucus.*
6. Squilla parva, *Gambe.*
7. Echinus variâ specie, *Voga mari.*
*8. Prima magna, *Nacre.*
9. Pholas, *Datit.*
10. Testudo marina, *Tortuga.*
11. Musculus, *Muscle.*
12. Tellinæ, *Cluisas.*
13. Ostreum, *Ostia.*
14. Lepas, Patella, *Pagellida.*
15. Pecten, *Cupina gravada.*
16. Cancellus, *Hermitan.*
17. Cochlea variâ specie, *Cornes* et *Caragols.*
18. Marex, *Corns de fill.*
19. *Pau de cabrit.*

PISCES PELAGII, *PEIX DE ALT AL MAR.*

*1. Phocana, Rond., *Delfi.*
*2. Centrine, Rond., *Peix porc.*
3. Squatina, Rond., *Escat, Escat vexigal.*
*4. Zygæna, Rond., *L'unada.*
5. Catulus maximus, *forte* Canicula saxatilis, Rond., *Gats.*
6. Catulus major vulg., Canicula Arist., Rond., Aldr., *Gatous Pintarolge.*
7. Mestulus lævis primus, Salv., *Musola.*
8. Galeus acanthias, Spinax, Aldr., *Caso.*

d'huile pour préparer leurs alimens, ils ne font que peu de beurre, et cela par un procédé très singulier. Ils font bouillir le petit-lait qu'on exprime du caillé en faisant le fromage, et écument la partie qui s'élève à la surface; lorsqu'ils ont ramassé une quantité convenable de cette substance, ils la battent pendant un temps considérable avec leurs pieds, ou leurs mains, seule méthode de faire le beurre qu'ils connaissent; ensuite en ajoutant de l'eau ils séparent le beurre qui flotte à sa surface, et après l'avoir lavé, ils le font bouillir jusqu'à ce que les particules aqueuses qu'il contient soient évaporées; par ce moyen, il acquiert, quand il est refroidi, le goût et la consistance d'une huile douce, épaisse.

Le bœuf et le mouton, quoique communément assez maigres, sont mangeables pendant toute l'année; mais au printemps, lorsque l'herbe est tendre, ce dernier a une qualité infiniment supérieure. En été, quand les bestiaux vivent de chaume et de feuilles des arbres toujours verts, le bœuf est à son plus haut point de perfection.

Les chèvres sont très grasses en automne, et on les tue

---

9. Xiphias piscis, *Peix de Espasa.*
10. Pastinaca aspera, Bellon., *Resmaguera.*
11. Pastinaca mar. læv., Bellon., *Ferrasa.*
12. Aquila, Bellon. et Salv., *Mila.*
13. Rana piscatrix, *Buldroy.*
*14. Torpeda, *Tremulo.*
15. Raia variâ specie, *Radjada, Caputxi, Clavele, Clavell borell, Cardayre.*
16. Faber *sive* Gallus mar., Rond., *Gall, Peix de San Pedro.*
17. Miluus, Salv., Hirundo, Rond., *Xurigué.*
18. Mugie atal., Rond., Hirundo, Plin., *Vranola.*
19. Cuculus, Aldr., *Gallina, Gallinetta.*
20. Lyra prior, Rond., *Grenau, Peix de San Rafael.*
21. Mullus imberbis, Rond., potius Cuculi spec, *Cabot de la mar.*
22. Gurnardus griseus, *Vriola, Baluerna.*
23. Draco *sive* Arancus, Plinii, *Arana.*
24. An Ophidion, Rond. ? An Acu[s] lumbriciformis Willough.? *Drago saltan cono.*
25. Uranos copus, Callyonimus, *Rata.*
26. An Perca marina, Rond.? *Serran imperial.*
27. An Stromateus, Rond.? *Llampuga.*
28. Pompilus, *Pampul.*

depuis le mois de septembre jusqu'en janvier, surtout pour l'usage des gens du commun.

De toutes les espèces de viande, il n'y en a aucune qui soit aussi abondante et aussi parfaite que celle du porc ; il n'y en a point non plus qui soit aussi estimée par les naturels du pays. La saison pendant laquelle on le tue est depuis le mois de septembre jusqu'au carême. Dans tous les temps, on peut se procurer du lard, et on le mange ordinairement frit ou grillé, avec du pain, pour le déjeûner. Les Minorquains mettent du lard dans leur pot-au-feu, et ils préparent avec le cochon plusieurs espèces de boudins, et particulièrement des saucissons (*sobreassados*) qui ne sont guère inférieurs à ceux de Bologne.

Ils ont aussi des lapins en abondance, ainsi que des hérissons et des tortues de terre, que les pauvres mangent quelquefois.

PISCES GREGALES AUTUMNALES.

1. Acus vulgaris, Oppian., *Aguia.*
2. Sardinia, Rond., *Sardina.*
3. Thrissa, Rond., *Alatx.*

PISCES GREGALES HYEMALES.

1. Pellamys, Bellon., Amia, Rond., *Bonitot.*

PISCES GREGALES VERNALES.

1. An Thynni species? *Sirvia, Sir- viola.*
2. Sphyræna *sive* Sudis, Aldr., *Es- pet.*

PISCES GREGALES ÆSTIVI.

1. Scomber, *Veirat, Cavallar.*
2. Trachurus, Aldr., *Saurell.*
3. Manæ duplex species, *Mora* et *Vucla.*
4. Smaris, *Gerretts.*
5. Boops, Roud., primus, *Voga.*
6. Encrasicholus, Aldr., *Anxove, Aledra.*

N. B. Dans le catalogue précédent, on a communément employé les noms donnés aux poissons par Willougby ; l'astérisque dénote les espèces qu'on ne sert que rarement, ou même jamais, sur les tables.

Leurs oiseaux domestiques, assez nombreux, sont les dindes, les oies, les canards, les poules et les poulets.

Dans les champs et dans les bois, outre différentes espèces de chouettes et d'oiseaux de proie que je passe sous silence, parce qu'ils ne font jamais partie des alimens, il y a des pigeons ra-miers (1), des perdrix rouges (2), des courls de terre (3), des cailles (4), des merles (5), des merles solitaires (6), des ros-signols (7), des chardonnerets (8) et une infinité d'autres petits oiseaux.

On trouve communément dans les étangs et les marais des canards sauvages de différentes espèces (9), des cannes-péné-lopes (10), des sarcelles (11), des foulques (12) et des poules d'eau de plusieurs sortes (13). Les martins-pêcheurs ou al-cyons (14) sont communs sur le rivage de la mer, et les pigeons de roche ou bisets se reproduisent en foule dans les cavernes et les creux (15) formés par le choc des vagues sur les côtes.

En outre, les martinets (16), les hirondelles domestiques (17), les hirondelles de rivière ou de rivage (18), les tourterelles (19),

---

(1) Palumbus torquatus, Aldr., *Tudons.*
(2) Perdrix rufa, *Perdius.*
(3) Oedicnemus, Bellon., Charadrius, Gesn., *Sabelleni.*
(4) Coturnix, *Gualleras.*
(5) Merula vulgaris, *Torto.*
(6) Passer solitarius, *Melleres.*
(7) Luscinia *seu* Philomela, *Rossinals.*
(8) Carduelis, *Caderneras.*
(9) Anas fera variâ specie, *Anades rosus de coll blan, soyardes, soteras.*
(10) Penelope.
(11) Querquedula, *Anadons.*
(12) Fulica, *Fotges.*
(13) Gallinula variâ specie, *Pollos de riu, Gallete de riu, Tiletas.*
(14) Ispida, an veterorum Alcyon?
(15) Columba rupeciola, *Coloms.*
(16) Hirundo apus, *Vinjolas.*
(17) Hirundo domestica, *Uranellas.*
(18) Hirundo riparia, *Culs blanchs.*
(19) Turtur, *Tortora.*

les mérops ou guépiers (1), les hupes (2) et les alouettes (3), arrivent au printemps dans cette île, et la quittent en automne, après avoir fait leurs petits.

Les bécasses (4), les bécassines (5), une petite espèce de pigeons (6), les pluviers verts et gris (7), les mauvis (8), les litornes (9), les mésanges (10), les pinsons (11), les étourneaux (12), les cailles étrangères (13), les râles de genêt (14), viennent habiter le pays vers la fin d'octobre, et y passent l'hiver. Les grues (15), les oies sauvages (16) et les courlis (17), s'y arrêtent quelquefois pour s'y reposer et faire ensuite un plus long voyage ; de temps à autre, on y rencontre des flamans ou pénicoptères (18).

Il est bon d'observer que la chair de ceux de ces oiseaux qui vivent dans les terres a souvent le goût du lentisque ou de l'ail, et que ces oiseaux d'eau sont meilleurs dans les mauvais temps, lorsque les tempêtes les empêchent d'aller à la mer et de se nourrir de poisson.

Comme plusieurs des animaux dont j'ai fait mention précédemment ne se trouvent que sur les tables des gens riches, le

---

(1) Merops *sive* Apiaster, *Abeyrols.*
(2) Upupa, Aldrov., *Puputs.*
(3) Alauda, *Turrolas.*
(4) Sclopax, *Segues.*
(5) Gallinago minor, Aldr., *Begasines.*
(6) An Columba livia, Gesner. ? *Xexels.*
(7) Pluvialis viridis et cinericea, *Xilots et juyes.*
(8) Turdus iliacus, *Torts borrell.*
(9) Turdus pilaris.
(10) Fringillago, *Ulls de bon.*
(11) Fringilla, *Pinsans.*
(12) Sturnus, *Estornells.*
(13) Coturnix, *Gualleras babarescas.*
(14) Ortygometra, an Rallus terrestris ?
(15) Grus, *Gruas.*
(16) Anser ferus, *Ojas salvages.*
(17) Numenius *sive* Arquata.
(18) Phœnicopterus, *Flamencos.*

grand nombre d'escargots ou limaçons (1) dont la nature a pourvu cette île est d'une très grande ressource aux familles pauvres, qui s'en nourrissent et les mangent bouillis, après les avoir gardés à la maison assez long-temps pour leur laisser perdre leur saveur terrestre. Lorsqu'il fait sec, et qu'ils sont encore jeunes, ils se tiennent cachés dans les fentes de la terre ou dans les creux des rochers, et se réunissent ordinairement en gros pelotons semblables à des grappes de raisin, ce qui a été probablement la cause de ce que les Romains leur ont donné le nom de *cochleæ cavaticæ :* mais dans les temps humides, ils quittent ces lieux de retraite pour chercher de la nourriture, et on les trouve souvent sur les tiges des asphodèles, sur les bourgeons des vignes et sur d'autres végétaux ; car ce qu'a dit Pline, *lib.* VIII, *cap.* 39, qu'ils ne sortaient jamais de leurs trous et qu'ils ne mangeaient point d'herbes, est entièrement fabuleux.

Maintenant que j'ai donné quelques notions abrégées sur l'histoire naturelle de Minorque, je vais décrire la constitution et les mœurs de ses habitans, autant qu'il le faudra pour servir d'introduction à l'exposé de leurs maladies.

Les Minorquains sont communément minces, maigres et bien bâtis, forts et actifs, d'une stature moyenne et d'une couleur olivâtre. Leur chevelure est, en général, noire et frisée ; plusieurs ont les cheveux châtains, quelques-uns les ont roux : en un mot, les jeunes gens sont, ou d'un tempérament bilieux, ou d'un tempérament sanguin, tandis que les individus plus avancés en âge deviennent secs, maigres et atrabilaires, pour parler le langage des anciens. Telle est l'impétuosité de leur caractère, que la cause la plus légère les met en colère, et qu'ils sont également incapables d'oublier et de pardonner une injure. De là vient que les querelles éclatent tous les jours pour des bagatelles, même entre les voisins et les parens, et que les disputes de famille se transmettent comme par héritage du père au fils. Aussi, quoique les gens de lois et les

---

(1) *Caragols, Bovas, Mongetas, Caragolinic.*

procureurs soient très nombreux dans ce pays , ils le sont encore trop peu en raison des cliens.

Ils ne vivent pas ordinairement aussi long-temps que les habitans des climats septentrionaux, quoique, sous ce rapport, ils ne diffèrent peut-être pas beaucoup de leurs plus proches voisins sur le continent. Les filles arrivent promptement à l'âge mûr , et deviennent vieilles de bonne heure. Les règles paraissent en général avant quatorze ans, et souvent à onze : chez quelques-unes, elles reviennent deux fois le mois ; chez d'autres toutes les trois semaines, et durent depuis trois jusqu'à sept jours. Les deux sexes sont , par tempérament, extrêmement portés à l'amour : on les fiance souvent lorsqu'ils sont encore enfans , et on les marie à quatorze ans. Les femmes accouchent facilement, et au bout d'un petit nombre de jours retournent assez communément à leurs travaux habituels ; mais, de peur que leurs familles ne deviennent trop nombreuses pour leurs revenus, c'est la coutume, parmi celles qui sont pauvres, de nourrir leurs enfans pendant deux ou trois ans , afin d'éviter par ce moyen de devenir grosses.

Le pain de fleur de froment de la plus belle qualité, bien fermenté et bien cuit, fait plus de la moitié de la nourriture des personnes de toutes conditions. Le riz , les légumes, la cassave, le vermicelle, les herbages des champs et des jardins, les fruits d'été, les olives sauvages et les gousses de poivre long, font presque l'autre moitié ; de sorte qu'ils tirent à peine un cinquième de leurs alimens du règne animal, et encore le poisson en fait-il la partie la plus considérable. Les vendredis et les autres jours maigres, ils s'abstiennent entièrement de viande, et pendant le carême ils vivent uniquement de végétaux et de poisson, à l'exception des dimanches, qu'ils ont la permission de manger des œufs, du fromage et du lait. La plupart de leurs mets sont fortement assaisonnés avec du poivre , du gérofle, de la cannelle et d'autres aromates ; ils en colorent beaucoup avec du safran , et dans beaucoup d'autres ils ajoutent du miel ou du sucre : l'ail, les ognons et les poireaux en font presque toujours les ingrédiens. Ils mangent une grande quantité d'huile, et non de la plus douce et de la meilleure qualité. Ils s'en servent, non-seulement pour la salade, mais encore avec le poisson frit ou bouilli, les légumes, les herbages, etc., en guise de beurre. Une tranche de pain, trempée dans l'eau bouillante avec un peu d'huile et de sel, fait le déjeûner ordinaire des paysans, connu sous le nom d'*oleagua*. Leurs repas ordinaires sont d'une grande frugalité et peu variés ; mais les jours de fêtes, et dans les autres occasions solennelles, ils sont prodigues et extravagans au dernier degré pour leurs amusemens. La liste des plats d'un fermier de campagne qui fait des noces est à peine croyable. Les Minorquains semblent avoir emprunté cette coutume et plusieurs autres des Orientaux.

Les gens de toutes les conditions boivent du vin à leurs repas, et quoique l'excès en ce genre ne soit pas commun, cependant le peuple n'est pas sans faire des débauches particulières, la boisson de liqueur d'anis étant beaucoup trop en vogue. En été, la chaleur excessive les oblige à avoir souvent recours à l'eau froide qu'ils boivent à grands coups, et pour laquelle ils sont en général très indifférens ; car les citernes sont rarement propres, et l'eau qui vient des sources et des ruisseaux est la plupart du temps saumâtre et toujours crue ; de sorte qu'elle n'est bonne ni pour laver ni pour cuire les légumes, et qu'elle laisse un sédiment pierreux, adhérent aux parois des cafetières ou des autres vases dans lesquels on en fait bouillir souvent.

Quoique les Minorquains fassent trois ou quatre repas copieux par jour, ils sont généralement constipés, et beaucoup d'entre eux, d'ailleurs bien portans, ne vont pas à la garderobe plus de deux fois par semaine.

Ils sont si adonnés à l'usage du tabac, qu'ils ne vont jamais sans avoir une pipe à la bouche ou dans la poche. En été, presque tout le monde dort une heure ou deux après dîner, et plusieurs personnes conservent cette habitude tout le long de l'année.

Les jours de fêtes pendant lesquelles le travail est prohibé, quoique les jeux et les divertissemens soient permis, prennent

(27)

environ le quart de leur temps. Ils passent une grande partie
de ces jours dans les églises et aux processions , et le soir les
plus tranquilles s'amusent dans leurs maisons à faire de la musique ou à jouer aux cartes; tandis que les jeunes gens donnent des sérénades à leurs maîtresses dans les rues , avec leurs
guitares discordantes, et en chantant des chansons d'amour
improvisées , et de leur propre composition.

Dans l'intervalle de la moisson à la vendange, il y a un
grand nombre de divertissemens publics dans différens lieux
de l'île, soit que le peuple ait alors plus de loisir, ou qu'il
soit réellement plus joyeux à cause de la sérénité de l'air,
comme un de leurs proverbes semble l'indiquer (1); c'est ce
que je ne puis décider. Aux époques de leurs courses à pied et
à cheval (2), les hommes, les femmes et les enfans accourent
de toutes parts, et s'exposent au soleil dans le milieu du jour,
dansant en plein air sur les rochers brûlans, et accordant leurs
castagnettes avec la musique de la guitare. Leur gaieté bruyante
ne cesse pas même avec le jour; aussitôt qu'il fait nuit, on
allume quelques branches de pin en manière de torches au
milieu de la rue, où la foule s'assemble et continue de danser
jusqu'au matin.

Tous les ans , vers le milieu de l'été, ils ont aussi un divertissement dans le port de Mahon, qu'on pourrait nommer
assez convenablement une course de bateaux. Il est impossible
de voir l'ardeur des bateliers et la sollicitude de leurs amis
qui sont sur le rivage, sans se rappeler la description qu'a
donnée Virgile d'une semblable joûte pour l'anniversaire des
funérailles d'Anchise.

> Viridem AEneas frondenti ex ilice metam
> Constituit signum nautis, pater; unde reverti

---

(1) *En lo estin tout hou vin.* En été, tout un chacun est dispos.

(2) Le 24 juin, jour de Saint-Jean, et le dimanche suivant; le 29 du
même mois, jour de Saint-Pierre; le 25 juillet. jour de Saint-Jacques; le
10 août, jour de Saint-Laurent, et le 24 du même mois, jour de Saint-Bar-
thélemi; enfin, le 29 août et le 8 septembre, fête de Saint-Gratien.

Scirent, et longos ubi circumflectere cursus.
Considunt transtris, intentaque brachia remis
Intenti expectant signum ; exsultantiaque haurit
Corda pavor pulsans laudumque arrecta cupido
Indè ubi clara dedit sonitum tuba, finibus omnes,
Haud mora, prosiluere suis, ferit æthera clamor
Nauticus, adductis spumant freta versa lacertis
Infindunt pariter sulcos , totumque dehiscit
Convulsum remis, rostrisque stridentibus æquor,
Tunc plausu, sonituque virum, strepituque frementum .
Consonat omne nemus, vocemque inclusa volutant
Littora, pulsati colles clamore resultant.

Æn. l. V, ver. 130.

A l'époque du carnaval, le peuple , quoique grave et sérieux en tout autre temps, s'abandonne librement à toutes sortes de jeux plaisans et d'amusemens, surtout pendant la dernière semaine, durant laquelle sa joie extravagante et ses divertisse-mens nocturnes ressemblent davantage aux anciennes baccha-nales qu'aux réjouissances d'aucune nation moderne civilisée. La nuit et le jour, les rues sont pleines de gens masqués et habillés de la manière la plus ridicule, et retentissent presque continuellement du son bruyant des castagnettes, des flûtes, des tambours, des violons, des guitares, et de la musique vocale la plus discordante, rehaussée par les cris, les acclama-tions et les démonstrations d'une joie excessive.

Après cet excès de gaieté viennent les privations ordonnées par la religion, lesquelles continuent jusqu'à l'expiration du carême, époque à laquelle chaque famille tue un mouton ou un veau, et tâche, pendant la nuit qui met fin à ce temps de mortification, de se dédommager pour ainsi dire par un repas copieux de l'abstinence à laquelle elle a été forcée de s'as-treindre. Cette espèce d'intempérance devient fatale à plusieurs personnes, et le serait indubitablement à beaucoup d'autres, si la nature n'en prévenait les mauvais effets par un cholera-morbus ou autre moyen analogue.

La dernière remarque que je ferai relativement aux usages de ces insulaires, c'est que leur grande vénération pour l'antiquité , et le peu de rapports qu'ils ont eus antérieurement avec les autres nations , les a mis dans le cas de conserver jusqu'à ce jour un grand nombre de coutumes anciennes. Ainsi, par exemple , les disputes poétiques sont très en vogue parmi les paysans. L'un d'eux chante quelques vers (1) impromptu sur un sujet quelconque qui lui plaît , et il s'accompagne avec sa guitare ; un autre lui répond aussitôt par un même nombre de vers improvisés , et tâche de le surpasser ou de le ridiculiser. Cette espèce de lutte alternative dure , au grand amusement de leurs compagnons qui les écoutent attentivement, jusqu'à ce que les poëtes rivaux aient épuisé les traits de leur esprit. Tels étaient à proprement parler les *carmina ameobœa* des anciens Grecs , à l'imitation desquels Théocrite et Virgile ont écrit quelques-unes de leurs pastorales. L'usage qu'ont les amans de lancer des oranges à leurs maîtresses, pour leur prouver qu'ils les regardent (2), est encore une imitation des anciens, quoique ce soit un divertissement réservé pour le carnaval. Il en est de même de la coutume de jeter des noix et des amandes aux noces, coutume qui a été indiquée par Virgile (3).

Lorsqu'il meurt quelqu'un , aussitôt après sa mort, les parens et les amis du défunt s'assemblent dans sa maison pour déplorer leur perte et rappeler ses vertus, criant et hurlant avec toutes les angoisses apparentes du désespoir. Or, il paraît d'après l'élégant et pathétique chant funèbre que nous trou-

---

(1) Ces vers sont appelés *Glossos*, et l'on nomme *Glossodors* ceux qui excellent dans ce genre de composition.

(2)   Malo me Galatea petit lasciva puella.
                    Eclog. III.

Malo ego te ferio ; tu , si me diligis , illud
Suscipe , me imperti et virginitate tuâ ,
Hoc fieri, si posse negas, hoc suscipe malum, et
Quam pereat parvo tempore, forma vide.
        Epigramme de Platon , paraphrasée par Bentinus.

(3)   Sparge, marite , nuces.
                    Eclog. 8.

vous dans Lucrèce (1), que c'était l'usage anciennement. Dans cette île, ainsi que dans les provinces méridionales de France et en Italie , on n'enferme point les corps morts dans des bières, mais on les porte au tombeau dans une *litière* ouverte, ce qui se pratiquait aussi dans quelques occasions chez les anciens Romains (2), comme nous l'apprennent les auteurs. Un autre exemple de leur attachement inviolable pour les anciens usages, c'est la manière dont les femmes portent leur chevelure. Après l'avoir enveloppée dans des réseaux, elles la rejettent derrière leur tête et en forment une queue d'une longueur considé-rable, quoique cette coutume, qui est aussi celle de Majorque, soit contraire à celles de toutes les nations voisines. Lorsque leurs cheveux naturels ne sont pas assez grands pour remplir ce but, elles en ajoutent de postiches afin de suppléer à ce qui leur manque ; car il n'y a rien de plus indécent que d'être dé-pourvue de queue ou de paraître avec une qui soit trop courte. Mais afin de ne pas ennuyer par trop de détails, j'ajoute-rai seulement que les habitans actuels de Minorque ne sont pas moins adroits à se servir de la fronde que leurs aïeux , qui, à ce que l'on rapporte, avaient chassé les Romains de leurs côtes à coups de pierres (3). Les bergers ou ceux qui gardent les bestiaux ne manquent que rarement ceux qui se mettent dans le cas de leur déplaire ; et, par ce moyen, leurs troupeaux sont tellement à leurs ordres, que le seul bruit de la fronde vide suffit pour les intimider, et les conduire dans telles parties de pâturages qu'il plaît à leur gardien. Cependant,

---

(1)   At jam domus non accipiet te læta neque uxor
      Optima ; nec dulces occurent oscula nati
      Præripere, et tacitâ pectus dulcedine tangent,
      Non poteris factis, tibi fortibus esse tuisque
      Præsidio : miser, o miser, aiunt omnia ademit
      Una dies infesta tibi tot præmia vitæ.

Lib. VI.

(2) *Voyez* dans Cornelius Nepos, les funérailles de T. Pompon. Atticus, et les notes de Lipsius sur ce passage.

(3) *Voyez* Florus, Epitom., lib. III.

comme les bestiaux sont souvent estropiés par les châtimens trop sévères qu'on leur inflige en se servant de cet instrument, les fermiers en défendent l'usage à ceux de leurs domestiques qui sont d'un caractère cruel et méchant.

En parlant de leurs troupeaux, je me rappelle deux autres pratiques singulières usitées dans ce pays, savoir : celle de châtrer les animaux en leur écrasant les testicules, qui, comme nous l'apprend Albucasis (*Chirurg.*, *p.* II, *cap.* 69), était en usage chez les Arabes ; et celle de tuer les bœufs en leur fichant un couteau dans la moëlle épinière, immédiatement derrière l'occiput ; méthode qui est tellement préférable à celle de les frapper sur la tête, qu'il est surprenant que les autres nations ne l'adoptent point.

Maintenant que j'ai parcouru tous les objets que je m'étais proposé de remarquer relativement aux naturels du pays, et conformément au plan de cette Introduction, je vais donner un détail circonstancié du régime et de la manière de vivre des soldats anglais dans cette île. Au reste, comme ce serait une tâche désagréable à remplir, j'observerai seulement que l'ivrognerie est un vice général parmi eux, et qui s'est changé en habitude : *Pudet hæc opprobria nobis*, etc.

Quelque différence qu'il y ait entre la nourriture, les boissons, les exercices, les affections de l'âme et l'habitude du corps des Espagnols et des Anglais à Minorque, les saisons ne laissent pas d'influer également sur leur santé, et les maladies épidémiques qui attaquent les uns, n'épargnent que rarement ou même jamais les autres ; et quoiqu'il paraisse surprenant, il est pourtant vrai que les paysans, remarquables par leur tempérance et la régularité de leur vie, et les soldats qui, lorsqu'ils sont ivres, se couchent fréquemment dans la rue, sans vêtemens et sans prendre de nourriture, et restent exposés à toutes les intempéries, ont des maladies presque semblables, tant sous le rapport de la violence que sous celui de la durée : ce qui prouve combien l'influence de l'air est supérieure à celle des autres choses non naturelles, dans la production des dérangemens de l'économie animale.

Les maladies de cette île, que je regarde comme endémiques à cause de leur fréquence, peuvent être divisées en
deux classes, savoir : les épidémiques, ou celles qui affectent
un grand nombre d'individus à la fois et dans des saisons particulières ; et les sporadiques, qui sont également communes
dans tous les temps de l'année. Je range dans la première
classe les échauboulures, la porcelaine, le cholera-morbus,
les fièvres tierces, les dyssenteries, les pleurésies, les péripneumonies, les fièvres érysipélateuses, et celles qui sont accompagnées de catarrhes ; dans la seconde, les obstructions
des viscères abdominaux, les hémorrhoïdes, les ulcères des
jambes, les hernies, les inflammations des yeux, et les douleurs néphrétiques.

A l'égard des épidémiques, il ne sera pas hors de propos
d'observer qu'en général les fièvres aiguës sont plus violentes,
mais de plus courte durée dans ce pays qu'en Angleterre ;
qu'elles se terminent plus souvent d'une manière complète,
par une crise manifeste, et que, sous tous les rapports, elles
s'accordent mieux avec ce que les anciens ont dit des crises et
des périodes dans lesquelles elles arrivent ordinairement.

Les maladies sporadiques les plus communes sont les obstructions, les engorgemens et les gonflemens des viscères glan-
duleux du bas-ventre ; les vents dans les premières voies et les
mauvaises digestions. Les causes de ces obstructions paraissent
être, en premier lieu, la rareté de la bonne eau ; car, comme
l'a observé Hippocrate, *De aere, aquis et locis, sub finem,*
dans les endroits où il n'y a pas de rivières, et où les habitans
sont obligés de boire de l'eau de puits stagnante et mal aérée,
le ventre et la rate doivent nécessairement en souffrir. Aussi
il est remarquable que les gonflemens de la rate semblables à
ceux décrits par Alex. de Trolles (lib. VIII, cap. 12), et les
tuméfactions du foie avec dureté, sont non-seulement particuliers à l'espèce humaine, mais encore communs aux animaux, surtout aux moutons qui vivent dans le nord de l'île,
où les eaux sont très saumâtres, quoique les bouchers, auxquels ce fait est bien connu, en attribuent généralement la

cause à ce que ces animaux mangent de la menthe sauvage
et des plantes de même nature qui abondent dans les pâturages.

En second lieu, les chaleurs intenses et long-temps conti-
nuées de l'été, en dissipant les molécules les plus déliées des
humeurs animales, rendent nécessairement celles qui restent
d'une nature plus grossière et plus chargée de parties ter-
testres. Il se forme par conséquent, dans la masse du sang,
une plus grande proportion de cette espèce de matière que les
anciens appelaient atrabilaire, dont le dépôt sur les viscères
produit les obstructions mentionnées plus haut (1).

Enfin, une autre cause de ces obstructions est la fréquence
des maladies aiguës, et plus spécialement des fièvres tierces,
qui, par leurs rechutes réitérées et leurs crises imparfaites,
affaiblissent le ton des viscères chylopoiétiques, et se terminent à la fin par des tumeurs dures et squirrheuses du foie et
de la rate.

Il est probable aussi que la coutume de manger beaucoup
de légumes et de végétaux crus, l'abus des liqueurs spiritueuses, le caractère passionné des Minorquains, l'usage im-
modéré du coït, coopèrent efficacement avec les causes précédentes à la production des mêmes affections.

Mais telle est la bonté de la Providence, que chaque climat
paraît fournir les antidotes indigènes nécessaires à la guérison
des maladies qui y sont endémiques (2). Aussi trouvons-nous
que cette île est abondamment pourvue de petit-lait, de miel
et de fruits d'été, de purgatifs doux, de chicoracées et de
toute cette classe de plantes et de racines dont les sucs apé-
ritifs et savonneux étaient recommandés par les anciens
comme des spécifiques ou des remèdes assurés dans les obstructions des viscères.

Au reste, dans ces maladies, il est généralement reconnu

---

(1) *Voyez* les Aphorismes de Boerhaave, De melancholià.
(2) *Voyez* les citations tirées de Ray et Benorovinus, dans la *Théologie
physique* de Derham, livre X.

qu'il n'y a rien d'aussi avantageux que le flux hémorrhoïdal, et que, par conséquent, quoique les hémorrhoïdes soient fréquentes et incommodes dans ce climat, cependant elles doivent être considérées plutôt comme un bienfait de la nature et un remède, que comme un malheur et une vraie maladie; surtout à cause qu'elles préviennent les pleurésies et les péripneumonies, selon la doctrine d'Hippocrate, *De humor. et epid.*, lib. VI.

Baglivi nous apprend qu'à Rome, les ulcères des jambes sont presque incurables, et que les plaies de ces parties se cicatrisent difficilement, tandis que celles de la tête se guérissent promptement et sans trouble. Il en est de même dans ce pays; de sorte qu'il y a un proverbe parmi les insulaires qui dit : L'île de Minorque est bonne pour la tête, mais mauvaise pour les jambes : *Minorca es bo de cap y mal de camas.* Peut-être cette mauvaise disposition est-elle due en partie à la redondance des molécules atrabilaires dans le sang, qui descendent naturellement dans les branches inférieures de l'aorte, et entretiennent les couloirs par lesquels elles se sont fait une fois jour, constamment ouverts; en partie à l'obstruction des viscères qui compriment la veine cave et empêchent le retour des fluides qui reviennent des extrémités inférieures. C'est pourquoi Hippocrate (1) et Celse (2) ont attribué les ulcères des jambes avec des cicatrices noires, tels qu'on en voit journellement parmi les soldats et les Espagnols, au gonflement de la rate.

Il est maintenant facile de concevoir pourquoi les hernies sont si communes en ce lieu; car les autres viscères étant tuméfiés au-delà de leur grosseur naturelle, et les intestins logés beaucoup trop à l'étroit, il n'est pas étonnant que, d'après la nature des alimens qui les remplissent fréquemment de vents, ils ne se fassent souvent issue à travers les anneaux des muscles de l'abdomen.

---

(1) De morb. int.
(2) Lib. II, cap. 7.

(35)

Dans un pays aussi sec et aussi chaud, toutes les parties du corps sont très sujettes aux inflammations locales ; mais les yeux en sont plus particulièrement affectés, ce qui paraît surtout occasioné par la lumière vive et éclatante du soleil, réfléchie pendant l'été par les rochers et le sable blanc ; et peut-être aussi que les particules salines, la poussière et les petits insectes qui flottent dans l'air et s'y rencontrent souvent en abondance, blessent le tissu délicat de cet organe, et donnent naissance aux ophthalmies, ou les augmentent lorsqu'elles existent.

Tout ce qui dissipe les parties les plus subtiles de nos humeurs et accroît la proportion de matière terreuse et fixe (j'ai déjà eu occasion d'indiquer plusieurs causes de cette nature), est propre à produire du sable et du gravier dans les voies urinaires, quoiqu'il soit probable que les concrétions pierreuses et les douleurs néphrétiques sont principalement dues aux eaux qui, comme je l'ai déjà observé, sont la plupart du temps crues et saumâtres, et laissent déposer une grande quantité de sédiment calcaire après qu'on les a fait bouillir.

Les convulsions de la mâchoire inférieure chez les enfans doivent aussi être rangées parmi les maladies sporadiques de Minorque. Comme elles y sont très fréquentes et funestes, ainsi que dans quelques contrées voisines, je vais en donner la description, d'après Hyacinthe Andreas, Espagnol, qui, vers la fin du siècle dernier, publia un abrégé de Rivière, sous le titre de *Praxis Medica Gotholanorum*, avec très peu d'additions, si l'on en excepte la description de cette maladie, que beaucoup d'autres auteurs ont omise. « In hâc urbe nostrâ
» Barchinonensi, afflictantur plurimi infantes adeò feroci con-
» vulsione mandibulæ inferioris, ut eâ apprehensi, nullo
» possint motu illam movere, et abhinc suctus lactis impe-
» ditur omninò. Emergit hoc malum, ex causâ humiditatis
» regionis, et potissimum si matres prægnationis tempore,
» minùs sobriè vixerint, et usæ fuerint alimentis humidis, et
» potibus gelidarum eximiis : et quanquam istas duas inve-
» niamus causas, adeò manifestas, existimo tamen potiùs

3..

» hanc cladem insolescere, ex peculiari cœli vel astrorum in-
» fluxu, quàm ex illis duabus : nam in plurimis aliis humidis
» regionibus, lautè bibunt mulieres, et tamen non afflictun-
» tur infantes (ita attestantur medici) morbo isto diro, quem-
» admodum in hâc nostrâ civitate, in quâ tot interfecit mala
» ista convulsio, ac variolæ aut morbilli. Undè si toto orbe
» premantur infantes unico tyranno, nempe variolis, in hâc
» quidem civitate, duplici conflictantur; scilicet, variolis et
» convulsione mandibularum, quæ à nostris mulierculis et
» obstetricibus vocantur *Barrettas,* in quarum periculum in-
» currunt recentes nati, usque ad nonum suæ nativitatis diem,
» eoque transacto, omne discrimen cessare docuit semper
» experientia. » Il n'est pas nécessaire de rapporter les remèdes conseillés par notre auteur, qui avoue ingénument
que, pendant vingt ans qu'il a pratiqué la Médecine, cette
maladie est si meurtrière, qu'à peine il en a vu échapper six
malades.

Nous pouvons ajouter à tout ce qui précède, les maux suivans, provenant des causes endémiques. Les enfans et les
paysans ont souvent la peau ulcérée par le suc caustique et
laiteux des figuiers et des tithymales, qui sont communs dans
les champs. En buvant des eaux corrompues, on avale quelquefois des sangsues (1) que j'ai vues occasioner des symptômes
extraordinaires, tels que la toux, les nausées, le crachement
de sang, etc., au grand étonnement du malade et du médecin,

---

(1) Ces sangsues sont d'une espèce particulière, et beaucoup plus petites que
les sangsues ordinaires, quoiqu'elles soient susceptibles d'acquérir à peu près
le même volume lorsqu'elles sont gorgées de sang. Leur petitesse fait qu'on
peut les avaler en buvant, sans s'en apercevoir.

Elles s'arrêtent ordinairement dans l'arrière-bouche, derrière le voile du
palais ; mais elles peuvent aussi s'introduire dans les fosses nasales ou même
dans l'estomac.

Les accidens qu'elles occasionent sont d'abord un picotement douloureux
dans la gorge, une toux fréquente suivie de crachats glaireux et sanguinolens,
des envies de vomir ; ensuite des hémorrhagies réitérées, de la gêne dans la dé-
glutition, de la difficulté à respirer, des douleurs dans la poitrine, produites par

qui ignorent la cause de ces affections. Les pastenagues (*pasteniacæ marinæ*, pastenagues ou raies à baïonnette), l'aigle, ou pastenague marine, blessent dangereusement avec les piquans de leurs queues ; et le scorpion de mer, le scorpène et le dragon de mer ou vive (*scorpius, scorpæna, draco*), avec les arètes de leurs nageoires dorsales. Pour cette raison, la loi oblige les pêcheurs à couper ces piquans avant de porter ces poissons au marché. Dans les temps chauds, la vipère, le scorpion de terre et la petite araignée noire des champs sont réputés venimeux. On dit qu'au printemps les hérissons, *flagrantes æsta veneres*, souillent les eaux dans lesquelles ils ont accès, et occasionent la strangurie et le priapisme à ceux qui en boivent. Dans cette saison, la chair de ces animaux a la même propriété, quoiqu'elle soit saine et sans danger aux autres époques de l'année. Mais comme les accidens de ce genre arrivent rarement, il suffit d'en avoir fait mention.

Dans l'opinion des naturels du pays, il n'y a pas de maladies plus communes dans ce lieu que les sortiléges et les enchantemens.

J'ai jugé utile de faire précéder l'histoire des maladies épidémiques par ces observations particulières. J'espère qu'on voudra bien excuser les erreurs que je puis avoir commises dans cet Essai d'un genre mixte, en considérant que je l'ai écrit dans

---

les quintes de toux qu'elles excitent ; l'amaigrissement ; la perte de l'appétit et du sommeil ; de l'inquiétude, de l'agitation, et la mort même, lorsque les malades ne sont pas secourus.

On a vu plusieurs exemples de cette incommodité parmi les militaires français pendant l'expédition d'Egypte ; mais c'est à tort qu'on a prétendu qu'on *n'avait encore aucune connaissance d'un pareil accident arrivé chez l'homme*, ce que dit ici M. Cleghorn étant la preuve du contraire. Il suffit d'extraire ces petits animaux, ou d'employer des moyens propres à les faire détacher, tels que les gargarismes et les boissons d'eau salée, de vinaigre, ou les fumigations de tabac, pour mettre fin aux souffrances qu'elles occasionent par leur présence. N. E.

un coin retiré du monde, où je n'ai pu me procurer que très
peu d'aide, soit de la part des hommes, soit de celle des
livres.

> Qualemcumque igitur veniâ dignare libellum
> Sortis et excusa conditionis meæ.
>
> Ovid.

A Minorque, année 1747.

ESSAI

SUR

LES MALADIES ÉPIDÉMIQUES

DE MINORQUE.

CHAPITRE PREMIER.

Observations météorologiques faites pendant les années 1744, 5, 6, 7, 8 et 9.

JE suis fâché de n'avoir pu, faute de moyens et d'instrumens convenables, déterminer exactement le poids de l'air, la quantité de pluie tombée et la force des vents; nonobstant ces omissions, je me flatte que le tableau suivant des principales variations de la température, tiré d'un journal tenu régulièrement et avec très peu d'interruption, ne sera ni tout-à-fait inutile ni désagréable; afin de le rendre plus intelligible, je vais le faire précéder de quelques observations propres à l'éclaircir.

1°. En parlant des jours du mois, je me suis servi du vieux style, comme c'est l'usage à Minorque parmi les Anglais, quoique les naturels du pays comptent d'après le nouveau. Lorsqu'il m'a paru nécessaire de distinguer la matinée de l'après-midi, je l'ai fait en annexant à chaque jour un A. M. ou un P. M.

2°. Toutes les fois qu'on trouvera un jour pluvieux sans qu'il y ait de points à sa suite, on voudra bien faire attention qu'il ne s'agit que d'une petite pluie ou d'une rosée légère; mais s'il y a deux points placés de cette manière ··, cela signifie qu'il est tombé à une ou plusieurs reprises de fortes ondées ; s'il y a trois points ···, c'est signe de grande pluie ; quand il y en a quatre, cela indique la chute de pluies extrêmement fortes, ou plutôt que l'eau est tombée en torrens.

3°. Toutes les fois qu'on parle de thermomètre dans cet ouvrage, il s'agit d'un gros thermomètre à mercure, gradué selon l'échelle de Fahreinheit, et placé dans un lieu convenable audedans de la maison ; excepté lorsqu'il est question de la chaleur des rayons du soleil, qui a été mesurée à l'aide d'un petit instrument de la même espèce, attaché à une fenêtre élevée dans une large rue, et à une distance considérable des murs des maisons. Ces deux thermomètres, plongés dans la neige, marquaient 32°, et la chaleur des personnes bien portantes les faisait monter à 96°, 97° ou 98°. La seule différence qu'il y avait entre eux, c'est que, dans le plus petit, le mercure était plus sensible au chaud et au froid, et par conséquent se mouvait un peu plus rapidement, ce qui produisait quelquefois, en été, un degré d'élévation, et, en hiver, un degré d'abaissement de plus que dans le gros.

4°. La hauteur moyenne du thermomètre, pendant chaque mois, est calculée d'après des observations faites sur les trois heures de l'après-midi, époque à laquelle le mercure est ordinairement plus élevé d'un ou de deux degrés en hiver, et de deux ou trois en été, que les matins ou les soirs.

5°. La différence moyenne entre la chaleur de l'air aux rayons directs du soleil et à l'ombre, est en été d'environ 13°. Toutes les fois qu'elle a été sensiblement plus grande, on en a fait mention, ainsi que des différens degrés d'élévation extraordinaire du mercure, lorsque le thermomètre était exposé au soleil dans d'autres temps de l'année.

6°. Le mercure descend rarement ou même jamais au-dessous du 48e degré à Minorque, excepté lorsque les vents piquans du nord règnent ; ce qui fait paraître le froid aussi intense qu'il est en Angleterre quand le thermomètre est de dix degrés plus bas. Pendant la chute des pluies abondantes, particulièrement en automne, le froid est beaucoup plus sensible qu'on ne l'imaginerait d'après les variations du thermomètre.

Les observations que j'avais à faire étant terminées, je vais maintenant décrire les changemens de température les plus remarquables de chaque mois, pendant l'espace de temps que régnèrent les maladies épidémiques qui font le principal objet de ce Traité.

ANNÉE 1744.

Janvier fut doux et tempéré dans son commencement ; mais après les pluies qui survinrent vers son milieu, il fut en général froid et nuageux.

Jours pluvieux, le 1, le 6, le 9··, le 10··, le 11, le 14, le 15····, le 19··, avec grêle ; le 20, avec grêle ; le 24, le 27 et le 30.

Les premiers jours de février furent nuageux, froids, pluvieux et orageux. Depuis le 4 jusqu'au 19, la température fut modérée et convenable, sans pluies excessives ou froids immodérés. Depuis ce jour jusqu'au 26, il fit beau et chaud; mais ensuite, et jusqu'à la fin du mois, le temps fut rigoureux et orageux comme dans le commencement.

Mars fut, pendant la première semaine, tantôt froid, tantôt chaud ; pendant les trois autres, les vents perçans du nord soufflèrent constamment, et furent accompagnés de pluies fréquentes et quelquefois de grêle.

La température continua d'être plus froide et plus désagréable qu'à l'ordinaire jusque vers le milieu d'avril, époque à laquelle il tomba beaucoup de pluie. Le reste de ce mois fut en grande partie beau et tempéré.

La première quinzaine de mai fut aussi belle et douce ; la dernière partie de ce mois fut sèche et chaude sans pluie.

Juin fut clair, calme, sec et brûlant, comme il l'est ordinairement, ainsi que les deux mois qui le suivent, la température variant beaucoup moins alors que dans les autres mois.

Jour pluvieux, le 9.

En juillet, les vents du nord furent plus grands et plus fréquens qu'à l'ordinaire, de sorte que, pendant certains jours, le froid était plus incommode que la chaleur ; je ne me rappelle même pas d'en avoir éprouvé aussi peu dans ce mois, durant mon séjour à Minorque.

Jours pluvieux, le 6 la nuit····, avec tonnerre et éclairs ; le 17 P. M.

Jour le plus froid, le 8 ; 70° ; } chal. moy. 76° $\frac{19}{31}$.
jours les plus chauds, 21, 22, 31 ; 80° ;

Pendant les premiers jours d'août, les vents du nord continuèrent à souffler ; mais le reste de ce mois fut calme, ou agité par des brises légères venant du sud, ce qui rendit l'air très chaud et brûlant.

Jours pluvieux, le 2 A. M., le 14 *id.*

Jours les plus froids, le 3 et le 4 ; therm. 73° ; } ch. m. 77° $\frac{2}{31}$.
jours les plus chauds, les 27, 28, 29 et 30 ; 80° ;

En septembre, la température est toujours très inégale ; des intervalles de beau et des tempêtes courtes et violentes se succèdent réciproquement : mais cette année les pluies habituelles ne furent pas aussi souvent accompagnées de vents du nord qu'elles le sont communément.

Jours pluvieux, le 7 A. M.····, avec tonnerre et éclairs, et la nuit····; le 11 la nuit····, le 15 la nuit····, le 18 la nuit····, le 19 la nuit····, le 22 la nuit····, avec éclairs; le 23 la nuit····, aussi avec éclairs.

Jours les plus froids, le 17 et le 26 ; th. 71° ; } chal. m. 73° $\frac{2}{30}$.
jours les plus chauds, les 1, 2 et 3 ; 76° ;

Dans la première partie d'octobre, les vents soufflèrent principalement du nord et du nord-ouest, le temps fut variable et inconstant ; mais depuis le 14 jusqu'à la fin du mois, il fut beau, calme et chaud.

Jours pluvieux, le 2 la nuit, le 4 *id.*··, le 5 *id.*··, le 13 A. M. et P. M.·····.

Jour le plus froid, le 14 ; therm. 65° ; } chal. moy. 68° $\frac{5}{3}$.
jours les plus chauds, le 1 et le 2 ; 71°,

Novembre fut remarquable par le mauvais temps. Pendant toute la journée du 1ᵉʳ, et le 2 avant midi, le vent du nord souffla avec violence et il tomba une pluie abondante ; depuis le 7 jusqu'au 22 la température fut constamment froide, le ciel nuageux et orageux ; il y eut de la grêle, de la pluie et des vents du nord très grands. Après quelques beaux jours, ce mois finit comme il avait commencé.

Jours les plus froids ; therm. 50° ; jour le plus chaud, le 1ᵉʳ ;   67° ; } chaleur moyen. 56°.

Depuis le 1ᵉʳ décembre jusqu'au 13, l'air fut froid, mais presque toujours serein ; le vent était nord ou nord–est. A cette époque, ayant tourné subitement au nord-est, il produisit une tempête violente qui dura avec une grande force jusqu'au 17, surtout les nuits, et qui était accompagnée de grêle, de pluie et de bluettes de neige. Le 18, le ciel s'éclaircit de nouveau ; mais le 21, le temps redevint froid, orageux et pluvieux : à l'exception d'un beau jour ou de deux, il continua d'être le même jusqu'à la fin du mois.

Jours les plus froids, le 14 et le 15 ; th. 44° ; jours les plus chauds, le 26 et le 31 ;   57° ; } ch. moy. 51 ½.

ANNÉE 1745.

Cette année commença par des vents du nord forts et perçans, et la rigueur du froid ne diminua pas beaucoup avant la fin de janvier, quoique le temps fût presque toujours calme et serein, et qu'il fît du soleil.

Jours pluvieux, le 6 la nuit··, avec grêle ; le 13 la nuit··, le 15 la nuit··, le 26 la nuit·····.

Jour le plus froid, le 6 ;   therm. 43° ; jours les plus chauds, du 26 au 31 ; 57° ; } chaleur moy. 52°.

La première semaine de février fut agréable et belle ; le reste de ce mois fut en grande partie froid, nuageux et sombre.

Jours pluvieux, le 8 P. M.····, le 11 la nuit····, le 15··, le 21···, le 24 A. M.····, le 25, le 28··.

Jour le plus froid, le 26 ; therm. 46° ;
Jours les plus chauds, le 7 et le 8 ; 61° ; } chal. moy. 55°.

Si l'on en excepte le premier jour, qui fut venteux, le mois de mars de cette année fut, contre l'ordinaire, chaud, calme, sec et sans orages, les vents soufflèrent en général du sud ou de l'ouest.

Jours pluvieux, le 22 A. M., le 23··.

Jour le plus froid, le 1 ; th. 51° ;
jours les plus chauds, le 11 et le 12 ; 63° ; } chal. moy. 59°.

Avril fut aussi chaud et tempéré ; mais les vents et les pluies furent un peu plus considérables que dans le mois précédent.

Jours pluvieux, le 3, le 8, le 23···, le 27 et le 28.

Jour le plus froid, le 17 ; th. 58° ;
jours les plus chauds, le 25 et le 26 ; 75° ; } chal. moy. $61°\frac{24}{34}$.

Le 19, à l'ombre, le thermomètre marquait 62°, au soleil, 80°.

La chaleur de l'air augmenta considérablement en mai, nonobstant quelques pluies hors de saison, et des vents du nord qui eurent lieu vers la fin du mois.

Jours pluvieux, le 1, le 7, le 8··, le 16··, le 23 la nuit····, le 24 P.M.·····, le 25.

Jours les plus froids, le 1 et le 2 ; th. 62° ;
jour le plus chaud, le 17 ; 74° ; } chal. moy. $68°\frac{8}{31}$.

Le 4, à l'ombre, 65°, au soleil, 88°.

Le commencement de juin fut aussi dérangé par des pluies et des vents du nord ; le reste de ce mois fut calme, sec et chaud, comme à l'ordinaire.

Jours pluvieux, le 4 A. M.····· et à midi····, le 7 la nuit·····.

Jours les plus froids, du 4 au 7 ; th. 69° ;
jour le plus chaud, le 28 ; 82° ; } chal. moy. $73°\frac{1}{2}$.

Le 28, le thermomètre marquait à l'ombre 82°, au soleil, 98°.

Juillet fut un peu moins chaud qu'à l'ordinaire, la chaleur de l'air étant souvent tempérée par des brises ou des giboulées.

Jours pluvieux, le 16 A. M.····, 17 A. M.···· et P. M.····, et la nuit····, avec tonnerre; le 27 P. M.··, le 29 la nuit····, avec éclairs.

Jours les plus froids, le 21 et le 22; th. 75°; } chal. moy. $77\frac{°12}{31}$.
jours les plus chauds, le 6, le 25 et 26; 80°; }

Le 7, à l'ombre, 79°, au soleil, 100°; le 25, à l'ombre, 80°, au soleil, 96°.

Août, excepté les trois premiers jours, fut excessivement chaud et brûlant, jusque vers sa fin où l'air fut rafraîchi par de fortes brises du nord.

Jours pluvieux, aucun.

Jours les plus froids, le 1, et du 23 au 27; th. 74°; } ch. moy. $77\frac{°25}{31}$.
jour le plus chaud, le 9; 82°; }

Le 9, à l'ombre, 82°, au soleil, 95°.

Le commencement de septembre fut très chaud, sans être toujours serein; mais depuis le 12, jusqu'à la fin de ce mois, le temps fut constamment nuageux ou pluvieux ou orageux, avec de violentes rafales venant du nord.

Jours pluvieux, le 12 la nuit····, le 13 la nuit···, le 14 la nuit, avec tonnerre; le 16 P. M.···· et la nuit····, avec tonnerre; le 17 P. M.····, le 18 A. M. et la nuit····, avec tonnerre et éclairs; le 19 A. M.···· et la nuit····, le 20··, le 27···· la nuit, avec tonnerre et éclairs; le 28··; le 30 la nuit, avec éclairs.

Il fit beaucoup d'éclairs dans les nuits du 20, du 21 et du 22.

Jour plus froid, le 19; th. 69°; } chal. moy. $74\frac{°12}{30}$.
jour le plus chaud, le 9; 80°; }

Le 24, à l'ombre, 73°, au soleil, 89°.
Le temps, pendant le mois d'octobre, fut beau, agréable et

serein, excepté pendant les jours de pluie et quelques autres encore, les vents étant, en général, modérés et venant du nord.

Jours pluvieux, le 1 A. M., le 3 A. M.···, le 7 la nuit···, avec tonnerre et éclairs; le 8 A. M.···, le 17 la nuit, avec éclairs; le 25, le 26 la nuit··, le 27 A.M.····

Jours les plus froids, le 29 et le 30; th. 61°; }
jours les plus chauds, le 1 et le 2 ; 69°; } chal. moy. 65°$\frac{20}{31}$.

Presque tout le mois de novembre fut ou nuageux ou humide. Depuis le 1er jusqu'au 24, le vent du sud ou du sud-ouest régna presque continuellement. Ensuite il se tourna au nord et l'air continua d'être froid et humide jusqu'à la fin du mois.

Jours pluvieux, le 2, le 5, le 7 la nuit···, le 10 A. M.··· et P. M.·· et la nuit···, le 11 la nuit··, le 14, le 15 la nuit···, avec grêle; le 21 A. M.··, le 26···, le 27···, le 30··.

Jour le plus froid, le 27; th. 50°; }
Jour le plus chaud, le 8; 65°; } chal. moy. 58°$\frac{6}{30}$.

La première semaine de décembre fut humide et froide et troublée par des vents d'est et de nord. Le reste de ce mois fut un peu plus doux et plus calme, les vents venant, en général, du sud-ouest ou du sud.

Jours pluvieux, le 1···, le 2···, le 5 la nuit···, le 7 P. M.··, le 12··, le 18··, le 20 P. M.·· et la nuit···, le 21··.

Jours les plus froids, le 5, le 6 et le 9; th. 48°; }
jour le plus chaud; le 27; 60°; } chal. moy. 53°$\frac{10}{31}$.

ANNÉE 1746.

La plus grande partie de janvier, le temps fut beau et serein, et l'air agité par des vents d'est froids.

Jours pluvieux, le 6···, le 10··, le 11 A. M.··, le 23, le 31···, avec grêle.

Jours les plus froids, le 7 et le 12; th. 48°; }
Jour le plus chaud; le 28; 57°; } chal. moy. 52°$\frac{23}{31}$.

Pendant le mois de février, la température fut semblable à celle de janvier, quoiqu'un peu plus froide et moins calme.

Jours pluvieux, le 3··, le 6 A. M.···, le 7 A. M.··, le 23 A. M.··, le 28··.

Jours les plus froids, le 2, le 3 et le 15; th. 45°; } chal. moy. $51°\frac{16}{28}$.
jour le plus chaud, le 20 ; 57°; }

Le premier mars, il y eut une tempête remarquable, venant du nord ; le soir, il tomba des bluettes de neige. Le lendemain, il y en avait d'un pied de haut dans la campagne, qui fondit aussitôt après le lever du soleil ; mais la nuit suivante il en tomba davantage, et elle resta pendant trois jours sur la terre, sans qu'elle fondît. Ce phénomène est si extraordinaire dans cette partie du monde, qu'il n'est jamais arrivé qu'une fois ou deux de mémoire d'homme. Depuis le 5, le froid diminua graduellement, et ensuite, jusqu'à la fin du mois, il fut modéré, et nous eûmes beau temps.

Jours pluvieux, le 13, le 14··, le 28 A. M.··, le 30 A. M.··, le 31··.

Jours les plus froids, le 3 et le 4 ; th. 42°; } chal.
jours les plus chauds, le 24, le 27, le 30, le 31 ; 60°; } moy. $54°\frac{5}{31}$.

En avril, le temps fut excessivement variable et souvent pluvieux ou couvert.

Jours de pluie, le 3 la nuit····, le 4 A. M.····, le 10 P. M.····, le 11···, avec grêle; le 13····, avec ouragan ; le 14, le 17 la nuit····, le 18 A. M.··, le 23··.

Jour le plus froid, le 30; th. 68°; } chal. moy. $59°\frac{22}{30}$.
jour le plus chaud, le 13; 54°; }

Le 3, à l'ombre, le thermomètre marquait 57°, au soleil, 83°; le 29, à l'ombre, 65°, au soleil, 88°.

En mai, le temps fut calme, serein et agréable ; le ciel fut rarement obscurci par des nuages, et il tomba peu de pluie, excepté vers la fin du mois.

Jours pluvieux, le 9, le 21, le 24 A. M.··, le 29, le 30 P. M.····, avec tonnerre et éclairs, et la nuit··· de même.

Jour le plus froid, le 11 ;   th. 64° ; } chal.
jours les plus chauds, le 4, le 5, le 18 et le 20 ;   70° ; } moy. $68°\frac{3}{41}$.

Juin fut, comme à l'ordinaire, sec, brûlant et beau.
Jour pluvieux, le 15.

Jour le plus froid, le 11 ;   th. 69° ; }
jours les plus chauds, le 26 et le 27 ; 79° ; } chal. moy. $73°\frac{12}{30}$.

La chaleur augmenta graduellement depuis la fin de juin
jusqu'au 20 de juillet, et fut très incommode et gênante même
pour ceux qui ne s'exposaient jamais aux rayons du soleil ;
mais durant le reste du mois, elle fut tempérée par des brises
journalières.

Jours pluvieux, le 28 A. M., le 29 A. M. et la nuit····, le
30 A. M.····, avec tonnerre et éclairs.

Jours les plus froids, le 8, le 29 et le 30 ; th. 77° ; }
jour le plus chaud, le 19 ;   87° ; } ch. m. $80°\frac{25}{31}$.

Le mois d'août fut plus doux que le précédent, la chaleur
étant un peu tempérée par les vents du nord.

Jours pluvieux, le 1 A. M., le 19 A. M, le 27 P. M.····,
avec tonnerre et éclairs ; le 21 la nuit ····, aussi avec tonnerre
et éclairs.

Jour le plus froid, le 29 ; th. 70° ; }
jour le plus chaud, le 15 ;   81° ; } chal. moy. $76°\frac{15}{31}$.

Septembre commença par des ouragans et des pluies. Depuis
le 4 jusqu'au 14, le temps fut clair et chaud, et depuis ce jour
jusqu'à la fin du mois, le ciel fut constamment obscurci par
de grandes pluies ou agité par des vents du nord très impétueux ; en général, la température fut beaucoup plus froide
qu'elle ne l'est d'ordinaire dans cette saison.

Jours pluvieux, le 2 P. M.····, avec tonnerre et éclairs ;
le 3 A. M.····, avec tonnerre, éclairs et des grains de grêle
d'un pouce de diamètre ; le 15 A. M.····, le 16 A. M.·· et
la nuit ····; le 17 ····, avec tonnerre et éclairs ; le 18 ··, le 19 ··,

le 20 à midi···· et la nuit····; le 22 P. M., le 23 la nuit···.,
le 24·· et la nuit···, le 26 et la nuit····, le 28 à midi····.

Jours les plus chauds, le 22 et le 26 ; th. 58° ; } ch. m. 67° $\frac{-}{30}$.
jour le plus froid, le 13 ;   74° ;

La première et la dernière semaine d'octobre furent en
grande partie agréables et belles ; les deux intermédiaires furent pluvieuses et nuageuses ; ce mois tout entier fut extraordinairement froid et troublé par les vents du nord.

Jours pluvieux, le 8 P. M. et la nuit····, le 9 la nuit···,
le 10··· et la nuit····, le 14 P. M.··, le 18, le 20 P. M.····,
le 21····, avec tonnerre et éclairs ; le 22 P. M.···· et la
nuit····; le 30 A. M.···, avec grêle.

Jours les plus froids, le 8 et le 9 ; th. 54° ; } chal. moy. 58° $\frac{22}{31}$.
jour le plus chaud, le 1er ;   68° ;

Pendant le mois de novembre, le temps fut calme et convenable ; les jours sans pluie, il fit beaucoup de soleil.

Jours pluvieux, le 1 la nuit··, le 2··· et la nuit····, le 3
la nuit· ··, le 4···, le 5··, le 12 la nuit···, le 14··, le 17
A. M.··, le 19 A. M.··, le 26 P. M····.

Jour le plus froid, le 20 ;   th. 54° ; } chal. moy. 57° $\frac{1}{30}$.
jours les plus chauds, le 28, le 29 ; 62° ;

En décembre, il n'y eut pas de froids extraordinaires, et il
fit très rarement de grands vents ; la sérénité du ciel ne fut pas
non plus beaucoup troublée par les vents ou par la pluie.

Jours pluvieux, le 14···, le 15··, le 29 la nuit···, le 30··,
le 31··· et la nuit·····.

Jours les plus froids, du 11 au 15 ; th. 54° ; } chal. moy. 56°.
jour le plus chaud,   59° ;

ANNÉE 1747.

La température de janvier fut semblable à celle du mois
précédent, mais un peu plus humide et plus froide dans le
commencement.

Jours pluvieux, le 1 A. M.···, le 2 P. M.··, et la nuit···, le 4 la nuit··, le 12··, et le 14··.

Jour le plus froid, le 5 ;   th. 5o° ; } chal. moy. 55° $\frac{4}{31}$.
jours les plus chauds, le 20 et le 28 ; 59° ;

Pendant la première quinzaine de février, nous eûmes un temps beau et chaud comme en été ; la troisième semaine fut pluvieuse et orageuse, il tomba un peu de grêle et de neige ; la quatrième fut très variable, les pluies faisant souvent disparaître le soleil.

Jours pluvieux, le 16 P. M.···, et la nuit····, le 17 A. M.·· et P. M.··, avec grêle et neige ; le 19 la nuit···, le 21··, le 24 la nuit··, le 25, le 27 et le 28.

Jour le plus froid, le 18 ;   th. 45° ; } chal. moy. 55° $\frac{20}{28}$.
jours les plus chauds, le 5 et le 10 ; 62° ;

Le 4 , à l'ombre, 61°, au soleil, 78°.

Depuis le commencement de mars jusqu'au 21 , le temps fut froid et souvent humide ; les vents du nord régnèrent presque continuellement, et furent quelquefois très impétueux. Le reste du mois, les vents étant au sud-ouest ou à l'ouest, fut beau et tempéré.

Jours pluvieux, le 1 , le 2···, le 3··· et la nuit···, le 9 P. M., le 14 A. M.··, le 17 la nuit···, le 19 A. M.···, le 20 A. M.···, avec grêle.

Jours les plus froids, le 6, et du 13 au 17 ; th. 5o° ; } ch. m. 54° $\frac{17}{31}$.
jour le plus chaud, le 30 ;   63° ;

Avril fut beau et sec, mais parfois très venteux, surtout dans sa première partie, pendant laquelle le vent du nord causa beaucoup de dommage aux campagnes et aux vignobles ; vers son milieu et à sa fin, le sud-est prédomina.

Jours pluvieux, le 9 la nuit···, le 10 la nuit··.

Jours les plus froids , le 2 et le 3 ; th. 56° ; } chal. moy. 61° $\frac{22}{30}$.
jours les plus chauds , du 27 au 30 ; 68° ;

Du 1ᵉʳ au 9 de mai, les pluies, les nuages et les grands vents rendirent le temps souvent mauvais ; mais presque tout le reste du mois fut serein, calme et chaud.

Jours pluvieux, le 1, le 6 P. M.···, le 7 P. M.····, avec tonnerre et éclairs ; le 8 à midi···; le 28 P. M., avec tonnerre et éclairs ; le 29 A. M.···.

Jours les plus froids, le 1, et du 7 au 10 ; th. 67° ; ⎫
jour le plus chaud, le 31 ;   75° ; ⎬ ch. moy. 71°.

Le 4, à l'ombre, 70°, au soleil, 88°.

Juin fut chaud et sec, comme de coutume. Le 27, le temps se couvrit tout à coup d'épais nuages venant du nord, et un peu avant le coucher du soleil, les vents produisirent une tempête qui dura toute la nuit.

Jour pluvieux, le 23 A. M.

Jour le plus froid, le 23 ;   th. 71° ; ⎫
jours les plus chauds, le 26 et le 27 ; 80° ; ⎬ chal. moy. 76°.

Le 24, le thermomètre à l'ombre marquait 71°, au soleil, 94°.

Pendant le courant de juillet, les vents du sud et de l'est, qui prédominèrent, furent chauds, suffoquans et accompagnés de vapeurs malsaines.

Jours pluvieux, le 6 A. M.···, le 7 A. M.···, le 18 la nuit····, le 26 P M.·····.

Jour le plus froid, le 8 ; th. 73° ; ⎫
jour le plus chaud, le 21 ;   84° ; ⎬ chal. moy. 79° $\frac{7}{31}$.

Le 12, à l'ombre, 80°, au soleil, 99° ; le 21, à l'ombre, 84°, au soleil, 100°.

Le commencement d'août fut excessivement chaud, et le reste de ce mois ne fut pas beaucoup plus tempéré ; quoiqu'il tombât de la pluie en abondance vers son milieu et à sa fin, les vents soufflant presque toujours de l'est et du sud-est.

Jours pluvieux, le 9 P. M., le 12 la nuit····, avec tonnerre et éclairs ; le 15 la nuit···, et le 16 P. M.····, avec tonnerre et éclairs ; le 28 la nuit····, le 29 A. M., avec tonnerre

4..

et éclairs ; le 30 A. M.···, avec beaucoup d'éclairs pendant la nuit.

Jour le plus froid, le 30 ;   th. 74° ;
jours les plus chauds, le 8, le 10, le 11 ; 84° ; } ch. m. 80° $\frac{4}{31}$.

Le 8, à l'ombre, 84°, au soleil, 100° ; le 15, à l'ombre, 79°, au soleil, 98°.

Les petites ondées de pluie qui tombèrent d'abord en septembre augmentèrent plutôt qu'elles ne diminuèrent la chaleur de l'air ; mais les ouragans et les pluies qui eurent lieu vers le milieu de ce mois mirent fin à la chaleur de cette année.

Jours pluvieux, le 8, le 11 A. M., le 13 P. M. et pendant la nuit···, le 14···· et la nuit···, le 18 la nuit···, avec tonnerre et éclairs ; le 19··· et la nuit···, le 20···, le 21 à midi···, avec grêle, le 23 P. M. et la nuit···, le 24 A. M.··· et la nuit···, le 25··, le 28 P. M.··· et la nuit···, avec tonnerre et éclairs ; le 29··· et la nuit···, le 30 A. M.····.

Jour le plus froid, le 21 ; th. 63° ;
jour le plus chaud, le 10 ;   81° ; } chal. moy. 72° $\frac{22}{30}$.

Le 1er, à l'ombre, 79°, au soleil, 98° ;
le 2 ,   80°,   100° ;
le 10 ,   81°,   98°.

Si l'on en excepte une ou deux giboulées, et une tempête produite par le vent de nord-est, le 21, le mois d'octobre fut entièrement calme et serein.

Jours pluvieux, le 4 P. M.·· et la nuit··, le 17 P. M.··, le 19 P. M.··, le 21.

Jours les plus froids, le 19, le 25, le 27, le 28 ; th. 62° ;
jours les plus chauds, le 10, le 11, le 12, le 14 ;   70° ; } ch. m. 65° $\frac{21}{31}$.

Le 2, à l'ombre, 67°, au soleil, 90° ;
le 9,   69°,   86° ;
le 23,   64°,   83° ;
le 26,   63°,   88°.

Novembre ne fut pas moins beau qu'octobre, quoique parfois plus agité par les vents, surtout vers sa fin, époque à laquelle le nord souffla avec impétuosité.

Jours pluvieux, le 26 A. M···, avec grêle.

Jour le plus froid, le 27; th, 51°; } chal. moy. 60° $\frac{2}{26}$.
jour le plus chaud, le 2 ;   67°;

Le 16, à l'ombre, 59°, au soleil, 84° ;
le 22,   62°,   82° ;
le 27,   51°,   74° ;
le 28,   54°,   78°.

Du 1er au 6 décembre, le vent de sud-ouest fut très violent, et du 20 au 24 celui de sud-est; les autres jours furent en général beaux, calmes et agréables : tout le mois, si l'on en excepte le dernier jour, que le vent tourna au nord, fut extraordinairement chaud pour la saison.

Jours pluvieux, le 8 A. M.··· et la nuit··, le 9, le 12, le 14··, avec tonnerre et éclairs, et la nuit··; le 17··, le 24 A. M.···, le 25 P. M.···, le 28 P. M.··.

Jour le plus froid, le 31 ;   th. 53°; } chal. moy. 58° $\frac{19}{31}$.
jours les plus chauds, le 3 et le 5;   64°;

Le 5, à l'ombre, 64°, au soleil, 88° ;
le 6,   63°,   84°.

ANNÉE 1748.

Le vent piquant du nord, qui avait commencé le dernier jour de décembre, fut accompagné d'un peu de grêle et de neige le 4, et dura jusqu'au 6; il tourna alors au nord-ouest, et quoique la température fût en général belle et sèche, l'air continua d'être froid jusqu'à la chute des pluies, qui eut lieu vers la fin de ce mois.

Jours pluvieux, le 2 A. M.·· et P. M.··, le 5 A. M.···, le 6 la nuit···, le 15 à midi··, le 18 la nuit··, le 22 la nuit···, le 23 et la nuit···, le 25 P. M.···.

(54)

Jour le plus froid, le 4 ; th. 43° ;
jour le plus chaud, le 22 ;   57° ; } chal. moy. 51° $\frac{15}{31}$.

Le 8, à l'ombre, 44°, au soleil, 64° ;
le 18,   50°,   68°.

La température continua d'être douce et modérée jusqu'au 17 février, quoique les pluies qui tombèrent dans la seconde semaine de ce mois fussent accompagnées de vents du sud et du sud-est, très grands ; ensuite, jusqu'à la fin du mois, il fit des vents secs et froids du nord et du nord-ouest, qui causèrent beaucoup de dommage aux blés.

Jours pluvieux, le 6 la nuit, le 8, le 9··, le 10 A. M.·· et P. M.···, le 11 A. M.···, le 13 A. M., le 15 la nuit, le 16·· et la nuit··, le 18 P. M., le 25 la nuit···, avec grêle ; le 26 P. M.·· et la nuit···

Jour le plus froid, le 21 ;   th. 48° ;
jours les plus chauds, le 6 et le 8;   60° ; } chal. moy. 55°.

Le 1er, à l'ombre, 56°, au soleil, 76° ;
le 19,   52°,   78° ;
le 24,   54°,   80°.

Le commencement de mars ne fut pas très froid, mais venteux. Du 10 au 23, il y eut des tempêtes violentes, des pluies, de la grêle, avec des intervalles de beau ; la fin de mois fut remarquable par la douceur et la sérénité de l'air.

Jours pluvieux, le 17 P. M., avec un peu de grêle ; le 10 A. M., le 11 la nuit··· ; le 12 A. M.·· et P. M.··, avec grêle et neige, et la nuit·· ; le 13 la nuit, le 14 P. M., le 16 P. M. et la nuit··, avec tonnerre, éclairs et neige ; le 17···, le 18··· et la nuit···, le 19 P. M.··· et la nuit···, le 20 P. M., le 21 ; le 30 P. M.

Jours les plus froids, le 19 et le 21 ;   th. 50° ;
jours les plus chauds, le 27, le 29 et le 30;   63° ; } ch. m. 55° $\frac{9}{31}$.

Le 14, à l'ombre, 51°, au soleil, 76° ;
le 27,   63°,   82°.

Avril fut froid et orageux depuis le 14 jusqu'au 20 ; ensuite, et jusqu'à sa fin, il fut calme, clair et chaud, excepté le 25, qu'il tomba de la pluie et qu'il fit un vent de nord-ouest assez frais.

Jours pluvieux, le 6 la nuit, le 14 P. M.····, avec tonnerre, le 15 la nuit····, le 16· P. M.····, avec tonnerre et éclairs, et la nuit···, aussi avec tonnerre et éclairs ; le 19, le 24 nuit···, le 25··, le 30·.

Jour le plus froid, le 16 ;   th. 55° ;
jours les plus chauds, le 24, le 28, 29 et 30 ; 65° ; } ch. m. $61°\frac{15}{30}$.

Mai fut beau, calme et chaud, excepté le 15 et le 16, que le vent souffla du nord avec violence.

Jours pluvieux, le 20 P. M., le 21 *idem*.

Jour le plus froid, le 16 ;   th. 61° ;
jours les plus chauds, les 25, 30 et 31 ; 72° ; } ch. m. $68°\frac{7}{31}$.

Vers le milieu de juin, les vents frais du nord-est, qui soufflèrent pendant quelques jours, diminuèrent la chaleur de l'air ; mais ils causèrent beaucoup de dommage aux arbres fruitiers.

Jour pluvieux, le 26 à midi····.

Jour le plus froid, le 18 ;   th. 71° ;
jours les plus chauds, le 12 et le 13 ; 80° ; } ch. m. $75°\frac{23}{30}$.

Les premières semaines de juillet furent extrêmement chaudes et brûlantes, surtout depuis le 6 jusqu'au 16, époque à laquelle le thermomètre montait chaque jour au-dessus de 80° ; les dernières semaines ne furent pas beaucoup plus tempérées que les premières, quoique le vent du nord soufflât avec assez de violence le 17 et le 18, et qu'il fût moins fort vers la fin de ce mois.

Jours pluvieux, le 2 A. M., le 16 la nuit, le 17 la nuit, le 18 à midi···, le 31 la nuit···, avec tonnerre et éclairs.

Jour le plus froid, le 18 ;   th. 74° ;
jours les plus chauds, les 14, 15 et 16 ; 84° ; } ch. m. $79°\frac{5}{31}$.

Le 5, à l'ombre, 79°, au soleil, 96° ;
le 7,   81°,   100° ;
le 23,   81°,   98°.

La chaleur excessive de cette saison continua jusqu'au 19 d'août ; alors elle cessa pour quelques jours, les nuages menaçant de donner de la pluie, et étant accompagnés de vents du nord impétueux, surtout la nuit. Le 24, le temps redevint brûlant, et continua d'être tel jusqu'à la fin du mois.

Jours pluvieux, le 3 A. M., le 7 la nuit, le 19 A. M., avec tonnerre et éclairs, et la nuit····.

Jours les plus froids ;   th. 74° ; } chal. moy. 79° $\frac{4}{31}$.
jour le plus chaud, le 15 ;   85° ; }

Le 9, à l'ombre, 77°, au soleil, 95° ;
le 10,   79°,   96° ;
le 14,   84°,   101° ;
le 15,   85°,   100°.

En septembre, quoique le ciel fût souvent couvert, avec apparence de pluie, cependant les ondées de pluie ne furent ni aussi considérables ni aussi fréquentes qu'elles le sont ordinairement à cette époque de l'année ; mais les rosées abondantes qui tombèrent la nuit, et les vents continuels du nord, rendirent l'air tempéré, comme il a coutume de l'être dans ce mois.

Jours pluvieux, le 8 la nuit, le 9 *idem*, avec tonnerre et éclairs ; le 17 la nuit, le 18 *idem*, le 23 à midi···· et la nuit····, le 24 A. M.··,

Jour le plus froid, le 25 ;   th. 66° ; } chal. moy. 73° $\frac{12}{30}$.
jours les plus chauds, le 7 et le 8 ;   80° ; }

Le 22, à l'ombre, 73°, au soleil, 96°.

Les dix premiers jours d'octobre furent en grande partie beaux, calmes et sereins, ainsi que la dernière semaine du

(57)

même mois ; tous les jours intermédiaires furent humides ou
venteux, et couverts.

Jours pluvieux, le 1er à midi····, le 9 P. M.····, le 10 P. M.
et la nuit ····, le 11····, le 12 la nuit····, le 14····, le 15··,
le 19, le 20 la nuit····, le 21 la nuit····, le 22, le 23 à midi····,
le 27 à midi····.

Jours les plus froids, le 12 et le 13; th. 58°; $\Big\}$ chal. moy. 65° $\frac{11}{31}$.
jour le plus chaud, le 7 ; 72°;

Au commencement et à la fin de décembre, l'air fut doux
et serein ; mais, vers le milieu de ce mois, le temps fut souvent nuageux, et refroidi par des vents du nord sans humidité.

Jours pluvieux, le 8 à midi···, avec tonnerre et éclairs, et la
nuit····; le 11 A. M., le 20····, le 22 et le 26····.

Jour le plus froid, le 23 ; th. 53°; $\Big\}$ ch. moy. 58° $\frac{3}{30}$.
jours les plus chauds, le 1, le 2 et le 3 ; 66°;

En décembre, l'ouest et le sud furent les vents dominans :
c'est pourquoi la température ne fut nullement froide ; et,
quoiqu'il y eût quelques jours de brouillards, néanmoins la
plus grande partie du mois fut belle, sèche et très agréable.

Jours pluvieux, le 14 la nuit····, et le 21.

Jours les plus froids, du 9 au 17 ; th. 56°; $\Big\}$ chal. moy. 57° $\frac{13}{31}$.
jours les plus chauds, du 27 au 31 ; 60°;

ANNÉE 1749.

Le temps fut si doux en janvier, qu'à peine on croyait être
en hiver. L'automne précédente ayant été extrordinairement
sèche, et les pluies qui tombèrent pendant les trois premiers
mois de cette année n'étant ni communes ni abondantes, les
blés périrent en beaucoup d'endroits, faute d'eau.

Jours pluvieux, le 4 A. M., le 7 à midi et la nuit···, le 18
P. M., le 19 la nuit, le 20 à midi.

Jours les plus froids, le 6 et le 7 ; th. 53°; $\Big\}$ ch. moy. 55° $\frac{3}{31}$.
jours les plus chauds, les 1, 2, 16 et 17 ; 58°;

Février fut aussi doux et tempéré ; le thermomètre ne varia que du 54e au 57e degré. Il tomba un peu de pluie les premiers jours; le 12, il en tomba copieusement; le 22 et le 23, il y eut encore de petites pluies, et tout le reste de ce mois, l'air fut sec et serein.

Mars fut beau, chaud et sans pluie, tant au commencement qu'à la fin : pendant cette époque, le thermomètre se tint au-dessus du 60e degré. Entre le 9 et le 22, il y eut des pluies d'orage fréquentes, mêlées d'un peu de grêle, qui firent descendre le mercure au 52e dégré.

Pendant presque tout le mois d'avril, la température fut douce, belle et agréable.

Jours pluvieux, le 7 A. M··· et P. M···, le 10 P. M···, et la nuit···.

Jours les plus froids, le 8 et le 9 ; th. 56° ; } chal. moy. $62°\frac{23}{30}$.
jour le plus chaud, le 30 ; 69° ;

En mai, des pluies abondantes et subites interrompirent quelquefois la sérénité de l'air, et vers la fin de ce mois, un vent d'ouest impétueux causa beaucoup de dommage aux vignobles. La récolte de cette année fut si pauvre et si médiocre, surtout dans les parties septentrionales de l'île où la sècheresse avait été le plus considérable, qu'à peine on retira autant de blé qu'on en avait semé.

Jours pluvieux, le 3 P. M····, le 11 à midi····, le 12. *idem*····, le 16, le 19, le 25 la nuit···; le 31 la nuit···, avec tonnerre et éclairs.

Jour le plus froid, le 4 ; th. 64° ; } chal. moy. $68\frac{1}{2}$.
jours les plus chauds, le 24 et le 25 ; 73° ;

Pendant le mois de juin, l'air fut sec et excessivement chaud ; cependant, du 14 au 25, la chaleur fut un peu tempérée par les brises fréquentes qui venaient du nord.

Jour pluvieux, le 15 P. M.

Jour le plus froid, le 1er ; th. 69° ; } chal. moy. $74°\frac{5}{30}$.
jour le plus chaud, le 30 ; 79° ;

(59)

Le 29, à l'ombre, le thermomètre était à 76° ; au soleil, à 96°.

On avait rarement éprouvé un temps aussi chaud et aussi brûlant que cette année au mois de juillet. Le mercure monta chaque jour au-dessus du 80ᵉ degré du thermomètre, et ne descendit jamais au-dessous du 79ᵉ, même pendant la nuit, jusqu'à ce qu'il ne fût tombé des pluies qui rafraîchirent l'air vers la fin du mois.

Jours pluvieux, le 25 à midi···, le 26 P. M.·····.

Jours les plus froids, le 26 et le 27 ; th. 77° ; } chal. moy. 82° $\frac{6}{31}$.
jour le plus chaud, le 20 ;   80° ; }

Le 3, à l'ombre, 82°, au soleil, 102° ;
le 4,   84°,   100° ;
le 13,   84°,   104° ;
le 14,   84°,   104°.

Au commencement d'août, le changement général des troupes de Sa Majesté britannique qui étaient dans cette île, m'obligea de m'embarquer pour l'Irlande, et mit fin à mes observations.

TABLEAU

Du maximum, minimum, medium *du thermomètre, à trois heures de l'après-midi, pendant les années* 1744 à 1749.

MOIS.		1744	1745	1746	1747	1748	1749
Janvier.	Max.		57	57	59	57	58
	Min.		43	48	50	43	53
	Med.		52	52 $^{23}/_{31}$	55 $^{4}/_{31}$	51 $^{15}/_{31}$	55 $^{3}/_{31}$
Février.	Max.		61	57	62	60	57
	Min.		46	45	45	48	54
	Med.		55	51 $^{16}/_{28}$	55 $^{20}/_{28}$	55	
Mars.	Max.		63	60	63	63	64
	Min.		51	42	50	50	52
	Med.		59	54 $^{5}/_{31}$	54 $^{17}/_{31}$	55 $^{9}/_{31}$	
Avril.	Max.		65	68	68	65	69
	Min.		58	56	56	55	56
	Med.		61 $^{14}/_{30}$	61 $^{28}/_{30}$	61 $^{22}/_{30}$	61 $^{15}/_{30}$	62 $^{23}/_{30}$
Mai.	Max.		74	70	76	72	73
	Min.		62	64	67	61	64
	Med.		68 $^{8}/_{31}$	68 $^{3}/_{31}$	71	68 $^{7}/_{31}$	68 $^{1}/_{2}$
Juin.	Max.		82	79	80	80	79
	Min.		69	69	71	71	69
	Med.		73 $^{1}/_{2}$	73 $^{12}/_{30}$	76	75 $^{28}/_{30}$	74 $^{6}/_{30}$
Juillet.	Max.	80	80	87	84	84	86
	Min.	70	75	77	73	74	77
	Med.	76 $^{19}/_{31}$	77 $^{12}/_{31}$	80 $^{25}/_{31}$	79 $^{7}/_{31}$	79 $^{5}/_{31}$	82 $^{6}/_{31}$
Août.	Max.	80	82	81	84	85	
	Min.	73	74	70	74	74	
	Med.	77 $^{2}/_{31}$	77 $^{25}/_{31}$	76 $^{15}/_{31}$	80 $^{4}/_{31}$	79 $^{4}/_{31}$	
Septembre.	Max.	76	80	74	81	80	
	Min.	71	69	58	63	66	
	Med.	73 $^{2}/_{30}$	74 $^{12}/_{30}$	67 $^{7}/_{30}$	72 $^{22}/_{30}$	73 $^{21}/_{30}$	
Octobre.	Max.	71	69	68	70	72	
	Min.	65	61	54	62	58	
	Med.	68 $^{5}/_{24}$	65 $^{20}/_{31}$	58 $^{21}/_{31}$	65 $^{21}/_{31}$	65 $^{11}/_{31}$	
Novembre.	Max.	67	65	62	67	66	
	Min.	50	50	54	51	53	
	Med.	56	58 $^{6}/_{30}$	57 $^{17}/_{30}$	60 $^{12}/_{30}$	58 $^{3}/_{30}$	
Décembre.	Max.	57	60	59	64	60	
	Min.	44	48	54	53	56	
	Med.	51 $^{1}/_{2}$	53 $^{10}/_{31}$	56	57 $^{19}/_{31}$	59 $^{13}/_{31}$	

CHAPITRE II.

Origine, cours, déclinaison et succession des maladies épidémiques de 1744 à 1749.

ANNÉE 1744.

Au commencement de cette année, il y eut peu de maladies, à l'exception de quelques pleurésies et de quelques fièvres tierces; affections qui sont communes à Minorque, et qu'on rencontre souvent dans toutes les saisons, la première étant la plus commune de toutes les maladies épidémiques du printemps, et la seconde se présentant constamment parmi celles de l'automne.

Pendant le temps froid, en mars, beaucoup d'adultes furent attaqués de catarrhes, et presque tous les enfans furent atteints d'une fièvre vive accompagnée de toux; et ces maux ne cessèrent point avant le commencement de l'été.

Comme l'été et l'automne de chaque année ne varient jamais beaucoup, les mêmes maladies reviennent régulièrement avec les saisons, et se succèdent dans l'ordre suivant.

Vers la fin de juin, les jeunes enfans, qui souffrent toujours les premiers de l'excès de la chaleur ou du froid, sont attaqués de vomissement, de diarrhée et de fièvres périodiques, souvent erratiques et sans aucun type fixe.

Dans le mois suivant, les fièvres tierces de diverses espèces paraissent chez les personnes de tout âge, et se communiquent des unes aux autres par la contagion (1); elles continuent

______

(1) Les fièvres tierces peuvent aussi bien être regardées comme contagieuses, que la rougeole, la petite-vérole, ou toute autre maladie; car quoique dans

d'augmenter chaque jour, jusqu'aux environs de l'équinoxe d'automne, époque à laquelle elles règnent avec la plus grande violence parmi les gens de toutes les conditions et de tous les tempéramens, soit nationaux ou étrangers. Ensuite elles diminuent graduellement, et aussitôt que l'hiver commence, leur principe contagieux étant réduit à l'inaction par le froid, ceux qui ont échappé jusqu'alors sont rarement infectés; cependant quelques fièvres primitives continuent de régner jusqu'en janvier, et les rechutes sont extrêmement fréquentes dans les derniers mois de l'année.

A l'époque où les fièvres tierces commencent à paraître, le cholera-morbus, les échauboulures (*sudamina*) et la porcelaine (*essera*) deviennent communs et épidémiques, mais moins que les fièvres, et rarement on les aperçoit après le mois de septembre, tandis qu'elles durent jusqu'à l'entrée de l'hiver.

La diarrhée, la dyssenterie et le ténesme règnent aussi épidémiquement en été et en automne; mais il y a des années où ces maladies sont si rares, qu'à peine peut-on les appeler épidémiques, tandis que dans d'autres temps leur nombre est presque égal à celui des fièvres tierces.

Il paraît qu'il y a une espèce d'alliance assez étroite entre toutes les maladies que je viens de nommer; car ceux qui ont des échauboulures (*sudamina*) ou de la porcelaine (*essera*) à un haut degré, sont très sujets à prendre la fièvre tierce; et d'un autre côté ces éruptions cutanées paraissent volontiers dans les paroxysmes de cette fièvre. Le cholera-morbus a quelquefois des accès réguliers comme la fièvre tierce, dont les paroxysmes sont souvent aussi accompagnés de cholera; quelquefois cette fièvre se change en dyssenterie, ou réciproquement; et quand l'une de ces maladies est arrêtée, l'autre lui succède souvent. Il n'est pas rare que les fièvres dyssenté-

---

cette saison il y ait certainement un grand nombre d'individus affectés de la même manière, en raison d'une disposition particulière de l'air, cependant ceux qui fréquentent souvent les malades sont plus exposés que les autres à gagner cette maladie.

riques présentent l'aspect des tierces, et que les accès de ces dernières soient accompagnés de tranchées et d'évacuations par les selles.

Il est remarquable que les dyssenteries et les fièvres tierces sont quelquefois, sans qu'il y en ait de cause manifeste, plus générales et plus violentes dans une partie de l'île, certaines années, que dans une autre : souvent elles paraissent, pour ainsi dire, attaquer de préférence des familles particulières avec une violence extraordinaire, tandis que d'autres qui se trouvent dans le même lieu, dans les mêmes circonstances, et qui vivent de la même manière, en sont exemptes. Toutefois ceux qui habitent dans des vallées basses, ou près des eaux stagnantes et corrompues, sont ceux qui en sont les plus incommodés.

Il me paraît probable que toutes les maladies de l'été et de l'automne sont le résultat des efforts que fait la nature pour débarrasser le corps des humeurs nuisibles, soit en les portant à la peau, soit en les faisant évacuer par le foie et les autres organes sécrétoires dont les canaux excréteurs s'ouvrent dans les intestins. Et si nous attribuons, avec les anciens, la cause des fièvres tierces à la dépravation de la bile, il nous sera peut-être plus aisé d'expliquer leurs phénomènes les plus communs que si nous les supposons produites, d'après la théorie des modernes, par une espèce d'humeur visqueuse dans les petites artères : mais ceci n'est qu'une conjecture que je présente en passant, mon principal dessein étant de rapporter des faits sans bâtir d'hypothèses.

En juillet 1744, il y eut beaucoup de fièvres tierces ; mais pendant les deux mois suivans elles ne furent ni aussi nombreuses ni d'un aussi mauvais caractère qu'elles ont coutume de l'être à cette époque de l'année : néanmoins les rechutes furent fréquentes et opiniâtres jusqu'en janvier.

Un peu avant l'équinoxe, les dyssenteries commencèrent à paraître ; et la contagion les ayant propagées, comme les fièvres tierces, elles augmentèrent bientôt à un tel point, qu'on pouvait douter laquelle des deux maladies était la plus générale.

Cette année, dans l'espace de trois mois, j'eus plus de malades attaqués du flux de sang que je n'en avais eu dans tout le
cours de ma vie jusqu'alors ; et comme il ne paraissait pas que
ces affections fussent produites ni par les qualités manifestes de
l'air, ni par les variations de la température, il est probable que
leur fréquence extraordinaire et leur singulière violence étaient
principalement dues au vin acide gâté, que l'appât du gain faisait vendre alors dans cette île par ceux dont le devoir aurait été
d'empêcher de tels abus. Mais que ce soit ce que ce voudra, il
est certain que ces maladies firent un ravage incroyable parmi la
basse classe des gens du pays, ainsi que parmi les soldats et les
matelots de la flotte de S. M. britannique, qui était dans ce
temps-là dans le port. La plupart de ceux qui en furent attaqués moururent vers le solstice d'hiver, ou plus tôt ; les autres
demeurèrent maigres, faibles et pâles comme des ombres pendant l'hiver et le printemps, et nous ne pûmes trouver aucun
moyen de les empêcher de souffrir intérieurement de ces maladies
douloureuses avant les chaleurs de l'été, qui, en augmentant
la transpiration, diminuèrent la tendance qu'avaient les humeurs à se porter sur les intestins.

En décembre, il y eut quelques personnes enlevées par les
pleurésies ; et plusieurs autres, épuisées par l'âge, l'intempérance ou les indispositions fréquentes, moururent vers la fin de
ce mois et le commencement du suivant.

ANNÉE 1745.

Vers les derniers jours de janvier, on aperçut un changement en mieux évident chez les malades. Ceux qui avaient été
réduits à la dernière extrémité par les rechutes réitérées des
fièvres tierces, recouvrèrent alors leur première santé ; ceux
qui étaient très malades de flux de sang, et dont on avait désespéré, commencèrent à donner des signes de guérison ; et,
à l'exception de quelques pleurésies, il n'y eut pas de nouvelles
maladies pendant le printemps.

Vers la fin de mai et le commencement de juin, les pluies copieuses ayant occasioné un changement subit dans l'air, qui de chaud qu'il était devint froid, quelques individus furent pris de diarrhées, de tranchées et de douleurs de colique; d'autres éprouvèrent des maux de gorge.

Juin était à peine écoulé, que les fièvres tierces et le cholera-morbus commencèrent; ces deux affections augmentant journellement, selon leur manière accoutumée, parvinrent à leur plus haut degré de fréquence en septembre. Depuis ce moment, elles diminuèrent graduellement, et se montrèrent rarement après le solstice d'hiver. On observa qu'elles étaient cette année souvent accompagnées de douleurs fixes au côté, et quelquefois de crachement de sang.

Dans les mois de juillet et d'août, une jaunisse légère, qui cédait bientôt aux purgatifs et aux remèdes savonneux, fut assez commune.

En septembre, les dyssenteries éclatèrent et continuèrent jusqu'à l'hiver; mais elles ne furent ni si nombreuses ni d'aussi mauvais caractère que l'année précédente.

A mesure qu'elles disparaissaient, ainsi que les fièvres tierces, la pleurésie, qui avait été fatale à quelques personnes, devint plus commune, et vers la fin de l'année elle régna avec une violence que je n'avais encore jamais vue, au moins parmi les Anglais.

ANNÉE 1746.

Je passe maintenant à une année remarquable par la gravité de ses maux et sa grande mortalité. La pleurésie dont j'ai parlé plus haut continua à faire beaucoup de ravages jusqu'en avril, époque à laquelle elle commença à diminuer, et disparut entièrement vers le solstice d'été. A la pleurésie se joignirent deux autres maladies non moins funestes, la frénésie et la paraphrénésie; qui furent aussi épidémiques, ainsi qu'une espèce de fièvre érysipélateuse. Quelques personnes eurent des gonflemens considérables aux parotides; d'autres des inflammations à la gorge; mais ces maladies n'attaquèrent que les adultes. Une coqueluche toujours opiniâtre, souvent fatale, devint très

commune parmi les enfans dans le mois de mars, et dura jusqu'en été : plusieurs furent subitement suffoqués par une angine sans gonflement apparent ; et pour comble de maux, l'île
fut en proie à une petite-vérole du plus mauvais caractère.

La coqueluche n'eut pas plus tôt disparu, qu'une fièvre intermittente périodique, accompagnée de vomissement et de diarrhée lui succéda, et fut, ainsi que la première maladie, funeste
à beaucoup d'enfans pendant l'été.

En juillet, les fièvres tierces parurent à la manière accoutumée, et leur violence étant augmentée par la chaleur excessive de la saison, beaucoup de personnes moururent subitement vers le septième jour de ces maladies. La température
froide du mois de septembre les empêcha de devenir aussi générales et de durer aussi long-temps qu'à l'ordinaire ; vers la
fin d'octobre, elles cédèrent la place aux catarrhes et aux intermittentes quartes.

ANNÉE 1747.

La première partie de cette année, sans être très malsaine,
produisit quelques fièvres intermittentes, ainsi que des fièvres
inflammatoires et catarrhales. La chaleur extraordinaire du
mois de mai fit paraître les maladies de l'été un peu plus tôt
que de coutume. Vers la fin de ce mois, le cholera-morbus enleva beaucoup d'enfans, et en juin les fièvres tierces devinrent
générales. En outre, sur la fin de ce mois (juin), la diarrhée,
la dyssenterie et le ténesme parurent et régnèrent avec violence
pendant quelques semaines ; mais, contre notre attente, elles
ne durèrent que fort peu de temps ; et, après les premiers jours
de septembre, à peine pouvait-on les regarder comme épidémiques.

A mesure que les dyssenteries diminuèrent, le nombre des
fièvres tierces se multiplia ; et, comme elles étaient d'un mauvais caractère, il en résulta une grande mortalité, surtout dans
les parties méridionales de l'île. Le régiment du général
Wynyard, qui était en quartier à Mahon, fut si maltraité

par ces fièvres, que, entre juin et novembre, il en mourut quarante-un hommes, et que la plupart de ceux qui survécurent, demeurèrent faibles, décolorés et malportans jusqu'au printemps.

En octobre, quelques personnes se plaignaient de rhumes et de maux de gorge; et la fin de l'année produisit des pleurésies qui, comme cela arrive ordinairement, n'affectèrent pas autant les Anglais que les Espagnols.

ANNÉE 1748.

Les pleurésies furent excessivement meurtrières dans le commencement de l'année, et enlevèrent plusieurs individus au printemps.

En mars, on observa beaucoup d'inflammations érysipélateuses, qui se portèrent sur les extrémités, et se terminaient, en général, par des abcès.

Au commencement d'avril, plusieurs personnes se plaignirent de maux de gorge et de douleurs de rhumatisme; vers le 10 de ce mois, il parut tout à coup une fièvre catarrhale, qui régna si généralement pendant trois semaines, que presque tout le monde qui était dans l'île en fut attaqué. Cette maladie était exactement semblable à celle qui fut épidémique en 1733 (1). Chez la plupart des malades, une sueur copieuse mit fin, au bout de deux ou trois jours, aux symptômes fébriles; mais la toux et l'expectoration continuèrent un peu plus long-temps. Chez un petit nombre de sujets d'un tempérament athlétique, qui ne furent pas soignés à temps, elle se termina d'une manière funeste, par la pleurésie ou la frénésie; chez un ou deux particuliers, les vaisseaux des membranes intestinales se rompirent, et les malades expirèrent, après avoir rendu une quantité incroyable de sang par l'anus.

L'été suivant fut très malsain pour les enfans; il en mourut beaucoup du cholera-morbus et des fièvres d'accès;

____

(1) Med. Essays, vol, II, art. 2.

d'autres furent attaqués d'éruptions cutanées de différentes sortes.

Les fièvres tierces commencèrent en juillet, cessèrent de régner, comme elles le font tous les ans, vers la fin de novembre. Beaucoup de personnes moururent subitement pendant les jours caniculaires et autour de l'équinoxe.

Dans ces entrefaites, les dyssenteries régnèrent à Citadella, parmi les basses classes des gens du pays, dont le pain était fait avec du blé gâté, tandis qu'elles n'attaquèrent ni les soldats ni les autres personnes de la même ville, qui avaient pour nourriture des provisions de meilleure qualité.

Depuis la fin de novembre jusqu'au milieu de janvier, les pleurésies prédominèrent dans toutes les parties de l'île, et les grands abcès critiques, ainsi que les éruptions cutanées de diverses espèces, furent plus communs que jamais parmi les Espagnols et les Anglais.

ANNÉE 1749.

La partie de cette année pendant laquelle je restai à Minorque fut remarquable par la sécheresse et le petit nombre des maladies : cependant il y eut en mars, de temps en temps, des pleurésies et des fièvres catarrhales ; en avril, quelques angines, avec des aphthes à la bouche et des salivations spontanées, des douleurs d'oreilles et des éruptions à la face. En juin et juillet, on vit quelques-unes des maladies de l'été, mais en si petit nombre, qu'à peine méritèrent-elles le nom d'épidémiques.

CHAPITRE III.

Des fièvres tierces.

APRÈS avoir décrit l'état de la température et la succession des maladies épidémiques, je vais maintenant traiter en particulier de chacune d'elles, en commençant par les

fièvres tierces, qui sont, à beaucoup près, les plus communes de toutes.

Ces fièvres ne marchent jamais d'une manière uniforme
et avec une violence constante et non interrompue depuis
leur commencement jusqu'à leur terminaison, mais tôt ou
tard elles ont des intervalles périodiques plus ou moins mar-
qués ; de sorte que le malade est successivement un jour
mieux, un autre plus mal. On les appelle *tierces*, parce que
chaque période ou révolution particulière de ces maladies,
que les Romains exprimaient par le mot latin *circuitus*, se
termine dans l'espace d'environ quarante-huit heures, et
qu'une nouvelle attaque commence les jours alternatifs, ou
chaque troisième jour, en comprenant ceux auxquels les vé-
ritables paroxysmes ont lieu avec celui qui est intermé-
médiaire, conformément à la méthode de compter en usage
parmi les médecins.

Les fièvres qui appartiennent à cet ordre prennent des
formes si variées et en si grand nombre, que quoiqu'elles
soient essentiellement les mêmes, elles paraissent souvent
très différentes les unes des autres : c'est au point que quand
je réfléchis aux diverses espèces que j'ai vues, je désespère
presque de pouvoir en donner une idée passable au lecteur.
Cependant, comme il est d'une telle importance de connaître
les caractères spécifiques de chacune d'elles, que sans cette
connaissance exacte nous ne pouvons ni présager le retour des
accès ou intermissions, ni par conséquent administrer les alimens et les remèdes aux heures les plus convenables, je me
flatte qu'on ne trouvera pas mauvais que j'insiste un peu sur ce
sujet, et que j'essaie de décrire les formes et types particuliers
sous lesquels les différentes espèces de fièvres tierces se présentent,
attendu que surtout aucun auteur qui me soit tombé entre les
mains n'a traité d'une manière assez claire et assez exacte ce
chapitre. La plupart des modernes ont passé légèrement sur
ces maladies ; et quoique les Grecs et les Arabes en aient traité
fort au long, cependant nous ne les trouvons pas décrites dans
leurs ouvrages volumineux telles qu'elles sont réellement, mais

telles qu'elles seraient si la théorie de Galien, touchant les quatre espèces d'humeurs, était bien fondée; leurs distinctions étant tirées des différens mélanges de la bile et de la pituite, auxquelles ils attribuent la cause des fièvres tierces : et ayant posé en principe que chaque espèce provient d'une humeur particulière, qui doit produire tels et tels effets, ils assignent des symptômes à la fièvre d'après une hypothèse préjugée, qui, dans la réalité, ne l'accompagnent que rarement ou même jamais (1).

C'est pourquoi, afin d'éviter de semblables méprises, je laisserai le lecteur se former des causes de ces fièvres quelle idée il jugera convenable, et je tâcherai de faire voir, aussi distinctement qu'il me sera possible, 1° les différences qui résultent des différens types ou formes de leurs accès; 2° les distinctions occasionées par les symptômes les plus frappans de leurs paroxysmes; 3° je décrirai les diverses apparences des tierces épidémiques dans leur principe, pendant leur accroissement et à leur terminaison, le tout avec autant d'exactitude que leur propre anomalie pourra me le permettre.

Mais en premier lieu il ne sera pas hors de propos d'instruire le lecteur que je me suis servi des dénominations données communément aux diverses fièvres de cette classe, d'une manière un peu différente de plusieurs de ceux qui ont écrit sur ce sujet, quoique je ne l'aie pas fait sans expliquer aussi clairement que je l'ai pu le sens dans lequel je désirais être entendu. Quiconque consultera les écrivains, s'apercevra facilement que quelques-uns d'entre eux ont tellement resserré leurs définitions, qu'on peut douter s'il a jamais existé une maladie à laquelle le nom qu'ils ont adopté fût applicable; tandis que d'autres ont employé les mots dont ils se sont servis dans une signification si vague et si étendue, qu'ils comprennent plusieurs espèces qui devraient être distinguées. Pour bien connaître leur histoire et leur méthode de traitement (2),

____

(1) *Voy.* Simon Simon. Apud Sennert, tom. II, lib. II, cap. 17.

(2) Par exemple, si nous jetons les yeux sur les ouvrages de plusieurs galé-

il sera nécessaire aussi d'informer ceux qui ne sont pas très versés dans la lecture des ouvrages d'Hippocrate, que, par les jours impairs, on entend les 1, 3, 5, 7, etc., et par les jours pairs, les 2, 4, 6, 8, etc.; et que, quelque singulière que paraisse une semblable distinction dans un pays où une différence aussi légère ne peut être observée, cependant il serait presque impossible de donner une idée passable de ces maladies dans ce climat, sans le secours de cette distinction.

On appelle simples, dans cet ouvrage, les fièvres tierces qui n'ont qu'un accès et une intermission, dans chacune de leurs périodes. Lorsque leurs paroxysmes n'excèdent pas douze heures, on les nomme vraies tierces, et tierces fausses quand ils outrepassent ce terme. Dans la tierce simple *vraie*, l'accès commence en général vers le milieu de la journée, et finit le soir même. Dans la tierce *fausse,* il vient beaucoup plus tôt, et dure souvent plus de dix heures.

On appelle doubles tierces, celles qui ont deux accès et deux intermissions dans le temps de chaque période ; mais communément il y a quelque différence entre les deux accès, soit relativement au moment de leur invasion, à leur durée, ou à la nature et à la violence de leurs symptômes concomitans, nonobstant la ressemblance qu'a le troisième paroxysme avec le premier, le quatrième avec le second, le cinquième avec le troisième, et ainsi de suite.

Quelques doubles tierces commencent de la manière suivante : le lundi soir, par exemple, il survient un léger accès qui cesse de bonne heure le lendemain matin ; mais le mardi, vers le milieu de la journée, il en vient un plus fort qui dure jusqu'à la nuit. Alors il y a apyrexie jusqu'au mercredi soir, temps auquel un léger accès commence une nouvelle révolution

---

nistes, nous trouverons qu'il faut pour constituer la fièvre tierce pure ou exquise, et quelques espèces de demi-tierces, un concours de circonstances qui se rencontrent rarement ou même jamais chez le même malade. D'un autre côté, Spigelius, qui a écrit un traité particulier sur l'hémitritée (*de semitertianâ*), a si fort étendu l'acception de ce mot, qu'il comprend presque toutes les espèces de fièvres tierces.

fébrile, qui se conduit de la même manière que la précédente; de sorte que (d'après la manière dont les médecins calculent les jours des maladies en commençant à compter de la première heure de leur invasion), il y a deux paroxysmes les jours im-pairs, tandis que la plus grande partie des jours pairs est calme et sans trouble.

Mais dans la plupart des doubles tierces, le malade a un accès chaque jour. Le plus fort commence ordinairement à midi les jours impairs, et le moins fort vers le soir, les jours pairs. Quelquefois cependant le plus violent a lieu les jours pairs.

On nomme vraies, les doubles tierces dont les accès n'excè-dent pas douze heures; quand ils se prolongent un peu au−delà, on les appelle fausses, et si leurs accès s'étendent de manière que l'un est à peine fini que l'autre recommence, on leur donne le nom de subintrantes.

Il y a une espèce de fièvre tierce qu'on rencontre quelquefois dans la pratique, et dont chaque révolution présente trois accès différens, et autant d'intervalles non fébriles. Le lundi vers midi, par exemple, le malade a un paroxysme qui se ter-mine vers les cinq ou six heures du même soir. Quelques heures après, un autre accès commence et dure jusqu'au matin suivant. Depuis ce moment, il y a apyrexie jusqu'au mardi soir, époque à laquelle un troisième accès survient et continue la plus grande partie de la nuit. Le mercredi, il y a de nouveau deux paroxysmes comme le lundi, et un le jeudi comme le mardi. Cette fièvre suit ainsi son cours avec un double accès les jours impairs et un simple les jours pairs.

Cette espèce de tierce assez rare est la vraie démi−tierce d'Hoffman et de quelques autres auteurs (1); mais je l'appel-lerai triple tierce, afin de la distinguer d'une autre espèce de fièvre très commune qui se gouverne de la manière suivante.

Le premier accès commence, par exemple, le lundi à midi, et

---

(1) Méd. rat., tome IV, § 1, cap 5.

cesse la nuit qui suit. Le mardi dans l'après-midi, il survient un second accès, qui augmente par degrés jusqu'au mercredi dans la nuit, époque à laquelle il sé termine. Le jeudi matin, il y a une autre intermission semblable à celle du mardi matin ; mais le jeudi dans l'après-midi, un autre accès, aussi long que le précédent, recommence ; et, comme il revient régulièrement de deux jours l'un, il ne laisse qu'un court intervalle de dix ou douze heures, pendant les quarante-huit que dure la révolution fébrile. J'appellerai avec Celse (1) et Agathinus (2) cette fièvre demi-tierce ou hémitritée.

Mais les diverses espèces de fièvres tierces, mentionnées jusqu'ici diffèrent entre elles, selon que leurs intervalles périodiques sont plus ou moins calmes et sans trouble. Quand il y a apyrexie complète, ou disparition totale de la fièvre entre les accès, on les appelle intermittentes ; lorsque les apyrexies sont plus imparfaites et obscures, on les nomme rémittentes, et continues quand les paroxysmes et leurs intervalles sont moins sensibles, quoique la violence des symptômes soit un peu abattue de deux jours l'un. Dans les doubles tierces, l'intermission qui suit l'accès le plus fort est la plus longue; l'accès le moins fort se termine plus souvent par une rémission que par une intermission, et il se prolonge fréquemment, quoique d'une manière peu marquée, jusqu'à l'approche de l'autre : de là vient que la nuit qui précède le paroxysme le plus violent est beaucoup plus agitée que celle qui lui succède, comme l'a observé Hippocrate (3).

Telles sont les différences des fièvres tierces, provenant de leurs types ; mais il y en a quelques-unes dont la révolution périodique dure un peu moins de quarante-huit heures, d'autres dont elle dure un peu plus : on appelle, à cause de cela, les premières fièvres tierces anticipées, et les secondes fièvres tierces retardées. Dans les doubles tierces, le fort accès revient

---

(1) Cels., lib. II , cap. 3.
(2) Apud Galen., De febr. different., lib. II, cap. 2.
(3) De morb. vulg. , l. VI, § 11.

chaque fois, au moins dans bien des cas, un peu plus à bonne heure, tandis que le faible revient à la même époque, ou peut-être de plus en plus tard à chaque alternative ; de sorte que les mouvemens de l'un n'ont aucune influence sur ceux de l'autre, ce qui semblerait prouver que chacun de ces accès a une cause indépendante et qui lui est propre.

En voilà assez quant aux types de ces fièvres et à la durée de leur révolution périodique ; je vais passer maintenant aux différences produites par les symptômes qui accompagnent leurs paroxysmes.

Plusieurs auteurs, et particulièrement Hoffman (1), ont soigneusement énuméré les phénomènes des accès de fièvres tierces parfaitement régulières, selon l'ordre dans lequel ils se succèdent ; mais les paroxysmes des fièvres épidémiques qui font le sujet de notre entretien, sont si éloignés d'avoir toujours une seule et même apparence, que deux maladies ne peuvent pas différer davantage l'une de l'autre, qu'ils paraissent souvent le faire. Dans les fièvres tierces simples et doubles, et dans les hémitritées, ils commencent souvent par un léger frisson ; quelquefois sans aucun sentiment de froid, et presque toujours, tandis que le malade se plaint de froid, sa peau est plus chaude que dans l'état naturel. Chez les uns, il y a un degré de chaleur très intense ; chez d'autres, elle est modérée. Chez un petit nombre, ces fièvres se terminent par des évacuations alvines, ou par les urines, plutôt que par les sueurs ; quelquefois elles sont tellement compliquées de douleurs fixes de la tête, de la poitrine, du ventre, du dos ou des lombes, qu'elles simulent avec la plus grande exactitude la frénésie, la pleurésie, l'*hépatite*, le *lumbago* ou le rhumatisme, surtout si les apyrexies sont obscures ou imparfaites. Quelquefois la prédominance d'un ou deux symptômes est si forte, que les autres sont moins sensibles ou même tout-à-fait effacés. De là vient que nous rencontrons si souvent des migraines, des cholera-morbus, des dyssenteries et des toux convulsives, qui reviennent régulière-

____

(1) Med. ration., tom. IV, § 1, cap. 2.

ment à des périodes fixes ; et c'est à cause de quelque symptôme prédominant que plusieurs fièvres de cet ordre ont reçu
des noms particuliers qui en sont tirés. Lorsque, par exemple,
le froid qui commence les accès continue plus long-temps qu'à
l'ordinaire, et qu'il est si intense, que la surface du corps est
glacée, tandis qu'une chaleur brûlante se fait ressentir dans les
entrailles, la fièvre a reçu le nom de lipyrie. Quand l'anxiété
et l'abattement de l'esprit, qui ont ordinairement lieu dans le
premier stade du paroxysme, sont poussés au point de dégénérer en une défaillance absolue, on l'appelle fièvre syncopale.
Lorsque la douleur considérable et la chaleur brûlante des entrailles rendent le malade inquiet et incapable de rester plusieurs instans dans la même position, on la nomme assode, et
élode quand la peau est continuellement couverte de sueur, soit
que cette évacuation provienne de l'inflammation des viscères,
ou d'une dissolution générale du sang (1). Car, quoique dans
le cours de ces fièvres malignes, il arrive souvent qu'on ne
puisse distinguer ni les paroxysmes ni leurs intervalles, il est
pourtant évident qu'elles se rapportent à l'espèce des tierces,
puisque, la plupart du temps, dans leur principe, les accès
sont assez distincts ; et aussitôt que la violence des symptômes qui produisait la confusion dans le fort de la maladie
diminue, elles redeviennent plus régulières, et prennent leur
premier type ou un autre analogue (2).

Quiconque a bien compris ce que j'ai dit jusqu'ici sur les
fièvres tierces, verra aisément qu'on ne finirait point si l'on
voulait compter les différentes espèces dans lesquelles on pour-

---

(1) Atque hoc in totum de sudoribus animadvertere oportet, quod nonnulli
quidem ex corporis dissolutione, quidem ex inflammationis vehementia
contingant.

Hippoc., Prænot., lib.

(2) Febris sincopalis minuta subtilis, est febris acuta faciens cadere pulsum et virtutem in paroxysmo uno aut duobus paroxysmis, cum additione
dissolutionis accidente in corpore cum velocitate. — Plures paroxysmi hujus
febris sunt paroxysmi tertianæ.

Avicen., De febr., cap. 53.

rait les diviser, et donner des noms particuliers à chacune d'elles. Il y a cependant encore une autre circonstance qui rend ce sujet plus embrouillé. Telle est la disposition qu'ont ces maladies à varier, qu'elles changent souvent d'aspect, et que rarement elles conservent la même forme depuis leur commencement jusqu'à leur terminaison. Chaque révolution périodique prend quelquefois un type nouveau, et chaque accès est accompagné de symptômes différens. Cette disposition me fit soupçonner d'abord qu'elles étaient confuses, anomales et tout-à-fait sans ordre; mais, après m'être familiarisé pendant quelque temps avec elles, je commençai à découvrir leur régularité; et plus j'eus occasion de voir des malades, plus je fus surpris de la constance que la nature affecte dans la production et la marche de ces fièvres, leurs accès étant parfaitement semblables chez les Espagnols et les Anglais, et quelquefois n'étant pas très différens chez celui qui couche sur la terre nue, privé de secours, et chez ceux qui sont traités d'après les méthodes les plus judicieuses, et qui jouissent de tous les avantages de la fortune. Souvent même, ni l'intempérance des malades ni un traitement mal entendu ne peuvent changer leur cours déterminé, ni empêcher leur terminaison salutaire : tant est grande l'erreur de ceux qui s'imaginent que le but de la nature dans les maladies aiguës peut être contrarié ou troublé par quelques accidens de peu de conséquence ou par quelques prescriptions insignifiantes.

La plupart de ces fièvres paraissent d'abord sous l'aspect de simples ou doubles tierces. L'accès en froid dure rarement au-delà d'une heure ou deux, et lorsqu'il cesse, il y a communément une évacuation de matières bilieuses, soit par le vomissement, soit par les selles. Il survient ensuite par tout le corps une chaleur intense qui élève le mercure dans le thermomètre à 103 ou 104 degrés; enfin, une sueur copieuse termine le paroxysme. L'apyrexie est assez complète, quoique presque toujours le malade se plaigne d'avoir la bouche mauvaise, de perte d'appétit, de mal de tête, de douleur de reins, et au creux de l'estomac, lorsqu'il fait une inspiration entière. Pendant l'intermission, le pouls est presque naturel; dans les accès, il varie suivant les symptômes qui prédominent. Quand ils sont accompagnés de vives douleurs à la région précordiale, il devient petit et obscur, de manière à indiquer une faiblesse plus considérable que celle qui existe réellement. D'un autre côté, lorsqu'il survient des symptômes d'assoupissement léthargique, il ressemble souvent à celui d'une personne en bonne santé, quoique le malade coure les plus grands risques. L'urine rendue pendant le paroxysme ou l'intermission est toujours claire, écumeuse, d'une couleur rouge foncée et sans sédiment. Le sang tiré de la veine est le plus ordinairement d'un rouge fleuri, semblable à de l'écarlate et sans croûte visqueuse; la sérosité est quelquefois jaunâtre, mais le plus souvent elle est rouge comme de la lavure de chairs, et très abondante; d'autres fois le sérum ne se sépare point du caillot, et ils forment ensemble une masse gélatineuse.

A mesure que la fièvre approche de son plus haut période, le froid et le frisson, par lesquels le paroxysme commence, deviennent moins forts, et même entièrement imperceptibles: dans ce cas, le cholera-morbus, ou une douleur aiguë dans le dos ou les lombes, les remplace souvent ; souvent aussi les frissons sont entremêlés de bouffées de chaleur, et les accès sont alors accompagnés de symptômes plus redoutables, tels que les maux de tête, le délire, les affections soporeuses, les paroxysmes d'apoplexie, le saignement de nez, la toux, la difficulté de respirer, les palpitations de cœur, l'irrégularité du pouls, le malaise et l'anxiété, la cardialgie, le vomissement et la diarrhée, la chaleur, la tension, la douleur et les pulsations des viscères abdominaux, les soubresauts des tendons, et une infinité d'autres souffrances très variées qui ne cessent point entièrement avec la sueur qui termine le paroxysme; de sorte que l'apyrexie est non-seulement plus courte, mais encore plus incomplète.

Outre cela, il arrive souvent que, pendant la seconde, troisième, quatrième ou cinquième révolution périodique, la fièvre devient double tierce, quoique d'abord elle fût tierce simple; ou, si elle était double tierce dès son principe, l'accès le plus faible continue sans intermission jusqu'à l'invasion du plus fort, et alors la maladie dont les deux paroxysmes se confondent présente l'aspect d'une demi-tierce, ayant un très long accès, avec un court intervalle toutes les quarante-huit heures. Quelquefois une double tierce dégénère en triple tierce, ayant deux accès au lieu d'un les jours impairs.

On doit aussi observer que, pendant que la fièvre fait des progrès, l'ordre de ses révolutions est souvent dérangé, parce que l'heure de l'invasion des paroxysmes change, et qu'ils viennent subitement sans être précédés par le froid. Les accès anticipés ne sont pas toujours un bon signe, ni ceux qui retardent un mauvais, comme quelques auteurs veulent l'insinuer : au contraire, les premiers dénotent souvent les forces de la nature, et les seconds sa faiblesse.

D'après cette manière de procéder, ces affections protéiformes continuent de changer de type à chaque révolution périodique, et d'avoir des paroxysmes plus longs, plus forts et plus fréquens, jusqu'à ce qu'elles soient arrivées à leur comble; à cette époque, les accès et leurs intervalles sont souvent si confus, qu'on peut à peine les distinguer les uns des autres. Néanmoins, si la mort n'est pas bientôt la suite de cette confusion, elles deviennent ordinairement plus simples et plus régulières, et après un ou plusieurs paroxysmes légers, elles s'en vont d'elles-mêmes.

Celles de ces fièvres qui parviennent à leur comble dans la troisième révolution périodique, se terminent à la quatrième ou cinquième. Celles qui n'y parviennent qu'à la quatrième se terminent à la cinquième ou sixième; enfin, celles qui n'y arrivent que dans la cinquième se terminent à la sixième ou septième. Lorsque les accès les plus violens ont lieu les jours impairs, les crises se font les jours impairs; quand ils ont lieu les jours pairs, les grands changemens de la maladie arrivent aussi les jours pairs.

Si la fièvre augmente jusqu'à la septième révolution pério-

dique, il est probable qu'elle ne cessera pas avant la neuvième ;
mais il arrive rarement que les fièvres tierces intermittentes ou
rémittentes s'étendent aussi loin. J'en ai cependant vu, chaque
année, un petit nombre de l'ordre des continues, qui commençaient avec une grande bénignité, et qui, augmentant par
degrés insensibles, devenaient tout à coup très violentes dans
la troisième ou quatrième semaine, et bientôt après finissaient par être intermittentes, quoique plusieurs d'entre elles
eussent continué pendant six ou sept semaines sans intermission considérable. Hippocrate a soigneusement décrit (1)
ces espèces de fièvres, et il nous apprend qu'elles sont sujettes
à se terminer par des dyssenteries, des lienteries, le ténesme,
et, dans le fait, nous trouvons que ce n'est que trop ordinaire.

Mais il est beaucoup plus commun de rencontrer des fièvres
tierces qui débutent d'une manière extrêmement violente, qui
sont subintrantes et ont des paroxysmes doubles et très forts ;
de sorte que, pendant plusieurs jours, elles n'offrent que peu
ou point d'intervalles non fébriles. Le trois ou le cinq, une
sueur copieuse amène ordinairement une intermission, et ensuite la maladie prend le type d'une intermittente double
tierce ou d'une hémitritée. J'ai vu souvent ces fièvres se ter-

---

(1) Les autres fièvres étaient entièrement de l'espèce des continues sans
aucune intermission, et leurs paroxysmes étaient en tout semblables aux
demi-tierces, un jour mieux, un autre pire. De toutes les fièvres qui régnaient
alors, celles-là étaient les plus violentes, les plus ennuyeuses et les plus douloureuses ; elles commençaient d'une manière très douce, mais elles allaient
toujours en augmentant, et elles empiraient les jours critiques. Après une
légère diminution, elles redevenaient bientôt plus graves, ayant de forts accès les jours critiques, qui étaient en général pires que les autres jours. Les
frissons, qui étaient généralement irréguliers et variables, l'étaient très peu
et rarement dans ces fièvres, quoiqu'ils le fussent beaucoup dans les autres.
Les sueurs étaient communes, mais l'étaient moins dans ces maladies que
dans tous les autres cas, et loin de soulager le malade, elles produisaient
l'effet contraire. Le ventre était en général dérangé et d'une manière fâcheuse,
mais les cours de ventre étaient bien plus graves dans ces fièvres, etc.

HIPPOCRATE, *De Clifton*.

miner spontanément le septième, le neuvième et le onzième jour, et en général elles sont moins à craindre que celles qui commencent avec l'apparence trompeuse de simples ou doubles tierces légères.

Car, quelque bénignes et insignifiantes que paraissent d'abord ces fièvres, nous ne devons jamais en croire les apparences avant qu'elles aient parcouru deux ou trois de leurs périodes. Alors, à la vérité, si les paroxysmes ne sont pas accompagnés de douleurs aiguës dans les viscères, et ne durent pas plus de douze heures ; s'ils finissent par des sueurs chaudes, copieuses, et que leurs intervalles soient passablement libres ; si le malade supporte bien la maladie, et qu'il commence à avoir de l'appétit ; s'il paraît de petites pustules aux côtés de la bouche, ou des gales autour des lèvres (1) ; si l'urine a repris son aspect ordinaire, ou qu'elle soit nuageuse et trouble, ou bien qu'elle laisse déposer un sédiment blanc ou rouge pâle : si tous ces signes, dis–je, se présentent ensemble vers la troisième ou quatrième période, nous pouvons sûrement pronostiquer une prompte guérison.

D'un autre côté, c'est une marque de danger quand, à cette époque de la maladie, les accès sont longs et prolongés, ou accompagnés d'un délire opiniâtre, d'un coma profond, d'une anxiété considérable, d'une douleur de reins ou de l'orifice supérieur de l'estomac ; lorsque le malade a une entière aversion pour les alimens, et qu'il est si faible dans les intervalles des paroxysmes, qu'il a la tête si étonnée, qu'il peut à peine marcher ; lorsque la région épigastrique et les hypocondres sont tuméfiés, durs et douloureux au toucher ; quand la peau se couvre souvent de pustules nombreuses, semblables à des piqûres d'ortie ; quand l'urine reste crue, claire, fortement colorée, ou couverte d'une pellicule de couleur de

---

(1) Il est bon d'observer que ces gales ne doivent être regardées comme d'un bon augure que quand elles viennent vers le déclin de la maladie, et qu'elles sont accompagnées d'autres signes de coction ; car si leur éruption se fait dans son commencement, elles indiquent qu'elle sera dangereuse et longue.

cendres pareille à de la toile d'araignée; et enfin lorsqu'il
survient des évacuations qui sont au-dessus des forces du
malade, telles que le vomissement, la diarrhée, le saignement de nez, les sueurs colliquatives ou autres de même nature : car les fièvres qui présentent ces phénomènes se changent
quelquefois tout à coup en dyssenteries mortelles ; d'autres
fois elles deviennent tierces continues, et durent très long-
temps ; mais le plus souvent elles conservent le type de fièvres
rémittentes ou intermittentes (1), et devenant de jour en jour
plus violentes, elles sont très dangereuses autour de la sixième
ou septième période ; et quoique le malade puisse en échapper
après une lutte considérable, par le moyen de quelques évacuations critiques, telles que la diarrhée, la sueur, les parotides ou les (bubons) abcès aux aines, cependant sa constitution est ordinairement si altérée, qu'il demeure long-temps
exposé à éprouver des paroxysmes de fièvre irrégulière, des
sueurs nocturnes, des feux, des obstructions des viscères chylopoiétiques, et toutes sortes d'affections chroniques.

---

(1) Ici et dans plusieurs autres endroits de cet ouvrage, j'ai tâché d'inculquer que le danger des fièvres tierces doit plutôt être estimé d'après les
symptômes des paroxysmes que d'après la longueur et la sérénité des intermissions. F. Torti ayant écrit sur ce sujet avec beaucoup de clarté, j'ajouterai
dans cette note à ce que j'ai déjà dit, quelques remarques tirées de sa Thérapeutique spéciale (*Therapeutice specialis ad febres periodicas perniciosas*, etc.
1756, in-4°), excellent ouvrage que je n'ai pu me procurer que depuis peu.
Cet auteur nous apprend que les fièvres intermittentes, et principalement les
tierces simples ou doubles, deviennent malignes, soit quand elles dégénèrent
en fièvres aiguës continues, soit quand elles conservent encore leurs intermissions, mais qu'elles sont accompagnées de l'un ou l'autre des symptômes
suivans, qui sont ordinairement funestes au second ou troisième accès, lorsqu'ils ont paru de la même manière redoutable qu'il indique : 1° le vomissement ou la diarrhée semblables au cholera-morbus ou à la dyssenterie; 2° la
diarrhée qui ressemble souvent aux flux hépatiques, et quelquefois à une évacuation d'atrabile ; 3° la cardialgie ; 4° les sueurs froides ; 5° la syncope; 6° le
froid permanent qui n'est suivi ni par la chaleur ni par la sueur ; 7° une disposition léthargique peu différente de l'apoplexie. Il en fait autant d'espèces
diverses de fièvres intermittentes malignes, et les nomme d'après les symptômes prédominans dans l'accès : 1° *febris cholerica* seu *dyssenterica* ; 2° seu

Les fièvres dont la violence est plus grande les jours pairs sont fort à craindre; et si les accès cessent d'avoir lieu le troisième, le cinquième et le septième jour, mais qu'ils continuent le quatrième, le sixième ou huitième jour, nous devons nous tenir sur nos gardes, de peur qu'une tempête soudaine ne succède à cette intermission trompeuse (1).

____

cruenta seu *atrabilaris*; 3° *cardiscia*; 4° *diaphoretica*; 5° *syncopalis*; 6° *algida*; 7° *lethargica*. Il décrit avec beaucoup d'exactitude la manière dont chaque espèce donne la mort, et il observe que dans les six premières espèces, le pouls est constamment petit, faible et très déprimé, tandis que dans la septième, il est plutôt plein, fort et lent (comme dans l'apoplexie) que faible et accéléré. Cette dernière espèce, qu'il appelle *léthargique*, est extrêmement commune dans l'île de Minorque; la *cardialgique* et la *chlérique* y sont aussi assez fréquentes, et les autres s'y rencontrent de temps en temps, à l'exception peut-être de la *subcruenta* que je n'y ai jamais vue. Notre auteur remarque aussi qu'il n'est pas rare que quelques-uns des symptômes ci-dessus mentionnés accompagnent les fièvres continues périodiques, quoique cela arrive bien rarement avec le même degré de violence que dans les fièvres intermittentes. Il observe que les intermittentes quartes ne tuent presque jamais dans l'accès, comme le font les tierces, mais qu'elles sont souvent fatales en passant à l'état de continues. Tout l'ouvrage mérite d'être lu avec soin, et surtout le premier chapitre du troisième livre, dont ces remarques sont tirées, dans la vue d'exciter plutôt que de satisfaire la curiosité du lecteur.

(1) J'ai recommandé cette précaution, parce que j'ai vu un petit nombre de doubles tierces se changer en tierces simples par la cessation des accès les jours impairs, et néanmoins être fatales bientôt après. Je n'ai d'ailleurs trouvé ce cas indiqué par aucun auteur, excepté Hippocrate, qui nous dit dans ses Prénotions de Cos : *Quibus tertio die subsistit accessio et quarto ingravescit malum.* Cependant j'imagine, d'après le passage suivant de Torti, que ce médecin expérimenté doit avoir rencontré des accidens de cette nature. «Suspecta itaque ab exordis erit ne in continuam degeneret, in» termittens, quæ cum pauco aut nullo rigore solet invadere, sed potiùs cum » sensu caloris. Item quæ primo die leviusculam (dummodò tamen vere fe-» brilem) infert accessionem; altero vero die (non alterâ periodo) fortiorem, » et sic progrediendo motum servat graviorem per dies pares, loquendo per » modum exempli, de tertianâ duplici ab ortu. Quod si eâdem sic orta in » simplicem statim mutetur, etsi hoc laudabile sit, tamen non desinit esse » suspectum, si primam accessionem validam, debilis, ut suprà, immediatè » præcessit: potest enim facile ille typus mutari qui ordine inverso potuit » incipere. »

Therap. special., l. III, cap. 1.

Mais le malade court le plus grand danger , s'il s'échappe quelques gouttes de sang de son nez ; s'il rend par le haut ou par le bas une matière noire comme le marc de café ; si son urine a une couleur noirâtre , et une odeur forte et désagréable ; si toute la peau a une teinte jaune foncée, ou qu'elle soit entiè-rement décolorée, avec des taches livides ou des épanche-mens (1) ; si l'on sent une odeur cadavéreuse en approchant de son lit ; si, dans le temps de l'accès, il demeure froid et trem-blant, sans pouvoir se réchauffer , ou s'il éprouve une chaleur extrème , qu'il soit muet et stupide ; s'il pousse des soupirs ou des gémissemens , ou qu'il ait le hoquet ; s'il reste constam-ment couché sur le dos , ayant l'air pâle, les yeux à demi fermés , la bouche ouverte, le ventre énormément gonflé , une constipation opiniâtre , ou une évacuation involontaire des ex-crémens. Si ces symptômes redoutables paraissent rarement avant la troisième révolution périodique , on les voit souvent survenir dans les fièvres intermittentes simples ou doubles , pendant le quatrième , cinquième ou sixième accès, lors même qu'on ne pouvait prévoir le moindre danger ; mais à quelque époque de la maladie qu'ils se rencontrent en certain nombre, ils donnent lieu à un fâcheux pronostic : car , quoiqu'ils cessent quelquefois entièrement avec le paroxysme, et qu'ils paraissent laisser le malade en bonne disposition , le plus ordinairement ils reviennent dans l'accès suivant avec le double de violence, et se terminent par la mort subite. C'est par allusion à cet ordre de choses qu'Hippocrate nous dit : « En été règnent les fièvres » intermittentes et le cholera-morbus ; et comme ces fièvres » dégénèrent quelquefois en maladies aiguës d'un mauvais » caractère , nous devons nous tenir sur nos gardes ; les cin-» quième , septième et neuvième jours indiquent le danger, » mais nous devons être attentifs jusqu'au quatorzième (2). » Parce que le cinquième jour , si les symptômes dont nous ve-

---

(1) A Minorque, les Anglais sont plus sujets à la jaunisse dans ces fièvres que les naturels du pays.

(2) De morbis popular. , l. VII.j

nons de faire mention paraissent indiquer la mort pour le septième, de même le septième l'indique pour le neuvième, et le neuvième pour le onzième, pourvu que les paroxysmes s'exaspèrent les jours impairs ; car s'ils sont plus violens les jours pairs, ce sera un de ces jours qui deviendra indicateur aussi bien que critique. C'est par cette raison que Galien (1) a établi, comme règle générale, que ceux qui deviennent sensiblement plus malades le quatrième jour, meurent le sixième ; et il aurait pu tout aussi bien dire la même chose du sixième jour relativement au huitième, et du huitième relativement au dixième.

Non-seulement il est possible, dans beaucoup de cas, de prédire le jour, mais même l'heure à laquelle le malade doit expirer ; car le temps de l'accès qu'il passe ordinairement avec le plus de difficulté finira probablement par lui être fatal, ainsi que Galien l'a déjà remarqué (2). J'en ai vu quelques-uns expirer dans ce qu'on peut appeler le premier stade du paroxysme, ayant la peau glacée et mouillée d'une sueur froide, le pouls petit et irrégulier, et conservant l'usage des sens jusqu'au dernier moment ; mais ceux qui périssent dans le fort de l'accès en chaud, frappés de stupeur, privés de sentiment, ayant la respiration courte et laborieuse, et la peau couverte d'une sueur brûlante comme du feu, sont en bien plus grand nombre.

Il est bon de se rappeler que dans ces fièvres insidieuses et trompeuses, de même que dans toutes les maladies aiguës, les présages touchant la guérison ou la mort ne sont pas toujours certains ou infaillibles. Il arrive souvent que ceux qui pendant le paroxysme sont restés plusieurs heures avec peu ou point de signes de vie reviennent ensuite comme des portes de la mort, et demandent quelque espèce d'alimens peu communs, au grand étonnement des personnes qui les entourent ; d'un autre

---

(1) Et enim qui in quarto ad pejorem statum recidunt, plerumque sexto moriuntur.

De dieb. decret, l. I, cap. 4.

(2) De crisib., l. III, cap. 10.

côté, il arrive aussi que l'accès anticipe quelquefois, et tue avant le temps qui était indiqué.

J'ai examiné les cadavres d'environ cent individus morts de ces fièvres, et j'ai constamment trouvé l'une ou l'autre des parties adipeuses du bas-ventre (l'épiploon, le mésentère, le mésocolon, etc.), d'une couleur noire foncée, ou totalement corrompue ; la vésicule du fiel pleine et gonflée, et l'estomac et les intestins regorgeant de matières bilieuses ; la rate tuméfiée, pesant quelquefois quatre ou cinq livres, et si excessivement tendre et corrompue, qu'elle ressemblait plutôt à une masse de sang coagulé, enveloppée dans une membrane, qu'à une partie organique. Il n'y avait rien d'extraordinaire dans la cavité du crâne ni dans la poitrine, à l'exception d'un peu de sérosité jaunâtre, lorsque la peau était teinte de cette couleur.

Cœlius Aurélianus nous a transmis quelques observations relatives aux fièvres tierces malignes, que je vais transcrire au bas de la page pour l'instruction du lecteur (1). Ceux qui connaissent le style de cet auteur, s'apercevront aisément com-

---

(1) Hæc passio (nempe apprehensio sive oppressio) lethargiæ similis est, Hippocrates et Diocles αφωνιαν appellavit, Praxagoras κωματωδην, Antigenes αναυδιαν, Asclepiades catalepsin. — Diocles ait *defectivas febres* (a) tutas et innoxias esse frequentiùs quàm sunt continuæ, quamquam et in his periclitentur, qui in his accessionibus apprehensi conticescunt, vel raptu quodam alterno per membra tentantur, cum suprà dictis : quod sæpè, inquit, est accidens pueris. Item Praxagoras ait esse quasdam febres ex anno duodecimo usque ad annum decimum sextum aut decimum septimum, quæ, quàdem privatà pernicie, mortis habent effectum. Atque id in servis magis quàm liberis evenire, sed *excesso dierum numero* (b) passiones fiunt, catochæ vehementes, ut etiam voce capiantur ægrotantes : horum aliquos etiam lethargicos fieri. Denique, inquit, quidem liberati, et deinde, *sanitatis creduli* (c), plurimum quicquam sumentes, repente in mortem venerunt. — Item Archigenes ait difficiles esse periodicos typos horum difficiliores esse tertianas, in quibus quotidianæ accesiones fiant, sed alternà diei interpositione, *suæ similitudini respondeant* (d), quando in accessione vehemens occurerit oppres-

(a) Intermittentes.
(b) Imparibus diebus.
(c) Sani sibi visi.
(d) Sibi similes sint.

bien les remarques précédentes approchent de celles des anciens médecins grecs et romains. Toutefois elles paraissent en différer dans quelques circonstances ; car, selon eux, les enfans sont plus sujets à ces fièvres que les adultes, tandis que, d'après ce que j'ai observé, elles sont plus communes parmi les adultes et les gens avancés en âge. D'après leur manière de parler, il paraîtrait aussi que les accès qui sont le plus à craindre, sont ceux qui surviennent avec un engourdissement des jointures et des tremblemens ; mais les paroxysmes les plus redoutables que j'aie vus débutent tout à coup par une chaleur brûlante, sans être précédés de froid.

Je me flatte que ce qui vient d'être dit suffira aux jeunes praticiens pour les mettre à même, non-seulement de distinguer les fièvres tierces de toutes les autres fièvres, mais encore pour prévoir les époques de leurs paroxysmes, et celles de leurs intervalles, et pour former des conjectures raisonnables, tou-

---

sio, et appellavit ΡΙΓΟΣ. Difficilis, inquit etiamsi quotidianis diebus accessiones sibi similes fiant, et in accessione ægrotantes suprà dicta patiantur. Dein progrediens paululùm item dixit periodicos typos non esse perniciosos, sed horum esse molestos, quibus accessionis tempore, *pressuræ vehementes* (a) eveniunt, et quodam *nubilo* (b) corpus demergitiæ, quod item rhigos vocavit ; sed hoc, inquit, est accidens magis tertianis, aliquando etiam quotidianis, quæ similibus respondeant accessionibus. — Apud Romam verò inquit Asclepiades frequentare advertimus *has febres* (c), cum corporis atque mentis oppressione, in similitudine lethargiæ, quæ secundo vel tertio in statu accessionis constitutæ, statim recalefacto corpore, vel cessante vehementiâ, in resumptionem et resurrectionem mediocrem revocant ægrotantes. At si *lævi figmento* (d) cessaverint, semel apprehenso ægro nullam resurrectionem dabunt, sed in sudores, et respirationem celerem, in pulsum febricitantem desinunt et occidunt. — Autumni tempore hæc passio magis irruit corporibus atque puerilibus frequenter ætatibus ; item mulieribus humorosis, et vacuis corporibus, et edacibus hominibus. — Præter ea omni febriculæ hæc passio irruere potest sive continuis sive demissionibus inter capedinatis hæmitritaicis etiam febribus, vel quotidianis, vel tertianis, vel quartanis, fre-

(a) Profundus somnus.
(b) Somno turbulento.
(c) Tertianas duplices.
(d) Non reverâ sed specie tantùm

chant leur issue. Avant de passer à ce qui concerne leur traitement, je remarquerai seulement que nous les voyons paraître
tous les ans sous les diverses formes et avec les différens types
décrits dans le commencement de ce chapitre ; cependant la
vraie tierce simple et double tierce, ainsi que l'hémitritée,
sont à beaucoup près les plus fréquentes. En juillet, lorsqu'elles
commencent à se montrer, leur type est ordinairement simple
et régulier, leurs paroxysmes sont de courte durée, et après
trois, quatre ou cinq révolutions périodiques, elles se passent
d'elles-mêmes ; tant est juste l'observation d'Hippocrate (*Præ-
no. coac*), qui dit que les vraies tierces se terminent en général
dans cinq, sept ou au plus neuf accès, nonobstant ce que
quelques modernes ont allégué en faveur du contraire. A mesure que la saison avance, les fièvres tierces deviennent plus
dangereuses et plus difficiles à guérir, et se changent souvent
en ces espèces de fièvres malignes appelées *symopales*, *sypirées*,
assodes, etc., surtout si les pluies sont considérables, sans

---

quentiùs tamen quotidianis accessionibus, vel tertianis, ægrotantes istâ
passione afficiuntur, et propterea, diuturnis accessionibus admoniti, tertianis
similitudinem servant, ad typum quotidianum : sed omnium earum febrium
gravius, quoties cum articulorum frigido torpore fuerit *qualitas* (a) : leviùs,
quoties tremore ægrotantes afficiuntur ; item magis et magis leviùs, quoties
sine his quæ suprà diximus, solo fervore febres initium accipiunt. *Ensuite,
après avoir soigneusement énuméré les signes de la maladie, notre auteur passe à sa description dans son dernier stade.* Cum sudore sæpiùs
plurimo atque ferventi et in demissione sinceritati propinquantes rursum admo-
nentur. At si ad pejora passio fuerit devoluta, fervor plurimus corporis in
superficie, magis sentitur respiratio, occulorum conversio, menti quoque fixa
conductio, manuum contractus, et musculorum, qui buccas colligunt ; tanquam ridentium, sudor ingens, et quibusdam in vultu et thorace emergentes
discolores vel stantes in rotunditate *maculæ* (b), in similitudinem *scatebra-
rum corporis* (c), quas Græci ιουθας vocant, et magnitudine repentinus
virium casus, gutturis stridor, quem ronchum vocant, torpor frigidus, albidus
vultus, et in ultimo *effatio* (d), atque vitæ periculum.
Lib. II, cap. 10, De morb. acut.

(a) Mos febris.
(b) Exanthemata.
(c) Sudoris guttularum.
(d) Suffocatio.

être accompagnées de vent , pendant les jours caniculaires. Aux environs de l'équinoxe, il est étonnant combien elles prennent de formes variées. Très souvent elles simulent les fièvres continues, leurs paroxysmes étant longs et avec redoublemens ; mais à mesure que l'hiver approche, leur type devient plus simple, et quoiqu'elles soient ennuyeuses et obstinées dans cette saison froide , cependant elles sont plus régulières et moins dangereuses que dans l'été.

Dans le traitement des fièvres tierces, on doit moins avoir égard aux types qu'aux symptômes qui accompagnent les accès ; car , toutes choses égales d'ailleurs, les tierces simples, doubles, triples, intermittentes et rémittentes, ainsi que la demi-tierce, exigent toutes la même méthode curative.

Aussitôt que le paroxysme commence, le malade doit se mettre au lit, et se couvrir de manière à ne pas être accablé par une chaleur excessive, et de façon cependant que les sueurs critiques ne soient pas supprimées par l'accès trop facile du froid. Si l'on peut le faire convenablement, on placera son lit dans une grande chambre , où il pourra respirer librement un air pur et tempéré. En été , il sera nécessaire d'en exclure les rayons du soleil et de rafraîchir l'air en arrosant souvent le pavé avec de l'eau et du vinaigre et en ouvrant les fenêtres du côté du nord ; pendant l'hiver ou les pluies de l'automne , on corrigera le froid et l'humidité qui règnent alors par le moyen du feu.

Tant que l'accès en froid continue, le malade doit s'abstenir de boire, parce que dans ce moment les veines cave et sous-clavières sont si pleines et si gonflées par la dérivation du sang de la surface du corps à l'intérieur (1), que l'évacuation du canal thorachique est empêchée, et que, par cette raison , les boissons qu'on avale restent dans le tube alimentaire, surchargent les intestins et produisent l'anxiété : c'est pourquoi, si le malade est altéré , il doit tâcher d'étancher sa soif le

____

(1) Sanguis presentem horrorem metuens, ad partes maximè calidas concurrit. HIPP., *lib. de flat.*

mieux qu'il pourra, en rinçant souvent sa bouche et en mangeant des tranches de limon saupoudrées avec du sucre. En même temps, s'il survient des nausées ou des envies de vomir, on doit aider ces efforts salutaires de la nature en faisant boire largement de l'eau tiède ou du bouillon léger, ce qui entraîne ordinairement l'évacuation d'une grande quantité de matières bilieuses, au grand soulagement du malade.

Quand le premier stade du paroxysme est passé, ou, pour se servir des expressions d'Hippocrate, *quand la chaleur descend aux pieds* (1), on peut alors donner des boissons ; mais on doit le faire avec modération, et de sorte que le malade ne boive pas autant qu'il le voudrait bien, sans souffrir cependant qu'il soit tourmenté par la soif. Aussitôt que la sueur paraît, on peut alors lui permettre de boire à volonté.

Les médecins espagnols refusent toute espèce de boisson à leurs malades, jusqu'à ce que l'accès soit parvenu à son plus haut période ; alors ils leur en donnent en petite quantité, ne cessant de les encourager avec les paroles de Celse (2), qui dit que « la soif cesse avec l'accès, et qu'il est bien plus long lors » qu'on boit pendant son cours. » D'un autre côté, les Anglais tombent dans l'excès opposé, en permettant le libre usage des boissons dans tous les stades du paroxysme. La première de ces erreurs, surtout dans les fièvres tierces, dont les accès sont longs, outre qu'elle fait souffrir le malade, augmente encore la chaleur fébrile, produit la putréfaction des humeurs, détruit la cohérence des solides, et met la vie dans le plus grand danger. Par l'erreur contraire, l'estomac est surchargé, la nature est détournée de travailler à l'expulsion des sueurs critiques, et par conséquent le paroxysme est prolongé.

---

(1) Per totum morbum istud præcipuè observari debet, ut cum frigidi pedes fuerint, tum à sorbitione exhibendà, tum maxime à potu abstineamus. Cum verò calor ad pedes descendere, tum dare convenit. HIPP. *De Vict. rat. in morb. acut.*

(2) Lib. II, cap. 6.

Les boissons convenables dans cette circonstance sont celles qui tempèrent la chaleur, empêchent la putréfaction, dissolvent les particules acrimonieuses du sang, et les font passer à travers les reins ou les pores de la peau. De ce nombre sont l'eau bouillie et édulcorée avec le sucre, et acidulée avec le jus de limons, l'esprit de vitriol (*acide sulfurique*), ou les pommes coupées en tranches, qu'on y laisse infuser quelque temps, l'eau d'orge mêlée avec l'oxymel simple, le lait d'amandes et les autres émulsions, auxquelles on ajoute parfois du nitre.

C'est une grande question parmi les médecins, que de savoir si, pendant l'accès, la boisson qu'on fait prendre doit être froide ou chaude. En général, les Espagnols donnent de l'eau crue telle qu'elle vient de la citerne; et l'expérience prouve que si on ne l'avale pas trop promptement en grande quantité, cette boisson est non-seulement innocente et sans danger dans les fièvres d'été, mais même qu'elle est de beaucoup préférable aux liquides chauds, parce qu'elle étanche plus efficacement la soif et qu'elle fortifie en même temps les vaisseaux relâchés et affaiblis par la chaleur, et qu'elle empêche la tendance qu'a le sang à la dégénération putride : de là vient que chaque fois qu'on en prend il semble que le corps acquiert une vigueur nouvelle, qui le rend capable d'accomplir la coction de la matière fébrile et de l'évacuer par les couloirs convenables (1). Ceux qui refusent à leurs malades un remède si agréable et si puissant, en dépit de la nature, qui paraît l'exiger, et contre l'avis des meilleurs praticiens, sont donc très blâmables (2). Néanmoins, comme on risquerait de produire

---

(1) In hâc curatione observandum est, à spirit. sulph. gutt. **xx**, cum librâ aquæ frigidæ exhibitis, sudores copiosos fuisse provocatos quod multis experimentis nobis innotescit, qui plures tertianas febres curatas vidimus, eodem remedio, in summo accessionis æstu, et urgente siti exhibito, undè copiosi sudores provocabantur, à quibus non solum paroxysmus, sed etiam totus morbus solvebatur integrè.

RIVER., Obs. 19, cent. 1.

(2) *Voy.* Hoffman, tom. IV, §1, cap. 1, et tom. III, §11, cap. 11.

(91)

la coagulation du sang par le contact subit d'un froid intense,
on doit se garder de donner de l'eau à la glace, ainsi que le
font les Italiens et les Siciliens, à moins que le malade n'y ait
été habitué pendant qu'il se portait bien ; et même, lorsque
les intestins sont enflammés, le plus sûr est de faire boire
tiède ou à peu près chaud, ou à un degré de froid très
léger.

Pendant les temps des sueurs critiques, on doit changer
souvent les chemises et les draps du malade ; car, quand ces
linges sont une fois complètement mouillés, ils ne peuvent
absorber assez promptement la sueur, et d'ailleurs on court
le risque que les exhalaisons morbifiques dont ils sont imprégnés ne soient absorbées par les vaisseaux cutanés, et re-
portées dans la masse du sang.

Lorsque l'accès est passé, et que le malade a pris un peu
de repos après la fatigue qu'il vient d'éprouver, il est inutile, ou même nuisible, de le tenir constamment au lit,
comme c'est la coutume des Espagnols ; cependant on doit
le faire rester à la maison, ou au moins éviter qu'il s'expose
aux rayons du soleil, et lui défendre tout exercice violent,
parce qu'il pourrait en résulter des inflammations des intestins, ou le changement de la fièvre intermittente en continue.

On ne doit donner aucune espèce d'alimens pendant les paroxysmes, à moins qu'ils ne soient d'une longueur extraordinaire, et que le malade ne soit lui-même très faible ; mais
pendant leurs intervalles, il sera nécessaire, afin de soutenir
les forces, de faire prendre toutes les trois ou quatre heures
quelques cuillerées d'une nourriture légère et délicate. Les
Français et les Espagnols font usage, dans toutes les fièvres,
de bouillon léger de mouton ou de poulet ; mais cette pratique est condamnée, à juste titre, par Rivière (1), attendu
que la panade et les autres alimens végétaux sont non—seulement plus agréables à la pluralité des malades, mais encore

____

(1) Prax. med., lib. XVII, cap. 4.

plus propres à prévenir la tendance spontanée des humeurs à l'alcalescence. Je ne puis me figurer que les fruits d'été soient contre-indiqués dans cette occasion, quoiqu'ils soient défendus par la plupart des auteurs, qui, à cet égard, ont aveuglément copié Galien. Alexandre de Trolles prescrit le libre usage des raisins et des pêches (1) dans les fièvres tierces, et vante les cures qu'il a faites, au grand étonnement de ses contemporains, en donnant des melons d'eau et faisant largement boire de l'eau froide une heure avant l'accès. Avicenne recommande les grenades et les prunes mûres, mais surtout les melons d'eau (2), et Galien lui-même, quoiqu'il fût prévenu injustement contre les fruits d'été (parce qu'en ayant mangé avec excès dans sa jeunesse, il en avait éprouvé une attaque de sicknes assez forte), permet cependant l'usage de ceux qui ne sont pas difficiles à digérer dans le cas dont il s'agit (3) ; et même, en plusieurs autres endroits de ses ouvrages, il est obligé d'aller contre la façon de penser où il

___

(1) Pomaceus fructus, exquisitis tertianis liberaliter exhibere convenit ; nempe uvam dulcem, persica cocta, et non cocta, peponumque medullam, præsertim autem si etiam ægri siti vexentur. Ego sanè novi me frequenter ægros, ne ampliùs accessione febris infestarentur, impedivisse, cum peponas probe refrigeratos, horâ ante incursum morbi, assumere jussissem, et rursus aquam temperatam copiosam, et quantam potuerint peponi superbibendam præcepissem. Secutos itaque est, non multo post aquam epotam, aliquibus sane sudor ; aliis copiosa bilis per alvum. Offendi autem ego pleroque Romæ medicos, qui ne nomen quidem peponum tanquam bilem procreantium proferre audebant. Quum itaque ego, cuidam aliquando, et sitienti vehementer et æstu flagranti defatigatoque injunixssem, ut peponem assumeret, quidam præsens medicus exclamavit : homo, cur ægrum magis vis occidere : annon didicisti quod pepo bilem producat ? Lege Galenum de alimentis, ubi dicat minifeste peponem comestum cholericos efficere. Laboravi igitur ego, non parum, ut iis persuaderem, qui intellectu assequi poterant, Galenum non dicere hic ipsos pepones bilem creare, sed choleram efficere. Proinde tertianâ febre detentis, cum fiduciâ dari debent. — Quomodò enim ea, quæ refrigerant et humectant, bilem creare possint, non video.

Lib. XII, cap. 6.

(2) In Oper. venet. de Febr., cap. 38, p. 31.

(3) Ad Glaucum, lib. I, cap. 9.

était que les fruits sont une nourriture malsaine (1), principalement quand il nous dit que « ceux qu'on emploie à
» garder les vignes, et qui vivent pendant deux mois de
» raisins, de figues et de pain, deviennent gras et vigou-
» reux (2). » Cette observation se confirme tous les ans à Minorque ; et il est remarquable que les personnes destinées,
dans cette île, au même emploi, restent ordinairement en
bonne santé, quoique dans cette saison les fièvres tierces y
règnent habituellement avec la plus grande violence.

Avant de terminer ce qui concerne le régime du malade,
j'observerai que quoique dans le commencement de ces fièvres,
ceux qui en sont atteints répugnent ordinairement à tout, excepté aux boissons légères, rafraîchissantes et acidules, cependant au bout de quelques jours le vin leur paraît moins
désagréable ; et vers le déclin de la maladie, l'usage prudent
de cette liqueur tempérée avec de l'eau, ou jointe au petit-lait,
est souvent absolument nécessaire pour soutenir les forces dé-
faillantes, et prévenir la faiblesse, qui est le pire de tous les maux.

A l'égard de la saignée, les auteurs anciens et modernes ont
agité avec chaleur la question de savoir si l'on doit ou ne doit
pas l'employer dans les fièvres tierces. On a beaucoup écrit
pour et contre ; mais cette question me paraît trop générale
pour recevoir une réponse positive. Celse (3) a observé avec
raison que « les remèdes diffèrent suivant la nature du climat ;
» qu'il en faut à Rome d'une espèce différente de ceux qui
» sont nécessaires en Égypte, ou qui conviennent en France » ;
et puisque nous avons occasion de voir journellement une différence remarquable dans les symptômes des fièvres tierces, quoique sous un même climat et pendant la même saison de l'année,
on ne trouvera sûrement pas surprenant qu'un remède quelconque ne soit pas également utile dans tous les cas et dans
tous les temps.

(1) De alim. facult., lib. II, cap. 2.
(2) *Ibid.*, cap. 9.
(3) De Med. Præfat.

Pour ma part, toutes les fois que j'ai été appelé assez à bonne heure, j'ai tiré un peu de sang, au commencement de ces fièvres, aux personnes de tout âge, à moins qu'il n'y eût une forte contre-indication. Aux adultes vigoureux j'avais coutume d'en tirer dix ou douze onces ; aux autres moins, et proportionnellement à leurs forces et à leurs années. En outre, s'il y avait un violent mal de tête, un délire opiniâtre, et une grande chaleur ou douleur d'entrailles, au bout d'un jour ou deux je répétais la saignée. A l'aide de cette évacuation faite à propos, la violence des paroxysmes diminue un peu ; les apyrexies deviennent plus complètes ; l'action des émétiques et des purgatifs est plus assurée et plus avantageuse ; et les symptômes terribles qui paraissent souvent au plus haut période de la maladie, tels que le délire, l'assoupissement, la difficulté de respirer, l'inflammation des viscères abdominaux, etc., sont ou prévenus ou mitigés.

Mais si, avant qu'on m'eût appelé, la fièvre avait déjà duré quelque temps, et que la masse du sang parût être beaucoup trop fluide, ou disposée à la dissolution putride, ce qui arrive souvent pendant les grandes chaleurs de l'été, vers la quatrième période de la maladie, et ce qu'on connaît facilement par le changement considérable qui s'opère dans les yeux du malade et la perte subite des forces ; ou bien si les premiers paroxysmes étaient accompagnés d'évacuations très copieuses, soit par le vomissement, la diarrhée, les sueurs, ou l'hémorrhagie du nez ; dans toutes ces circonstances, j'omettais la saignée, ou je ne tirais qu'une très petite quantité de sang, quoique certains symptômes fâcheux parussent exiger une évacuation plus considérable de ce fluide.

Mais quand la saignée est reconnue nécessaire, on demande à quelle époque particulière de la révolution périodique on doit la pratiquer. Les anciens croyaient « qu'ouvrir la veine » dans le fort de la fièvre, c'était égorger le malade (1) » ; et

____

(1) Si vehemens febris urget, in ipso impetu ejus, sanguinem mittere hominem jugulare est ; expectanda ergo intermissio. CELS., lib. II, cap. 10.

par conséquent ils recommandaient d'attendre l'intermission, ou l'époque à laquelle les symptômes sont, en général, les plus modérés. Mais l'expérience du siècle présent nous a appris que cette opération est sans danger, en quelque temps de la maladie que ce soit, le moment qui précède le frisson et le frisson lui-même étant exceptés, ainsi que l'instant pendant lequel la peau est couverte de sueur critique. Depuis quelques années, encouragé par l'exemple de plusieurs praticiens renommés (1), j'ai communément ouvert la veine dans le commencement de l'accès en chaud, et par ce moyen, les malades ont été sur-le-champ soulagés : la chaleur immodérée du corps (qui produit souvent des effets funestes) a diminué, et les sueurs critiques ont paru plus tôt et en plus grande abondance. Toutefois, lorsque cette période du paroxysme était passée avant qu'on m'eût appelé, j'ai saigné le soir, à son déclin, ou après sa terminaison, afin d'avoir la liberté le lendemain d'employer la rémission ou l'intermission, qui arrivent ordinairement le matin, à évacuer les premières voies.

Car la mauvaise bouche, la répugnance pour les alimens, le vertige, la céphalalgie sus-orbitaire, la douleur des reins, et les autres accessoires constans des fièvres tierces, prouvent évidemment que l'estomac et les intestins sont surchargés d'humeurs nuisibles, et particulièrement de bile corrompue, qui, si l'on ne les évacue promptement, pourraient entraîner, pendant le cours de la maladie, l'apparition de symptômes très menaçans, tels que le vomissement violent, le redoublement ou la continuation des paroxysmes, le délire, l'agitation, la douleur, l'inflammation et la gangrène des viscères abdominaux, enfin la mort subite. C'est pourquoi, non-seulement il est nécessaire de laver l'estomac avec de l'eau douce ou du bouillon léger, dans le commencement des accès, lorsque la disposition au vomissement l'indique, et de tenir constamment le ventre libre à l'aide des clystères, mais encore de vider les

____

(1) Astruc, sur les fièvres, p. 71 ; Gourraigne, De febribus.

premières voies par des moyens plus puissans, au premier intervalle convenable.

C'est un point de controverse de savoir s'il vaut mieux évacuer ces humeurs nuisibles par le vomissement que par les selles. Au premier aspect, le vomissement paraît préférable, parce qu'il vide promptement la partie supérieure du canal alimentaire, qui semble être le principal siége de la matière morbifique ; mais il faut considérer que tout ce qui irrite beaucoup, et produit des secousses violentes, doit être évité dans le cas présent. *Cave ne inducas effervescentiam biliosorum*, est le conseil que nous donne Avicenne, et les Espagnols, non plus que les Italiens (1), si l'on en croit leurs médecins, ne peuvent supporter les remèdes violens d'aucune espèce. D'ailleurs les inflammations des viscères du bas-ventre, qui n'accompagnent que trop souvent les fièvres tierces, s'exaspèrent au-delà de toute expression par la contraction vive du diaphragme et des muscles abdominaux, excitée par de l'émétique ; et si la rate ou le foie sont disposés à se purifier, ce qui n'est pas rare dans ces fièvres, il est inutile de montrer les conséquences fâcheuses qui résulteraient des efforts répétés du vomissement. Par ces raisons, les purgatifs doux, quoique moins puissans, sont plus sûrs et par conséquent doivent être préférés dans le plus grand nombre des cas. Ceux que j'ai trouvés les plus avantageux, sont le séné, la manne, la crème de tartre, et surtout le sel cathartique amer (*sulfate de magnésie*) qui ne cause ni tranchées, ni dérangement au corps, et qui manque rarement de produire l'effet désiré dans peu d'heures, circonstance d'un grand poids lorsque les intervalles des accès sont courts. Que si l'on emploie les vomitifs, il faut les donner dans le commencement de la maladie, avant que les paroxysmes réitérés n'aient entraîné des inflammations ou beaucoup trop atténué la masse du sang ; ayant soin que le temps pendant lequel ils agissent ne coïncide point avec l'ac-

____

(1) Baglivi, lib. **I**, cap. **xv**, § 5.

cès, de peur qu'il ne résulte quelque désordre subit du double choc produit par le remède et la maladie.

Lorsque je vis pour la première fois ces fièvres, la violence extraordinaire de leurs symptômes m'engagea à fonder le point principal de leur traitement sur les évacuations, et à avoir recours à de fréquentes saignées, en raison des inflammations des viscères, tâchant en même temps d'évacuer, par le moyen des purgatifs souvent répétés, les humeurs corrompues des intestins ; mais lorsque l'expérience m'eut convaincu que l'écorce du Pérou était un remède aussi sûr qu'efficace dans ces circonstances, je connus alors parfaitement que les évacuations copieuses n'étaient pas nécessaires, et qu'elles pouvaient même être nuisibles ; aussi depuis quelques années, si j'ai rarement omis de saigner et de purger une ou deux fois, rarement aussi ai-je répété plus d'une ou deux fois l'emploi de ces remèdes.

Dans les fièvres demi-tierces et rémittentes, qui approchent de la nature des continues, je donne un purgatif de bonne heure le matin du jour auquel les symptômes sont le plus modérés, j'en accélère l'effet par le moyen des lavemens, si le cas y échet, afin que son action soit terminée vers le milieu du jour, temps auquel le malade se trouve ordinairement plus mal. Dans les vraies tierces, simples ou doubles, il y a généralement une intermission chaque matin, pendant laquelle on peut administrer le purgatif ; mais celle qui succède à l'accès le plus mauvais est la plus convenable pour cet effet, parce qu'elle est plus complète et qu'elle dure plus long-temps que l'autre.

Un autre motif pour purger dans le commencement des fièvres tierces, c'est qu'elles sont quelquefois compliquées de vers dans les premières voies.

Après avoir opéré les évacuations convenables durant les quatre ou cinq premiers jours de la maladie, si cela est possible, j'examine soigneusement l'état du malade pendant la troisième révolution périodique, et je détermine ensuite la manière dont je dois procéder. Si les paroxysmes de cette révolution ne sont ni plus longs ni accompagnés de symptômes plus menaçans que ceux de la seconde, si le sujet conserve ses forces et supporte facilement son mal, et qu'il se manifeste des signes de coction dans les urines, j'abandonne souvent tout à la nature, qui ordinairement termine la fièvre vers la quatrième ou cinquième révolution, et la plupart du temps en augmentant quelques-unes des évacuations naturelles ; de sorte qu'il survient assez fréquemment des sueurs, des urines épaisses ou nébuleuses, des selles bilieuses, et quelquefois un écoulement spontané de salive, ou une expectoration copieuse de matière pituiteuse.

Mais si le paroxysme du cinquième jour est manifestement le plus long et le plus fort qui soit encore arrivé, s'il est accompagné de symptômes équivoques ou dangereux, si le malade éprouve des vertiges, qu'il soit faible et languissant ; dans ce cas, j'ai de suite recours à l'écorce du Pérou, et le soir même, aussitôt que les sueurs ont amené une rémission , j'en ordonne deux scrupules ou un drachme en poudre, à prendre toutes les deux ou trois heures, ou bien toutes les heures et demie, de façon qu'il y en ait 5 ou 6 gros de pris avant le milieu du jour suivant, en mettant aussi peu d'interruption qu'il est possible au sommeil des malades ; recommandant strictement aux assistans d'exécuter ponctuellement cette ordonnance, de peur que, si cet intervalle venait à échapper, on ne pût ensuite retrouver une occasion favorable de donner ce remède en suffisante quantité, les accès étant sujets, vers cette période, à devenir doubles, et la maladie disposée à se changer en subintrante ou en continue. Cependant il n'est pas toujours en notre pouvoir d'arrêter immédiatement la fièvre par ce moyen : au contraire, nous avons beau faire ce que nous pouvons, souvent elle continue sa marche, et, en dépit de toutes nos tentatives, elle se prolonge avec opiniâtreté jusqu'au septième ou neuvième jour. Mais le grand avantage qu'il y a d'employer de bonne heure le quinquina, c'est qu'il augmente les forces du corps, qu'il empêche ou éloigne les symptômes dangereux, et que dans les fièvres tierces, qui de leur propre mouvement auraient duré jusqu'à la fin de la seconde semaine ou davantage, il détermine une crise bien plus tôt, et avec beaucoup moins de trouble. Enfin, pour me servir des expressions d'un de ces hommes qui ont le plus contribué à l'avancement des connaissances médicales dans ce siècle (1), « il se- » conde puissamment les efforts de la nature en ce que les » anciens appelaient la coction et la macération de la matière » morbifique : » et je pourrais ajouter qu'il provoque aussi son expulsion d'une manière sensible ou insensible, par les couloirs les plus convenables : car, loin de supprimer aucune évacuation utile, comme plusieurs auteurs l'ont avancé, on voit tous les jours un dépôt louable dans les urines ; il se manifeste des sueurs chaudes, copieuses, de tout le corps, des évacuations bilieuses abondantes, et quelquefois les hémorrhoïdes et les règles succèdent à son usage, quoiqu'il modère réellement les sueurs nocturnes et colliquatives auxquelles les personnes affaiblies par des fièvres intermittentes longues sont ordinairement sujettes.

Après avoir donné le quinquina de la manière indiquée, le cinquième jour de la maladie, s'il survient un paroxysme le sixième et qu'il se termine le même soir, j'ordonne d'en prendre quelques doses de plus, dans la vue d'empêcher, s'il est possible, ou au moins de mitiger l'accès attendu le sept. Cependant, il arrive quelquefois que celui du sixième jour réunit avec celui du septième sans qu'il y ait de rémission ; de telle sorte que la chaleur, l'agitation, le délire et les autres maux sont si fort augmentés, que l'état du malade paraît plus désespéré qu'auparavant. Mais ces secousses qui succèdent à l'usage du quinquina dans cette période de la fièvre, sont plus dangereuses en apparence qu'en réalité ; et loin d'être alarmé à leur aspect, je fais ordinairement espérer qu'il arrivera une rémission accompagnée d'évacuations copieuses le soir suivant ; assurant en même temps d'une manière positive, que si le malade prend autant de quinquina dans cette intermission

______

(1) Monro, On the use of the Bark in small pox and gangrenes, Med. Essays, vol. V, art. 10.

qu'il en a pris dans la première, ou bien il n'aura pas d'accès, ou il n'en aura que de modérés qui céderont bientôt au même traitement.

A l'aide de cette méthode, quand on est appelé à temps, les fièvres tierces rémittentes et intermittentes les plus redoutables, soit qu'elles paraissent sous l'aspect qui leur est propre ou qu'elles simulent d'autres maladies, peuvent être sûrement et promptement amenées à une terminaison heureuse vers la fin de la première semaine ou le commencement de la seconde.

Mais si, dans le principe, on les a négligées, et que l'on ne soit appelé que vers la troisième ou quatrième période, lorsque l'emploi des liqueurs spiritueuses, des émétiques actifs, ou un exercice violent, ont excité des inflammations des viscères; ou lorsque, faute d'évacuations faites à propos, les premières voies sont surchargées de bile corrompue ou d'autres matières putrides; que les accès sont longs et que la fièvre est subintrante, ou accompagnée de stupeur, de syncopes, de cholera-morbus, de sueurs froides et de faiblesse considérable; ces cas sont vraiment épineux, et cependant, quoique terribles, ils sont très fréquens, et jettent le médecin dans la plus grande perplexité. Tant d'indications et de contre-indications se présentent à la fois, qu'on risque, en voulant obvier à un symptôme, d'en aggraver un autre (1); il n'est pas même facile, dans des circonstances pareilles, de donner des conseils pour gouverner le malade: tout ce que l'on peut faire avec sûreté, c'est de pallier les maux les plus pressans de la manière ci-après indiquée, et en même temps de prendre garde avec la plus grande attention, si, le soir, la nuit et le matin de bonne heure, il y a une rémission, afin de recourir, dans le moment

______

(1) Sæpissimè ad ægrotos vocatus, tantam tamque confusam mirabar symptomatum turbam, ut purgatione, an venæ sectio vel neutra, imprimis foret eligenda discernere anceps et summi ponderis negotium esse. Nec doctorum ut ut gravissimorum consilia poterant in illis casibus suffragari, quin in alterutrâ operatione tentandâ adhuc exstaret ambiguitas.

GUIDETTI, *de tertian. autumn.* apud. BIANCH. *Hist. hip*, part. III, p. 287.

qu'elle se manifeste, au quinquina, comme au seul remède qui puisse détourner du danger qui menace.

Si le malade paraît assez fort pour supporter la purgation. je divise une once ou six gros de sel cathartique amer et une demi-once de quinquina en quatre parties égales, et j'ordonne d'en faire prendre une toutes les deux heures. L'effet de ce remède est de mitiger l'accès suivant, et de produire assez communément une intermission, pendant laquelle il faut administrer le quinquina sans le purgatif, afin de compléter la cure (1).

Lorsque le malade est si fort affaibli, qu'il court risque de mourir dans la période suivante de fièvre, au lieu d'employer le sel cathartique, je donne le quinquina avec les cordiaux (parmi lesquels le vin est à beaucoup près le meilleur), et je tâche d'en faire prendre six ou sept drachmes dans l'espace de dix ou douze heures, l'expérience m'ayant prouvé que si l'on en administre une plus petite quantité, très souvent les paroxysmes reviennent plus tôt qu'à l'ordinaire, et rendent vaines toutes les tentatives qu'on fait pour conserver la vie (2).

Quand les malades sont hors de danger et qu'ils ont recouvré un degré de force suffisant, la saignée et la purgation, lorsqu'elles sont indiquées, peuvent être employées sans danger, nonobstant l'usage du quinquina; et tant s'en faut que la liberté du ventre excitée avec modération produise une re-

____

(1) Si tamen vacuatione opus sit, et ab urgente febre, tempus exhibendum catharticum denegetur, past. V. S. cortex peruvianus, cum purgante medicamento idoneo conjunctus, statim exhibeatur.

Geoffr., Mat. méd., vol. II. pag. 188.

Tuto igitur in perniciosis his febribus, febrifugum quocunque tempore potissimum purgantibus immixtum propinetur.

Bianch., Hist. hip., part. III, p. 287.

(2) C'est par cette raison que, dans les cas de cette nature, Torti ordonne d'en prendre une demi-once ou six gros à la fois, cette manière d'administrer le quinquina étant beaucoup plus efficace, à ce qu'il assure, que de diviser la même quantité en plusieurs doses. Voy. Therap. spec., lib. III, cap. 3.

chute, que ceux qui ont eu les occasions les plus favorables d'en faire l'essai (1) ont trouvé au contraire que c'était un des meilleurs moyens d'empêcher le retour de la fièvre.

Telle est la manière d'administrer le quinquina à laquelle je suis enfin parvenu, après en avoir essayé un grand nombre d'autres. Quelquefois, il est vrai, j'ai été obligé, à cause de l'extrême faiblesse ou de quelque symptôme formidable, d'avoir recours à ce remède à la seconde période de la fièvre; mais jamais, lorsque j'ai pu faire autrement, je ne l'ai donné avant la troisième, ni je n'ai hésité à le prescrire après la quatrième dans les cas de quelque importance, pourvu toutefois qu'il y eût un intervalle convenable pour le faire prendre; et avec son secours, quand les malades n'étaient pas tout-à-fait épuisés, j'ai eu le plaisir de les voir échapper heureusement à des fièvres tierces du plus mauvais caractère, telles que la lypirée, l'assode, la fièvre syncopale, etc. ; ce que Virgile a dit dans une occasion différente, étant vrai à la lettre dans le cas dont il s'agit :

> Hi motus, et hæc certamina tanta
> Pulveris exigui jactu compressa quiescunt.
>
> VIRGIL., *Georg.*, IV.

Plus j'ai éprouvé le quinquina, et plus je me suis convaincu de son innocence et de son efficacité; c'est au point que je désirerais sincèrement l'avoir toujours donné avec autant de

---

(1) Qui dictitant febrem per corticem peruvianum deletam, si posteâ exharticâ propinentur, revocari, hosce toto quidem cœlo hallucinari, assidua nos docuit experientia, quâ ægros post exhibitum corticem a febre liberos, per subrogata purgantia tutiùs à relapsu præcaveri recognovimus.

> BIANCHI, *Hist. hep.*, part. III, p. 223.

Mixtionem rhabarbari cum chinâ ipse ego apud Italos, xx circiter abhinc annis, primus faustam prosperamque hisce in casibus expertus fui, felicemque exitum cum aliis, per epistolas communicavi.

> LANCISI, lib. II, epid. 4, cap. 6.

Cortex cum rhabarbaro anno 1710, non eâ felicitate stimulabat alvum, quâ anno 1708 et 1709, et propterea opus erat illius remedii usum grandioribus catharticis interrumpere. *Lancisi*, epid. IV, cap. 8.

liberté que je l'ai fait pendant les sept dernières années de mon séjour à Minorque ; mais les préjugés contre ce médicament, que j'avais puisés de bonne heure dans les ouvrages de quelques auteurs très avantageusement connus, me portèrent à en user pendant long-temps avec beaucoup trop de défiance (1).

Je soupçonnai d'abord que les rechutes, qui sont si fréquentes depuis le mois de juillet jusqu'au mois de janvier, étaient en quelque façon dues à l'emploi général de l'écorce du Pérou ; et comme j'observai que le plus grand nombre des fièvres tierces cessaient d'elles-mêmes dans l'espace d'une quinzaine de jours, je crus qu'il serait plus avantageux pour le malade de souffrir quelques paroxysmes, et, lorsqu'il ne se manifestait pas de danger pressant, d'attendre la terminaison spontanée de la fièvre, que de s'exposer à une rechute pour l'avoir trop tôt arrêtée : mais après que j'eus comparé un certain nombre de cas particuliers, qui s'étaient terminés d'eux-mêmes, avec d'autres dans lesquels le quinquina avait été administré, je vis évidemment que ceux-là étaient les plus exposés à la rechute, dont les forces avaient été primitivement le plus affaiblies par la fièvre, soit qu'ils eussent été guéris par l'art ou par la nature ; de sorte que le retard qu'on met à donner le quinquina paraît avoir produit souvent les effets attribués à son usage prématuré.

D'ailleurs, pendant que j'attendais les crises spontanées,

----

(1) Major medentium pars apud nostrates, ut vulgi calumniis, et assiduis ægrorum querimoniis se subducerent, in hac tempestate ad peruvianum corticem confugère : at parùm prosperè ; nam in perniciosos scopulos ægrotantes suos persæpè deduxère. Usu febrifugi, per aliquot dies, equidem latebat sub cinere doloso ignis, verum postliminio violenter recrudescebat.

Ramazzini, Const. epid. 1690.

Adverte quæso, mi nepos, et diligenter observa febres intermittentes post epotam chinam nunquàm ad veram et perfectam apyrexiam pertingere, qualis contingit, quando natura sponte per sudorem aut alias vias accessionem discutit, etc.

Ramazzini, De usu et abusu chinæ.

même dans les cas où la bénignité des accès et la longueur des intermissions donnaient l'espoir le plus flatteur d'une terminaison favorable, j'ai quelquefois eu la mortification de voir le malade attaqué tout à coup d'un paroxysme violent et de mauvais caractère, avec stupeur, aphonie et des symptômes apoplectiques, qui, à la vérité, devenaient rarement funestes sur-le-champ, mais qui étaient souvent suivis d'une faiblesse si difficile à surmonter, qu'on ne pouvait donner le quinquina, ou qu'on l'administrait sans succès ; de sorte que la mort arrivait dans la période suivante de la fièvre. Je voulus imputer les deux ou trois premiers accidens de ce genre à quelque irrégularité cachée commise dans l'usage des choses non naturelles; mais j'ai été convaincu depuis, par beaucoup trop d'exemples, que durant les mois de juillet, d'août et de septembre, il est très commun que ces fièvres insidieuses passent subitement, vers la fin de la seconde semaine, de l'état le plus doux au type le plus formidable, et que par conséquent il est dangereux de les laisser continuer aussi long-temps. C'est la fréquence de ces accidens qui me fit naître l'idée d'écrire sur ce sujet. Je regardai comme un devoir indispensable d'indiquer aux praticiens les moins expérimentés, le danger qui pouvait résulter de semblables omissions, afin de les empêcher de se laisser séduire par la théorie assez plausible de quelques auteurs, et les assertions positives de certains autres, quoiqu'elles soient présentées d'une manière aussi dogmatique que si elles étaient uniquement le résultat des observations les plus exactes. D'après cela, je tâcherai d'inculquer comme une règle de la plus haute importance, dans le traitement de ces fièvres tierces épidémiques, de ne jamais attendre leur terminaison naturelle passé la fin de la première semaine ou le commencement de la seconde, et de faire prendre le quinquina sans un plus long délai.

En second lieu, avant que je n'eusse appris, en observant la marche de ces fièvres abandonnées à elles-mêmes, qu'il leur est assez ordinaire de changer le type pendant leur accroissement, et d'augmenter en violence jusqu'à la troisième, quatrième ou cinquième période, j'imaginais que l'écorce du Pérou, donnée de bonne heure, produisait non-seulement l'inflammation des viscères, le délire et les autres symptômes graves qui surviennent vers le fort de la maladie, mais encore qu'elle redoublait les paroxysmes, ou même qu'elle les faisait se continuer sans rémissions (1); tandis qu'il est de fait que beaucoup de tierces, qui sont intermittentes pendant la première semaine, ont une propension marquée à se changer d'elles-mêmes en continues dans la seconde, et à se prolonger jusqu'au dix-septième et vingt-unième jour, ou au-delà, avant de présenter de nouveau d'intermission sensible, et que s'il y en a une, quelque obscure qu'elle soit, vers le cinquième ou septième jour, et que l'on puisse donner cinq ou six gros de quinquina, de la manière ci-dessus prescrite, il est probable qu'on obtiendra une rémission plus parfaite le jour suivant, pendant laquelle il faudra réitérer la même quantité de ce re-

---

(1) Chinam chinæ dare impuro corpore, id est in principiis morborum, nullis precedentibus signis coctionis, et corpore non purgato, piaculum est in acre romano; methodus damnabilis ac perniciosa. Dicunt multi dandam esse, ut impetus symptomatum tunc furentium coerceatur ac refrœnetur; ut inde æger, symptomatum sopitâ vi. diutius possit morbo resistere. At si tu loco frœnandorum symptomatum, pravos humores per chinam chinæ in aliquo viscere figas, ac concludas, et ita internam parias inflammationem, ut frequentissimè observavi, nonne tu culpandus eris? nonne tu reus necis lege aquiliâ puniendus? Febricitantes meos curo per leges coctionis et crisium, et raro cum recidivâ : quam recidivam singulis momentis ab usu chinæ chinæ expectato.

RAGLIVI, *De febr. mot. spect.*, cap. 13.

Pariter rubris existentibus urinis, et supra modum tinctis, cave cane pejus et angue, ne chinam chinæ præscribas, sive sint acutæ, sive sint intermittentes febres; nam acutæ, factâ internâ inflammatione, statim præcipitabunt in deteriùs; intermittentes verò statim fient continuæ, graves, periculosæ; quare si in aliis morbis, arte quando isti conjunctam habent urinam nimis rubram, patiens, longa, prudensque humorum coctio, semper expectanda; si secus feceris, vel mortem vel longos et incurabiles morbos expectato. Romæ scribimus in acre romano. — Sancte fateor fere centies hujusmodi veritatem expertus sum, Romæ in ægrotantibus et sæpè cum magno animi mœrore, quandò medicos in contrariam ire sententiam observabam.

RAGL., *Prax. med.*, p. 71, etc.

mède ; et en continuant d'agir de cette manière, lorsque l'occasion s'en présentera, la maladie pourra être conduite à sa fin vers le neuf, le onze ou le treize. La crudité et la rougeur des urines ne doivent pas même nous faire hésiter à donner l'écorce du Pérou ; car j'ai vu souvent l'urine, pendant l'usage de ce médicament, devenir plus pâle, nuageuse ou sédimenteuse.

Troisièmement, j'ai cru pendant long-temps qu'on ne pouvait faire prendre le quinquina sans préjudice, lorsque les premières voies étaient remplies d'humeurs viciées et les viscères enflammés ou affectés d'obstructions invétérées (1); mais j'ai maintenant de bonnes raisons pour assurer que, dans ces cas, ce remède est de la plus grande importance : il empêche la mort d'être si subite, et donne du temps pour employer d'autres secours propres à compléter la cure ; car la quantité de matières acrimonieuses contenues dans les premières voies étant l'effet de l'altération produite dans la circulation des fluides par la fièvre, plus cette maladie continue, plus il s'accumule d'impuretés, qui, à la fin, amènent un violent cholera-morbus, ou peut-être prennent leur cours par les vaisseaux lactés, et causent des accidens vraiment funeste qu'on

______

(1) *Voyez* Boerhaav., Aphor. 776.

Nonnulli in his casibus (nempe tritæophyis, hemitritæis et aliis malignis tertianis) solent more solito chinam chinæ præscribere; quo autem cum successu, pluribus in locis hujus operis animadverti nam hoc remedium impuro corpori dare, sæpè in ægroti perniciem vertitur; potissimum in maximo apparatu humorum in mesenterio.

Bagl., Prax. med., p. 58.

Romæ scribo et in aere romano : et ideo garriant quicquid velint chinæ chinæ fautores : aliis forsan in urbibus egregium est remedium, hîc noxium expedior.

Bagl. ibid.

Si chinam dederis (ut fataliter plurimi faciant) ventre adhuc humoribus onusto, tria expectato, aut inflammationem, aut lentam ac diuturnam febrem, aut mortem. Observa benè, et si falsa dixero, me redarguas. Romæ scribo et in aere romano.

Bagl., De feb. mot., cap. 13.

In semitertianà (inquit Hoffmannus) omittantur pulveres adstringentes nec non cortex chinæ, etc. *Med. rat.*, tom. V. § 1., cap. 5.

aurait pu prévenir, ainsi que le choléra, par l'usage du quinquina, qui, en mettant un terme à la fièvre, détruit la
cause de ces impuretés. et qui, en fortifiant les solides, les
met à même de se débarrasser des humeurs excrémentitielles
par les couloirs convenables.

Les inflammations des viscères abdominaux sont aussi des
effets naturels des fièvres tierces ; car on observe qu'elles
viennent souvent par degrés, et qu'elles augmentent à chaque paroxysme, jusqu'à ce qu'elles se terminent par la gangrène : tandis que l'écorce du Pérou, en arrêtant promptement la fièvre, empêche les progrès ultérieurs de l'inflammation ; de telle sorte que cette affection disparaît ensuite
graduellement d'elle-même, comme j'ai eu occasion de m'en
assurer dans une multitude de cas, où les douleurs aiguës et
fixes, la tension et autres symptômes analogues, rendaient la
nature de cette maladie trop évidente pour en douter.

Lorsque les viscères sont obstrués, on nous dit (1) qu'il faut
laisser aller la fièvre, afin de détruire les obstructions. Il peut
être utile d'en agir ainsi dans beaucoup de cas; mais on sait
parfaitement que si la matière obstruante est tout à coup dis-
soute et portée dans la masse du sang, elle peut occasioner
les effets les plus terribles (2) : c'est pourquoi, assez ordinairement, j'ai trouvé qu'il était convenable, chez les personnes
qui avaient le foie et la rate durs et engorgés, d'empêcher la
répétition des paroxysmes longs, violens et accompagnés de
chaleur brûlante, de peur qu'il n'en résultât des suites fâcheuses. Après que les malades avaient recouvré leurs forces,
je tâchais de détruire les tumeurs du ventre, par le moyen des
pilules de gomme savonneuses, par-dessus lesquelles je faisais
boire une infusion de baies de genièvre.

Quand les yeux ont une couleur ictérique, on nous dit
aussi (3) qu'il ne faut point administrer le quinquina, quoi-

---

(1) Van Swieten , in Aphoris. Boerhaav., 767.
(2) Boerhaav., Aph. 1104.
(3) Van Swieten, ubi supià, et Huxham, On fevers,

que, selon moi, il soit en général dangereux de ne point l'employer aussitôt la première apparition de ce symptôme, qui est souvent suivi par une jaunisse de tout le corps, provenant, comme dans les autres fièvres malignes (1), d'une corruption totale ou d'une disposition gangréneuse dans la masse du sang, et qui n'est que trop souvent l'avant-coureur de la mort.

Au total, je suis convaincu que les métastases funestes qu'on a vues succéder à l'emploi du quinquina (2), sont excessivement rares, et doivent plutôt être attribuées à d'autres causes qu'à ce remède. Je ne craindrais pas même d'affirmer qu'il est plus fâcheux de le donner trop tard que trop tôt; la prostration des forces, la mort subite ou les maladies chroniques les plus opiniâtres, étant les suites ordinaires du retard qu'on met à l'administrer ; tandis que le pire de tous les maux qui puisse arriver de l'employer trop tôt, c'est qu'il n'arrête point tout à coup les paroxysmes comme par enchantement, sans quelque évacuation sensible, ainsi que cela lui arrive souvent, lorsqu'on le donne après que la fièvre est parvenue naturellement à son plus haut période, et qu'elle commence à décliner de son propre mouvement.

Maintenant que j'ai tracé la méthode générale du traitement des fièvres tierces, il est inutile que je m'étende beaucoup sur leurs symptômes, puisqu'ils disparaissent communément avec la fièvre elle-même, et qu'ils exigent rarement un traitement séparé : néanmoins, il ne sera pas hors de propos d'en noter quelques-uns de ceux que j'ai trouvés les plus fâcheux.

Il survient souvent, dans le premier stade des paroxysmes, des douleurs aiguës dans le dos, les lombes, avec ou sans frissons ; j'en ai vu de si insupportables, et qui causaient une si grande anxiété, que des personnes d'un jugement très sain et d'une moralité reconnue, avaient été sur le point de se dé-

---

(1) *Voyez* Warren, On the melignant fever of *Barbadoes*, p. XII.
(2) Med. Essays, vol. IV, art. 24.

truire pour s'en débarrasser. Avant de savoir que ces douleurs étaient les avant-coureurs des accès de fièvres tierces, j'avais communément recours à la saignée, sans que je m'aperçusse qu'elle fût suivie d'aucun mauvais effet; mais depuis quelques années elles ne m'ont nullement alarmé, bien certain que j'étais qu'elles cesseraient d'elles-mêmes à mesure que le stade en chaud avancerait.

Le vomissement et les nausées sont ordinairement soulagés par les potions de jus de limon, de sel d'absinthe et d'eau de menthe, après avoir lavé l'estomac deux ou trois fois avec de l'eau douce. Si le vomissement ou le dévoiement continuel empêche le quinquina de rester dans les premières ou secondes voies, il faut joindre à ce remède de petites doses de laudanum; mais une évacuation bilieuse modérée est communément avantageuse, et par conséquent ne doit pas être arrêtée.

L'agitation et les maux de tête sont inséparables de l'accès en chaud; il faut encourager le malade à les supporter avec patience, ou l'amuser par quelque prescription innocente jusqu'à ce que les sueurs les dissipent. Quand les maux de tête sont constans et à charge pendant les apyrexies, j'ordonne de baigner souvent les membres dans l'eau chaude, et d'appliquer des cataplasmes de racine de raifort sauvage et de levain à la plante des pieds.

Les hémorrhagies du nez sont souvent d'une utilité marquée pour faire cesser les céphalalgies opiniâtres et les douleurs qui ont leur siége dans les viscères abdominaux, qu'elles soient directes ou indirectes; la plupart du temps cependant elles ont lieu par la narine du côté souffrant; c'est pourquoi on ne doit point se hâter de les arrêter, à moins qu'elles ne durent trop long-temps, ou qu'elles n'arrivent dans un moment où la faiblesse est considérable.

Lorsque le ventre est malade et douloureux au toucher, les clystères et les fomentations chaudes procurent un grand soulagement. Quand les douleurs sont extrêmement violentes, on doit avoir recours plusieurs fois à la saignée; mais, pendant la saison des chaleurs, il ne faut point la prodiguer après la quatrième révolution périodique de la maladie , parce que la faiblesse est ordinairement trop considérable alors pour permettre quelque évacuation de cette nature sans danger.

Si le malade reste dans un état comateux et de stupeur plus long-temps qu'à l'ordinaire, il faut tâcher de le tirer de sa léthargie par le moyen des scarifications, par l'application des ventouses et des vésicatoires au cou et au dos.

Les hoquets fatigans cèdent souvent aux ventouses non scarifiées, appliquées au creux de l'estomac, et à quelques légères doses de laudanum et de teinture de castor.

Si une douleur aiguë et pulsative indique qu'un abcès critique est sur le point de se former à la hanche (ce que j'ai vu arriver cinq ou six fois) , il faut l'attirer au dehors en appliquant des ventouses et des cataplasmes sur l'endroit douloureux, et, aussitôt que la fluctuation est sensible, l'ouvrir en faisant une incision profonde ; autrement la matière purulente logée sous le double bord postérieur du *glutæus externus*, au lieu de se porter au dehors, peut s'insinuer entre les muscles de la cuisse, ou même s'introduire dans la cavité pelvienne par le trou à travers lequel passent le muscle pyriforme et le nerf sciatique ; c'est ce qui paraît être arrivé chez un homme qui eut d'abord un abcès à la hanche droite, quelque temps après en eut un autre à la hanche gauche, et mourut de consomption par suite de l'évacuation immodérée qui en résulta.

Les parotides doivent aussi être attirées en suppuration le plus tôt possible ; mais elles ne sont pas très communes à Minorque, et on ne doit pas beaucoup les désirer , car elles sont plus souvent symptomatiques que critiques.

En un mot, comme les fièvres tierces simulent presque toutes les maladies , il y a peu de maux auxquels le corps humain soit sujet, qui ne se présentent quelquefois dans le cours de ces fièvres ; c'est pourquoi on doit chercher à les calmer lorsqu'ils sont insupportables, de la même manière qu'on le fait dans les autres maladies aiguës.

J'ai déjà remarqué que, soit que la fièvre ait été guérie par la nature ou par l'art, on courait les risques de la voir reparaître au bout de quinze jours ou trois semaines. Je n'ai pas encore pu trouver de méthode certaine d'empêcher les rechutes de se succéder, jusqu'à ce que le temps froid, qui arrive ordinairement aux environs de Noël, ait raffermi les solides, et leur ait donné assez de force pour évacuer les humeurs excrémentitielles par les couloirs convenables : c'est pour cette raison que j'ai toujours conseillé à ceux qui en étaient attaqués vers le commencement de l'été, de quitter l'île, si les circonstances pouvaient le leur permettre, et de n'y revenir qu'au printemps suivant. J'ai vu beaucoup d'exemples de personnes qui s'étaient fort bien rétablies par le changement d'air, même dans les deux ou trois premiers jours qu'elles avaient été en mer. Quant à ceux qui étaient obligés de rester dans l'île, le meilleur moyen qu'ils eussent d'échapper aux rechutes, était de prendre matin et soir, pendant quelques semaines, une certaine dose d'écorce du Pérou, et de temps à autre un purgatif doux, s'ils éprouvaient de l'amertume à la bouche, du dégoût, des vertiges, ou des maux d'estomac, qui en sont les avant-coureurs ordinaires.

Que si, nonobstant toutes ces précautions, la fièvre revient, le malade doit être traité comme la première fois, avec cette différence que les rechutes étant accompagnées de moins de chaleur et d'inflammation, la saignée doit être employée avec plus de réserve, ou entièrement omise, et que les émétiques peuvent être donnés avec plus de liberté. Comme d'ailleurs elles ont lieu la plupart du temps dans une saison plus froide, elles n'entraînent pas aussitôt après elles la mort, et par conséquent on peut attendre davantage sans administrer le quinquina, si l'on est disposé à tenter la cure par d'autres méthodes de traitement, quoiqu'il ne faille jamais mettre de retard à employer ce remède quand les accès sont violens ou prolongés. Telle est la manière dont le malade doit se conduire jusqu'au retour de l'année, qui, en changeant l'état de son corps, lui rendra sa santé première.

Quelques personnes ont insinué que l'usage long-temps continué du quinquina pouvait occasioner des affections nerveuses et la mélancolie ; mais dans une foule de cas où j'ai été obligé de l'employer, je ne me suis jamais aperçu qu'il ait eu aucuns mauvais effets, lorsqu'on le donne de la manière sus-mentionnée. Quant à la production de l'hydropisie dont on l'a accusé, je ne me rappelle pas d'avoir vu un seul exemple, pendant les dix années qui viennent de s'écouler, dans lequel on ait pu lui attribuer la formation de cette maladie.

Il n'est pas rare de voir la diarrhée se manifester au lieu de la rechute. Quelquefois la fièvre n'est pas tierce, mais quarte, ce qui n'empêche pas qu'on ne la coupe promptement par le moyen de l'écorce du Pérou ; car si on l'abandonnait entièrement à la nature, elle durerait probablement jusqu'au printemps suivant, ou peut-être deviendrait-elle double quarte, et ensuite triple quarte, maladie qui, comme Celse (1) l'a observé, est dangereuse.

A l'égard des tierces qui paraissent de temps en temps, à une autre époque de l'année, elles ont un caractère plus chronique que celles de l'été et de l'automne, les frissons étant plus longs, les périodes de chaleurs moins violentes, et les intermissions plus régulières et plus complètes. Ajoutez à cela qu'elles ne sont pas aussi fréquemment accompagnées d'éruptions critiques autour des lèvres, ni d'évacuations bilieuses aussi considérables, soit par le haut, soit par le bas, et que l'urine dépose plus souvent un sédiment briqueté : au reste, il s'en faut bien que ce sédiment soit un signe caractéristique des fièvres intermittentes, puisque je l'ai observé souvent dans les pleurésies et autres maladies inflammatoires, tandis que dans les fièvres tierces et quartes, j'ai la plupart du temps trouvé l'urine claire et sans dépôt, et que dans les tierces ce sédiment m'a paru plus souvent semblable à de la chaux qu'à de la brique réduite en poudre.

Je viens de donner l'histoire de ces fièvres, telle que je l'ai recueillie d'après un nombre presque infini de cas particuliers, relevés avec soin auprès du lit des malades, sans m'en rappor-

____

(1) **Lib. III**, cap. 15.

ter à ma mémoire, et sans avoir égard à ce que les autres ont
dit à ce sujet avant moi, mais uniquement d'après l'inspection
réitérée. Les observations relatives au traitement de ces fièvres,
qui sont à beaucoup près les plus importantes, ont été confir-
mées un grand nombre de fois par l'expérience de tous ceux
qui ont pratiqué la Médecine avec attention parmi les habitans
espagnols ou anglais de Minorque ; de sorte que j'espère que
les remarques précédentes ne seront pas tout-à-fait inutiles
au public. On sait parfaitement que les fièvres intermittentes
contagieuses et les rémittentes de l'ordre des tierces, sont
des maladies qui reviennent tous les ans dans plusieurs climats
chauds, soit en Europe, soit en Afrique et en Amérique ; souvent même elles sont épidémiques dans les parties septentrionales de l'Europe, après des étés extraordinairement chauds et
secs (1). D'après ce que j'ai pu apprendre dans les auteurs à ce
sujet, il y a une grande analogie entre ces maladies partout où
elles existent ; et quoique en quelques lieux elles exigent des
évacuations plus ou moins copieuses que celles que nous avons
trouvées avantageuses à Minorque, néanmoins je suis persuadé
qu'on peut établir sûrement comme une règle générale dans
tous les cas dangereux, de donner le quinquina libéralement
et sans hésiter, vers la troisième ou quatrième révolution périodique de la maladie, que les évacuations aient été préliminai-
rement employées ou non. Cette pratique s'accorde d'ailleurs
avec les observations des médecins les plus habiles et les plus
expérimentés des différentes nations, tels que Morton (2) et
Sydenham (3) en Angleterre, Bartholin (4) en Danemarck,
Hoffmann (5) en Allemagne, Geoffroy (6) en France, Rodri-

---

(1) Hoff., Med. rat., tom. IV, cap. 4, sect. 1. Short's History of the
Weather, anno Domini 1237, 1540, 1558, 1574, 1652, 1657, 1669. Win-
tringham, anno 1719 ; et Van Swieten, Comment. in Aph Boerhaav., 1767.
(2) Exercit. de morb. acut.
(3) Epist. respon. 1.
(4) Ephemerid. German.
(5) Med. rat., tom. IV, § 1. cap. 1, obs. 5.
(6) Mater. med., tom. II.

8

guez (1) et plusieurs autres en Espagne, Guidetti et Bianchi (2) en Piémont, Torti (3) à Modène, Musitanus (4) à Naples, et Traversarius à Pesazo (5) ; à Rome même (*in aëre Romano*), où Baglivi a déclamé avec tant de passion contre l'usage du quinquina, dernièrement Lanusi (6), et avant lui le cardinal de Lugo (7) et le père Fabri (8), ont eu des preuves incontestables, non-seulement de l'innocence, mais encore de la nécessité de ce puissant remède dans le traitement des fièvres tierces.

CHAPITRE IV.

Des échauboulures, de la porcelaine et du cholera-morbus.

Après avoir décrit les fièvres tierces, qui sont le principal objet de ce Traité, je vais faire part de mes observations sur les autres maladies épidémiques, en les circonscrivant dans des bornes aussi étroites que possible, et en laissant de côté les circonstances qui ont été indiquées par le plus grand nombre des auteurs (9).

L'éruption cutanée à laquelle nous donnons, en anglais, le nom de *rash* ou *prickly heat* (échauboulures), qui était appelée *sudamina* ou *papulæ sudoris* par les Romains, et ιδρωα

---

(1) Palæstr. med., tom. II, disc. 12.
(2) Hist. hepat., pars. III.
(3) Therap. special. sparsim.
(4) Pyretolog., cap. 23.
(5) Apud Lancisi, lib. II, epis. iv, cap. 8.
(6) Epid. sparsim.
(7) Ant. Con. pulv. peruv. Vin.
(8) Id. Ibid.
(9) *Voyez* Sennert., l.b. V, part. i, cap. 26.

par Hippocrate, qui l'a rangée, avec raison, parmi les maladies de l'été (Aph. 21 , § III), est si commune dans les pays
chauds, que presque tout le monde en est plus ou moins
affecté pendant la saison des chaleurs, quoique les enfans y
soient beaucoup plus sujets que les adultes. Elle consiste en
petits boutons nombreux, ou plutôt elle est formée de petites
taches rouges, de figure ronde, qui font paraître la peau ru-
gueuse au toucher, et qui se manifestent en différentes parties
du corps, surtout après qu'on a pris de l'exercice ou bu de
l'eau froide.

Cette éruption est communément regardée comme un signe
de santé, et tant qu'elle est récente, il n'en résulte aucun
autre inconvénient qu'une démangeaison fréquente à la peau ;
mais si par hasard on la fait rentrer en gagnant du froid, en
se baignant dans la mer, ou en commettant quelque autre
erreur dans l'usage des choses non naturelles, cet accident
n'est que trop souvent dangereux. J'ai constamment remarqué que ceux qui avaient cette éruption en grande quantité
pendant l'été, étaient sujets, durant les changemens de température qui arrivent autour de l'équinoxe d'automne, aux
flux de sang, aux hémorrhagies du nez ou aux fièvres. C'est
pourquoi je leur conseillais ordinairement, aussitôt qu'ils
apercevaient les plus légers signes de rétrocession, tels que le
malaise, la douleur de tête, une chaleur contre nature, de
se faire tirer un peu de sang, et de prendre des purgatifs
doux, des alimens végétaux et des boissons acidules rafraîchissantes. Par ce moyen, les suites fâcheuses dont il est question plus haut ont été, si je ne me trompe grossièrement,
souvent prévenues, nonobstant les préjugés vulgaires contre
les évacuations dans ce cas et en d'autres semblables.

L'éruption appelée *essere* (porcelaine) par les Arabes, qui
l'ont les premiers décrite, quoiqu'elle ne soit pas rare à Minorque, est cependant beaucoup moins commune que la précédente. Elle consiste en tubercules durs et plats, de couleur
pâle et de figures différentes, qui se manifestent principalement lorsqu'on est au lit et qu'on a chaud, tantôt sur une

partie, tantôt sur une autre, qui produisent une démangeaison si insupportable, qu'il est impossible de s'empêcher de se gratter, et qui grossissent en raison du frottement qu'on leur fait éprouver. Ils durent rarement au-delà d'une heure ou deux chaque fois, et disparaissent d'eux-mêmes, la peau reprenant sa couleur naturelle; mais ils reviennent aussi impunément qu'ils s'en sont allés. Les malades éprouvent un malaise plus ou moins considérable au creux de l'estomac pendant le temps de leur disparition. Les Espagnols les appellent *ronchados*, de *roncho*, qui signifie *ortie* dans leur langue. Ils ont exactement la même apparence que les tumeurs produites par la piqûre des orties. A Minorque, on leur donne le nom de *favas*, probablement parce qu'ils ressemblent par la forme et la grosseur aux fèves.

Il est généralement reconnu par les auteurs, et ce n'est pas sans raison, que ceux qui ont cette espèce d'éruption doivent employer la saignée, la purgation et les altérans convenables ; autrement la fièvre peut en être la suite (1).

La porcelaine (*essere*), comme on l'a déjà observé, accompagne souvent les fièvres tierces, et paraît plus ordinairement dans l'accès en chaud. Quelquefois je l'ai vue en si grande quantité, que tout le corps en était défiguré, et présentait en beaucoup d'endroits des couleurs aussi variées que celles de l'arc-en-ciel. Dans quelques cas de cette nature qui, contre mon attente, ont été subitement mortels, la mort paraît avoir été occasionée parce que la matière de ces tubercules brûlans s'était jetée accidentellement sur le cerveau, au lieu de se porter à la peau. Par cette raison, toutes les fois que je les ai vus en grand nombre, j'ai eu soin de pratiquer des évacuations aussi copieuses que les forces et l'âge du malade pouvaient le permettre, et de recourir promptement à l'emploi du quinquina, qui les guérit efficacement ainsi que la fièvre.

Quant au cholera-morbus, il doit être traité selon la mé-

---

(1) *Voyez* Sennert, lib. **V**, part. 1, cap. 26.

thode d'abord indiquée par Hippocrate (1), et ensuite plus
amplement décrite par Sydenham (2). J'ajouterai seulement
que, s'il survient de la fièvre ou des douleurs fixes dans le
ventre ou les côtés, après que cette évacuation est arrêtée,
comme cela arrive assez fréquemment, il faut saigner et tenir
le ventre libre.

Les médecins espagnols m'ont souvent assuré qu'ils n'a-
vaient rien trouvé de plus avantageux, dans de violens et terribles cholera, que de boire de l'eau froide ; et cette pratique a été recommandée par beaucoup d'auteurs anciens (3).

Quand cette affection revient périodiquement, comme la
fièvre tierce, il faut la traiter de même que cette fièvre ; mais
c'est un signe qu'il y a beaucoup plus de danger à courir, si
elle accompagne les paroxysmes à la troisième ou quatrième
période, que si elle se manifeste dès le principe de la maladie.

CHAPITRE V.

De la dyssenterie.

En parcourant les observations que j'ai recueillies auprès des
malades, lorsque les dyssenteries étaient épidémiques à Minorque, je trouve qu'elles commençaient de trois manières
différentes.

---

(1) Choleræ-morbo conferunt, siquidem dolor adsit, anodyna ; venter autem superior, tum inferior, potionibus humectantibus curandus.

HIPP., *De affect.*

(2) De morb. acut., § IV, cap. 2.

(3) Sin autem omnia antiqua stercora dejecta fuerint, et biliosi humores
transierint, biliosusque, vomitus et distentio adsit, fastidium, anxietas, virium labefactatis, tunc frigidæ aquæ cyatri duo aut tres propinandi sunt ad
ventris astrictionem, ut retrogradus humorum cursus cohibeantur, atque sto-

Premièrement, des humeurs âcres et mal digérées, venant de l'estomac, ou, ce qui était beaucoup plus ordinaire, la sécrétion augmentée de la bile et des autres fluides nécessaires à la chylification, produisaient une simple diarrhée qui dépouillait graduellement les intestins de leur mucosité, déterminait l'érosion de leurs tuniques, et enfin occasionait de violentes tranchées avec des selles sanglantes.

Secondement, chez d'autres sujets, cette affection s'annonçait par des frissonnemens, des frissons et toute la série de symptômes fébriles qui accompagnent ordinairement l'invasion des maladies aiguës; et bientôt après, il survenait des évacuations fréquentes et douloureuses de glaires mêlées de sang.

. En troisième lieu, chez d'autres, elle n'était point précédée de fièvre, mais elle commençait par des torsions dans les entrailles, qui, selon les expressions de ceux qui en étaient atteints, formaient des nœuds dans leurs intestins. Beaucoup de malades, au lieu de douleurs de colique vagues et revenant par intervalles, éprouvaient des douleurs aiguës, fixes dans quelque endroit particulier du ventre, qui leur occasionaient des souffrances aussi variées que les lieux où elles avaient leur siége. Quelques-uns avaient des points autour des fausses côtes qui gênaient la liberté de la respiration, comme dans la pleurésie ; d'autres ressentaient une douleur qui traversait les hypocondres, et les coupait pour ainsi dire en deux ; d'autres enfin ne se plaignaient que de douleur à la région pelvienne, avec une continuelle, mais inutile envie d'aller à la selle, quoique, en général, le ventre soit resserré ou que les malades ne rendent que des glaires sanguinolentes.

Au reste, de quelque manière que les dyssenteries commencent, avec le temps elles deviennent absolument les mêmes : les intestins sont irrités, enflammés et ulcérés ; la fièvre inter-

---

machus ardens refrigeretur. Assiduè vero id, quum potam aquam vomuerit, facito. ARÆT. CAPAD. De curat. morb., ac., l. II, cap. 4.

Voyez aussi Cæl. Aurel., De morb. acut., lib. III, cap. 21.

mittente survient presque toujours ; l'excitation continuelle du
canal intestinal diminue les évacuations cutanées , et ordinairement il se porte une plus grande quantité d'humeurs sur les intestins ; le flux dyssentérique augmente , et la matière des déjections devient de plus en plus ichoreuse et fétide ; les forces
diminuent, et la mort ou une convalescence longue et pénible
sont communément la suite de tous ces maux.

A l'ouverture des cadavres des personnes mortes de cette
maladie, j'ai constamment trouvé les gros intestins entièrement mortifiés, ou en partie enflammés et en partie mortifiés,
le rectum étant en général le plus affecté; dans beaucoup de cas,
j'ai vu des tubercules squirrheux qui rétrécissaient la cavité
du colon en plusieurs endroits ; dans quelques autres , il y avait
de petits abcès dans le tissu cellulaire du péritoine contigu au
colon et au rectum ; quelquefois les intestins grêles paraissaient
parfaitement sains, mais le plus souvent leur partie inférieure
était enflammée et leurs circonvolutions étaient réunies les
unes aux autres par des membranes contre nature, comme les
poumons le sont parfois à la plèvre. Chez deux personnes, l'omen-
tum était presque entièrement gâté (le peu qui en restait étant
tout-à-fait noir), et il y avait une matière purulente aqueuse
dans la cavité de l'abdomen ; chez plusieurs autres , il était enflammé et avait contracté des adhérences avec les intestins et
le péritoine. En général, la vésicule du fiel était pleine de bile
noirâtre, et la rate dans un état de putridité plus ou moins
considérable.

Presque toutes les dyssenteries que j'ai eu occasion d'observer, finissaient, si l'on ne les guérissait promptement dans le
commencement, par devenir très opiniâtres et trop souvent
mortelles, malgré les spécifiques tant vantés pour la guérison
de cette maladie. Par cette raison, toutes les fois qu'elles sont
épidémiques, on doit se hâter d'administrer les remèdes convenables, avant que les forces du malade soient épuisées et que
les intestins aient beaucoup souffert. Quand bien même on en
prend le plus grand soin de très bonne heure, on n'est pas toujours sûr de réussir, et souvent on manque le succès, quoique

parmi le commun des soldats cet évènement paraisse fréquemment dû au peu de moyens qu'ils ont de se tenir proprement, et à ce qu'ils sont obligés, pour se procurer les choses convenables à leur soulagement, de quitter souvent le lit, et de s'exposer au contact de l'air. Il serait donc à désirer que ceux qui ont la direction de nos flottes et de nos armées donnassent des ordres pour que les vaisseaux et les hôpitaux fussent pourvus de tout ce qui est nécessaire à cet égard.

Je n'entreprendrai point la description minutieuse de tous les préceptes utiles à observer pour guérir les dyssenteries, j'indiquerai seulement les méthodes de traitement que l'expérience m'a enseigné être les plus avantageuses.

Lorsque ces maladies débutent comme une simple diarrhée, sans fièvre ou douleurs fixes dans l'abdomen, la première chose à faire est de débarrasser le plus tôt possible les intestins des matières acrimonieuses qu'ils contiennent. Les remèdes les plus efficaces que je connaisse pour remplir ce but, sont la racine d'ipécacuanha, et le verre d'antimoine ciré. J'avais coutume de donner ce dernier de cinq à dix grains le matin de bonne heure. Quant au premier, j'ordonnais d'en mettre dix ou quinze grains en poudre, de les diviser en trois doses, de les prendre avant midi, à une heure et demie ou deux heures d'intervalle l'une de l'autre. L'effet le plus ordinaire de ces deux remèdes est de procurer une évacuation complète par le haut et par le bas pendant la journée, et souvent de faire suer le malade la nuit suivante.

J'ai trouvé aussi que ces mêmes remèdes étaient utiles dans les rechutes opiniâtres de fièvres intermittentes; mais je préfère l'ipécacuanha, parce que son action est plus assurée; l'autre, tantôt ne produit point l'évacuation projetée, tantôt occasione des secousses plus fortes qu'on ne s'y attendait. Je dois avouer néanmoins que plusieurs fois j'ai vu cette préparation antimoniale réussir dans des flux de sang désespérés, après qu'on avait essayé en vain tous les autres secours. Mais je reviens à la méthode curative de cette dernière affection dans son principe.

Je répète d'abord trois ou quatre fois les évacuations sus-
mentionnées, de deux jours l'un, et ensuite à de plus grands
intervalles, si la maladie continue; en même temps, je tâche
d'émousser par des boissons appropriées l'acrimonie qui existe
dans les premières voies, et de prévenir l'érosion de leurs membranes sensibles. Chaque soir, au moment du coucher, je donne
une dose légère d'opium, et cependant suffisante pour calmer
la douleur, procurer du repos et exciter la transpiration , sans
plonger le malade dans un état continuel de stupeur, ou empêcher une évacuation convenable par les selles, comme je l'ai
vu faire très inconsidérément à quelques personnes qui employaient trop libéralement les anodins.

Mais quand la dyssenterie commençait de la seconde ou troisième manière ci-dessus décrite, ce qui était assez ordinaire en
l'année 1747, j'avais principalement recours à la méthode an-
tiphlogistique employée de bonne heure, dans la vue d'empêcher les intestins de s'enflammer et de s'ulcérer davantage.
C'est pourquoi lorsque j'étais appelé à temps chez les jeunes
gens, je tirais sur-le-champ dix ou douze onces de sang, et je
répétais ensuite la saignée une ou deux fois à des intervalles
convenables, selon que la violence de la douleur et la force
de la fièvre l'indiquait : en même temps j'ordonnais l'usage
fréquent des lavemens émolliens et des fomentations, et je
faisais prendre en abondance des boissons tièdes, douces et
diluentes, m'abstenant de donner l'opium lorsque les souffrances intolérables du malade étaient de nature à le permettre.

Aussitôt que la fièvre était un peu abattue, et la violence des
douleurs adoucie, je tâchais alors de provoquer une évacuation
suffisante par les selles; car il est bon d'observer que lorsque
l'iléon, le colon ou le rectum sont enflammés en quelques
endroits, ils contiennent des matières fécales endurcies, qui, la
plupart du temps, sont ou la cause ou l'effet de la maladie ;
et l'on ne peut point espérer de guérison complète tant que
ces matières nuisibles restent dans les intestins. C'est pourquoi
il faut employer d'abord les purgatifs les plus doux, tels que
le petit-lait, le bouillon léger, l'huile douce, la solution de

manne, la crème de tartre, etc., passant par degrés des plus doux aux plus actifs, jusqu'à ce que l'on ait atteint le but que l'on se propose, en procédant de la manière qui est indiquée dans la colique bilieuse de Sydenham ; maladie qui tient de si près aux dyssenteries dont je traite, qu'elle est toujours commune dans le temps qu'elles sont épidémiques. Dans ces deux cas, lorsque les autres moyens ont été inutiles, six ou sept grains de mercure doux unis à un grain d'opium, donnés le soir après avoir fait prendre un demi-bain, et le jour suivant un apozème purgatif composé avec le séné, la manne, et le sel cathartique, ont souvent eu du succès et fait rendre une prodigieuse quantité de matières dures, arrondies et fétides, au grand soulagement du malade. Il n'est pas facile de concevoir comment ces matières ont pu s'amasser en si grande quantité, ni où elles ont pu se loger pendant si long-temps comme je l'ai vu arriver dans quelques cas, le malade n'ayant rien mangé, depuis deux ou trois semaines, qui fût propre à produire beaucoup d'excrémens, et pendant ce temps ayant pris plusieurs clystères et des purgatifs ordinaires qui avaient entraîné des selles liquides.

Après avoir éloigné, à l'aide de ces méthodes de traitement, l'inflammation des intestins, et délogé les matières irritantes qu'ils contenaient, il faut calmer leur sensibilité par le moyen des anodins, et employer des médicamens propres à suppléer au défaut de mucosité de ces organes.

Avec ces secours, les dyssenteries, lorsqu'elles étaient prises à temps, ont été promptement guéries, aussi bien que le ténesme, qui est une maladie qui en approche beaucoup, et qui n'est pas moins funeste, quoi que Celse ait pu dire en faveur du contraire (1) ; mais si elles étaient négligées dans le principe, ou qu'elles ne cédassent pas bientôt aux remèdes ci-dessus indiqués, pour lors elles devenaient invétérées et difficiles à guérir, le même remède qui procurait du soulagement à l'un étant souvent nuisible à l'autre, comme Hoffmann l'a observé

____

(1) De Med., lib IV, cap. 21.

avec justesse (1). En général, on se trouvait bien d'éviter tout régime propre à produire une grande quantité d'excrémens putrides et irritans ; de faire prendre abondamment des boissons balsamiques et légèrement détersives, ainsi que des lavemens de la même espèce, enfin de suivre avec exactitude les conseils que nous a donnés le grand Boerhaave dans ses Aphorismes, n°s 966 et 976, en observant comme une chose absolument nécessaire, afin de procurer quelques momens de relâche au malade, d'administrer deux fois par jour l'opium, et d'en augmenter graduellement la dose depuis un demi-grain jusqu'à cinq ou six grains, l'usage rendant ce remède moins puissant ; en outre, de s'opposer à l'accumulation des matières acrimonieuses dans les intestins, en donnant une ou deux fois la semaine, ou plus souvent si les forces pouvaient le permettre et que les symptômes l'indiquassent, des lavemens, des purgatifs ou de petites doses d'ipécacuanha.

Si par tous ces moyens on peut conserver la vie au malade durant les premiers froids assez vifs de l'hiver, il court la chance d'aller jusqu'à l'été, qui rétablit ordinairement sa santé première, et pendant lequel on peut le sevrer par degrés de l'opium, de l'usage continué duquel je n'ai jamais vu résulter aucun mauvais effet dans ces cas ; au contraire, je pourrais nommer beaucoup de gens qui ont été obligés de le prendre de cette manière depuis le mois de septembre jusqu'au mois de juin suivant, et qui lui ont été particulièrement redevables de la conservation de leur vie et de la santé parfaite dont ils jouissent à présent.

La grande analogie qu'il y a entre les fièvres tierces et la dyssenterie, m'a souvent engagé à faire usage du quinquina dans cette dernière maladie. Quand la fièvre et les tranchées avaient des exacerbations régulières tous les jours, ou de deux jours l'un, et à des périodes fixes, ce remède les a souvent arrêtées toutes les deux, surtout lorsque l'exacerbation commençait par le frisson et se terminait par les sueurs : d'autres

____

(1) Med. rap., tom. VI, § 11, cap. 7.

fois il dissipait la fièvre, et le flux dyssentérique continuait sans être beaucoup changé. Dans quelques cas, je l'ai donné uniquement dans la vue d'empêcher la mortification des intestins, dans le dernier stade de la maladie; mais, je suis fâché de le dire, rarement j'en ai éprouvé le succès que j'aurais désiré.

CHAPITRE VI.

De la pleurésie et des autres fièvres inflammatoires, communes en hiver et au printemps.

Les fièvres épidémiques qui règnent annuellement à Minorque peuvent se diviser en deux classes, que nous appellerons, quant à présent et pour les distinguer, fièvres d'été et fièvres d'hiver. Les premières paraissent en juin ou juillet, et cessent aux environs de janvier ou un peu plus tôt; les dernières se montrent rarement avant le mois de novembre, et on n'en aperçoit plus guère après le solstice d'été : de sorte que les unes semblent être produites par la chaleur excessive, les autres par le froid subit que causent souvent les vents du nord. Comme la même espèce de température revient régulièrement chaque été et chaque automne, il en est de même des maladies de ces deux saisons; tandis que celles de l'hiver et du printemps, par rapport au caractère variable de ces deux parties de l'année, ne sont ni aussi uniformes ni aussi régulières, étant quelquefois plus communes pendant un mois que pendant un autre, *et vice versâ*. Les fièvres d'été sont à beaucoup près les plus générales, et font les deux tiers ou même les trois quarts de toutes les maladies annuelles; elles attaquent les habitans de toutes les conditions, soit naturels ou étrangers, sans aucune distinction. Celles d'hiver font moins de ravage parmi les Anglais que parmi les Espagnols, et surtout que parmi les paysans, dont les maisons sont ordinairement bâties sur des terrains élevés, et par conséquent plus propres à les parer des chaleurs de l'été qu'à les garantir du froid perçant de l'hiver ; de sorte que j'ai vu des cantons particuliers de la campagne presque entièrement dépeuplés par elles, tandis que les villes et les villages échappaient à une mortalité remarquable.

Ces deux classes de fièvres, et même presque toutes les autres qui ont lieu dans ce climat, soit primitives ou symptomatiques, peuvent être appelées périodiques, parce qu'elles ont par intervalles des rémissions plus ou moins considérables. Celles de l'été, comme on l'a déjà observé, prennent en général le type de tierces, ayant alternativement un jour bon et un jour mauvais. Celles d'hiver, quoiqu'elles simulent souvent les tierces, surtout dans leur commencement, ont généralement des exacerbations aussi fortes un jour qu'un autre, et qui reviennent vers midi, avec ou sans frissons, et se terminent vers le matin quelquefois par des sueurs douces, d'autres fois sans aucune évacuation sensible.

On peut aussi remarquer que, de même que les fièvres d'été sont en général compliquées de flux, et d'obstructions douloureuses des viscères chylo-poiétiques ; ainsi celles d'hiver le sont de toux, de catarrhes et d'inflammations locales des organes vitaux du cerveau, des poumons et du cœur lui-même : d'où il s'ensuit que ces dernières sont les plus meurtrières en proportion de leur nombre. Malgré cela, cependant, comme les premières sont beaucoup plus constantes et plus communes, si nous calculons une année portant l'autre, nous trouverons que « l'automne est de toutes les saisons celle qui » produit les maladies les plus aiguës et les plus funestes, et » que les paroxysmes des soirs ont quelque ressemblance avec » elle ; car le jour de chaque maladie particulière est à l'année » qui renferme la révolution périodique ou le cercle de toutes » les maladies, ce que le paroxysme du soir est à l'au- » tomne (1). » Et même la conformité qu'il y a entre celles

____

(1) Hippoc., De morb. vulgar., lib. II.

de ces maladies qui sont décrites dans les ouvrages d'Hippocrate, et celles qui se manifestent aujourd'hui dans les climats
rapprochés de la latitude de la Grèce, est évidente, pour quiconque examinera avec quelque attention la description précédente.

Je ne me suis permis ces réflexions préliminaires que pour
donner l'idée la plus claire possible des fièvres d'hiver. Je vais
maintenant les décrire, telles qu'elles ont paru pendant le dernier mois de l'année 1745 et la première partie de 1746, époque
à laquelle la destruction peu commune qu'elles firent parmi les
Anglais les rendit plus immédiatement l'objet de mon attention. Comme le vulgaire leur donne en général le nom de mal
de côté, *mal de castat*, et les médecins celui de pleurésie, à
cause qu'elles sont accompagnées de douleurs de côté, pour
me conformer à l'usage reçu, je leur ai conservé cette dénomination dans le titre de ce chapitre, quoique, dans la suite, on
voie clairement qu'on devrait plutôt les appeler péripneumonies, suivant les observations de Zocchius (1), d'Hoffmann (2)
et autres.

Ces pleurésies commençaient ordinairement comme un accès
de fièvre intermittente, avec frissonnement et frisson, et des
douleurs vagues par tout le corps ; des évacuations bilieuses
par le haut et par le bas, qui étaient bientôt suivies par l'accé-
lération de la respiration, une soif immodérée, une chaleur
interne, la céphalalgie et d'autres symptômes fébriles. Au bout
d'un petit nombre d'heures, la respiration devenait plus difficile
et laborieuse ; la plupart des malades étaient attaqués de points
de côté qui se dirigeaient en haut vers la clavicule et l'omo-
plate, et obliquement en bas le long des cartilages des fausses
côtes, ou bien qui se portaient du sternum aux vertèbres du
dos : de sorte qu'ils ne pouvaient ni tousser ni faire une grande
inspiration sans éprouver beaucoup de douleur. Plusieurs se
plaignaient surtout d'oppression, et d'avoir un poids sur la

----

(1) Apud Bonnet. Sepulchr. anatom., lib. II, § IV.
(2) Med. ration., tom. IV, § 11, cap. 6.

poitrine, semblable à une meule de moulin; d'autres éprouvaient un sentiment de pesanteur et un mouvement d'ondula-
tion autour du cœur, qui tantôt semblait accablé d'une chaleur extraordinaire, tantôt d'un froid tel que s'il avait été
plongé dans de l'eau glacée. Chez quelques-uns, ces maux pré-
cédaient la fièvre; chez les autres, ils ne se manifestaient qu'un
jour après.

Pendant l'accroissement de cette maladie, il n'était pas rare
de voir ces douleurs passer d'un lieu de la poitrine à un autre;
quelquefois, elles quittaient le thorax pour se porter aux membres, puis tout-à-coup elles revenaient sur les viscères. J'ai
vu des cas où, après avoir quitté un côté, elles ont attaqué
l'autre inopinément, et sont devenues funestes en très peu de
temps. Le côté gauche de la poitrine n'était pas aussi sujet
à être affecté que l'autre : de soixante malades atteints à peu
près dans le même temps, quarante-deux eurent le point dans
le côté droit; mais, de quelque côté qu'ils fussent affectés, ils se
couchaient plus aisément sur le côté opposé, quoiqu'ils fussent
presque tous obligés de se coucher sur le dos ou de se tenir as-
sis sur leurs lits ayant la tête élevée. Il y en avait beaucoup qui
étaient assoupis et portés au sommeil, mais qui déliraient par
moment ou bien étaient vivement troublés par des songes
bizarres. Quelques-uns riaient en dormant; d'autres s'éveil-
laient en sursaut et se jetaient à bas de leur lit, imaginant
que le feu était à la maison, que ceux qui étaient auprès d'eux
voulaient les faire tomber dans des précipices, ou leur percer
le sein avec un poignard, les lier avec des cordes ou des chaînes
de fer, et autres choses pareilles.

La chaleur extérieure du corps était, chez plusieurs, très
modérée; chez quelques-uns, moindre que dans l'état naturel; mais, en général, elle était si intense qu'elle faisait
monter le thermomètre de Fahrenheit à 102, et souvent dans
l'après-midi à 104 degrés. Le pouls était aussi très variable,
non-seulement chez les différens sujets, mais encore chez le
même à différentes époques de la journée : sous le rapport de
la force, dans le bras du côté affecté, ses battemens étaient

plus obscurs. Je l'ai souvent trouvé semblable à celui d'un homme en santé, ou même plus lent que dans l'état sain (1), lorsque le malade était dans le plus grand danger ; de sorte que l'on ne pouvait point le considérer comme un signe pronostique, ni en tirer d'indications pour le traitement. La couleur et la consistance du sang ne méritaient pas une plus grande confiance : dans beaucoup de cas, je l'ai vu recouvert d'une croûte blanchâtre ou jaune pâle, le sérum étant de la même couleur ; mais le plus fréquemment il était rouge et fleuri ; il changeait souvent d'apparence dans l'espace de quelques heures chez la même personne, celui qu'on tirait le matin ayant une croûte, celui qui était tiré dans l'après-midi n'en ayant point, et réciproquement. Je n'ai jamais pu déterminer positivement quel était l'état du sang propre à indiquer un bon ou un mauvais pronostic. Les signes d'après lesquels on pouvait prononcer le rétablissement du malade avec le plus de certitude, étaient un sommeil profond pris dans une position naturelle, la faculté de faire une inspiration complète, sans gêne, avec une soif et une chaleur intérieure modérées.

Outre que la fièvre diminuait ordinairement un peu chaque matin, il était remarquable que le troisième jour, ou au commencement du quatrième, il y avait souvent une rémission considérable, quelquefois une cessation entière de tout symptôme violent, de sorte qu'on croyait les malades hors de danger ; mais le quatre ou le cinq, le délire se manifestait subitement, ou la respiration devenait plus difficile que jamais, et ces deux symptômes, divisés ou réunis, augmentant à chaque instant, le malade expirait au bout d'un jour ou deux, soit dans la suffocation ou le délire furieux, à moins que,

---

(1) Pulsum in pleuritide minus celerem, aut fortem (febre tamen acutâ in summo vigore nihilominus subsistente) sæpiùs nitavi : pulsûs igitur celeritas et magnitudo non semper cum febre inflammatoriâ sociantur. — Qui in pleuræ aut pulmonum inflammationibus, pulsui nimium fidunt, decipiuntur, etc.

O'CONNEL, *de morb. acut.*, pag. 135.

par les secours de la nature ou de l'art, il ne fût assez heureux pour échapper, moyennant quelques-unes des évacuations dont nous parlerons ci-après. Il arrivait quelquefois que cette rémission remarquable tombait entre le quatrième et le septième jour : dans ce cas, l'exacerbation avait lieu le lendemain.

De vingt et un malades que je perdis de cette maladie, quatre moururent le quatrième jour, trois le cinquième, trois le sixième, trois le septième, trois le huitième, deux le onzième, un le quatorzième, et les deux autres, quoique l'on ne pût déterminer positivement le jour de leur mort, moururent, selon toute apparence, le quatre ou le cinq. Telle était la rapidité des progrès de ces pleurésies meurtrières, que, si quelques-uns de ceux qui en étaient atteints passaient le septième jour, ils paraissaient le devoir entièrement à la saignée.

J'ouvris quatorze cadavres de sujets morts de cette maladie : chez tous, les poumons étaient principalement affectés, tandis que, chez plusieurs, la plèvre était parfaitement saine, ou seulement un peu adhérente aux poumons, ce qui est assez commun chez les adultes, comme le savent tous ceux qui sont accoutumés aux dissections. Chez un grand nombre, les organes de la respiration étaient changés en une substance dure semblable au foie, et qui allait au fond de l'eau : chez quelques-uns, le diaphragme était enflammé ; chez d'autres, on tirait des ventricules du cœur et des gros vaisseaux qui y sont adjacens, des polypes durs et volumineux. On trouvait souvent, même chez ceux qui mouraient dès le quatrième jour, des abcès réels ou plutôt à demi formés, avec une sanie ichoreuse et une substance gélatineuse et corrompue, au lieu d'une matière cuite, soit dans les poumons, soit entre les poumons et la plèvre, à l'endroit de leur adhérence, ou entre les lames du médiastin, près du diaphragme. Ces abcès s'étaient quelquefois vidés d'eux-mêmes dans la cavité du thorax, de sorte que les poumons flottaient dans une sérosité purulente; leur membrane externe, ainsi que la plèvre, étaient considérable-

ment épaissies et converties en une croûte blanchâtre (1) semblable à du suif fondu et refroidi , et en partie corrodées et
même détachées. Dans quelques cadavres , le péricarde était
rempli de matière purulente, sa membrane interne et la surface extérieure du cœur étant affectées de la manière ci-dessus
décrite , en parlant de la plèvre et des poumons. Chez deux
sujets dont on examina la tête , les sinus de la dure-mère
étaient gorgés et distendus par le sang ; cette membrane elle-
même était saine , et la pie-mère , ainsi que les plexus cho-
roïdes , étaient enflammés et beaucoup plus épais que dans
l'état naturel.

Chez un individu que j'imaginais être mort d'une pleurésie , les poumons et la plèvre étaient sains ; mais il y avait des
concrétions polypeuses dans le cœur, le diaphragme était enflammé, et l'on trouva un grand abcès dans le lobe droit du
foie, qui s'était vidé de lui-même dans l'abdomen, où il y
avait un amas considérable de matière purulente fétide ; une
partie du colon et les tégumens voisins du foie étaient sphacé-
lés, les intestins enflammés et adhérens les uns aux autres, avec
un commencement de mortification. Cet homme , pendant

---

(1) Je ne sais trop maintenant si cette croûte était produite par le changement d'état de la plèvre et de la tunique externe des poumons, déterminé
par la macération dans un fluide purulent, ou si ce n'était pas plutôt une
substance tout-à-fait contre nature, formée par les fluides déposés sur ces
membranes et rendus compactes par le mouvement des poumons ; car j'ai été
informé dernièrement par M. Hunter que chez ceux qui étaient morts d'inflammations internes, il trouvait généralement la surface des cavités et les
viscères recouverts d'une escharre épaisse de couleur de cendre, tirant un peu
sur le jaune, qu'il avait eu occasion d'observer dans tous les différens degrés
de consistance, depuis la mucosité molle et légèrement adhérente, jusqu'à la
lame fibreuse solide, si étroitement unie à ces parties, qu'au premier aspect,
elle en paraissait inséparable ; et que cependant après la macération dans l'eau
il était parvenu à détacher entièrement cette espèce d'escharre de la membrane
naturelle et polie qu'elle recouvrait. Cette observation confirme l'opinion de
Haller, qui croyait que les adhérences membraneuses qu'on rencontre si souvent entre les poumons et la plèvre, sont en général formées par la coagulation de l'humeur séreuse qu'exsudent les vaisseaux exhalants de ces parties.
(*Voyez Prim. Linn. Physiolog.*, n° 262).

les quatre premiers jours de sa maladie, n'éprouva pas de grandes douleurs ; le cinquième et le sixième jour, elles devinrent plus violentes : après cela, il expectora librement, ce qui donna l'espoir de le sauver, jusqu'au douze, époque à laquelle il mourut, contre mon attente, me rappelant un prognostic d'Hippocrate qui paraissait applicable à son accident (1).

Parmi les évacuations naturelles qui terminaient ces pleurésies, la plus fréquente était une expectoration copieuse, sans toux violente. Lorsqu'elle commençait de bonne heure et qu'elle continuait librement, elle retardait ou diminuait les symptômes dangereux, si sujets à se montrer vers le quatrième ou le cinquième jour, et la fièvre disparaissait autour du septième ; mais si elle ne commençait pas avant l'exacerbation du quatrième ou cinquième jour, souvent elle était insuffisante pour sauver le malade. Quand il guérissait, la fièvre le quittait rarement avant le quatorzième, et continuait souvent beaucoup plus long-temps.

Hippocrate, dans ses Prénotions, décrit la couleur et la consistance de la matière expectorée, qui indiquent, en général, la mort ou la guérison ; mais, en même temps, il a soin de nous informer que tous les crachats qui n'enlèvent pas la douleur sont mauvais, et qu'au contraire ceux qui la font cesser, de quelque espèce qu'ils soient, sont bons. J'ai vu la dernière partie de cette remarque se vérifier chez quelques sujets, qui devaient la vie à cette évacuation, quoique la matière de l'expectoration fût toujours ténue, crue et de mauvaise odeur.

Une autre évacuation critique qui mérite d'occuper le second rang, c'était un écoulement abondant d'urine, qui, aussitôt après avoir été rendue, devenait épaisse et d'un rouge pâle, laissant déposer un sédiment briqueté, ou laiteuse, comme

---

(1) Quibus autem plureticis, dolores initio mites sunt, ingravescunt autem quinto aut sexto f.cile ad duodecimum usque perveniunt; ac raro illi s r.antur. *Prænot. couc.*

mêlée d'un pus louable, et déposant une matière blanchâtre égale et polie. Cette urine terminait seule la maladie chez quelques individus, et chez beaucoup d'autres elle n'était qu'un auxiliaire de l'expectoration.

Les sueurs étaient communes dans ces pleurésies. A la vérité, elles étaient dans le commencement plus souvent symptomatiques que critiques; mais après que l'embarras de la tête et de la poitrine était dissipé par les évacuations susdites, elles manquaient rarement de paraître pour abattre la fièvre et compléter la cure. Quoiqu'elles ne tombassent pas constamment les jours critiques, il est cependant remarquable que celles qui étaient les plus copieuses et qui produisaient les plus grands changemens arrivaient réellement beaucoup plus souvent le 4, le 7, le 9, le 11, le 14, le 17 et le 21, que les autres jours. Cette circonstance, à laquelle je n'ai pas toujours fait attention, se trouve vérifiée par mes notes.

Ces maladies commençaient ordinairement par un vomissement et une diarrhée bilieuse, verte ou jaune, mais il y avait peu de cas où ces deux évacuations pussent être regardées comme critiques; il faut pourtant en excepter un homme qui était attaqué d'une pleurésie sèche, avec urine crue, et qui, étant parvenu au onzième jour avec la plus grande difficulté, fut atteint à cette époque d'un dévoiement de bile porracée qui jugea la maladie, qui ensuite se dissipa graduellement par les sueurs et l'expectoration.

Un autre individu qui avait une pleurésie violente affectant principalement le côté droit, et qui avait été saigné quatre fois, eut une hémorhagie de la narine droite le septième jour, et après avoir perdu quatre ou cinq onces de sang, il éprouva une sueur générale très copieuse qui le mit hors de danger.

Le transport de la matière morbifique de l'intérieur à l'extérieur était une autre voie que choisissait la nature pour se soulager. Chez trois personnes, cette maladie se changea, immédiatement après son invasion, en fièvre érysipélateuse de Sydenham, et fut guérie par la méthode recommandée par cet auteur. En sept ou huit cas, la fièvre et tous les autres maux

s'évanouirent le second ou le troisième jour, et furent remplacés par un érysipèle aux extrémités inférieures, qui, chez
quelques sujets, descendit rapidement, et eut son issue par
les orteils ; qui, chez d'autres, tenant davantage de la nature
du phlegmon, se fixa sur une des jambes, et forma un abcès,
qui dégénéra en ulcère fistuleux, et devint très difficile à
guérir.

En réfléchissant sur ces différens cas, et en considérant que
l'érysipèle des viscères s'étendait, d'un lieu à un autre, dans
l'intérieur comme sur la peau, j'ai pu expliquer plusieurs phénomènes de ces maladies, qui me paraissaient d'abord un peu
extraordinaires, tels que l'inconstance et la mutabilité des
douleurs, l'altération fréquente du pouls et de la respiration,
due au changement de lieu de la matière morbifique et à sa
fixation sur différens organes, comme le cœur, les poumons,
le diaphragme ou les membranes qui revêtent la cavité du thorax ; et j'ai imaginé que la rémission insidieuse, si commune
le troisième ou quatrième jour, arrivait pendant que la matière morbifique se déplaçait et quittait la poitrine, et qu'après avoir été reportée dans la masse du sang, cette même matière se jetant sur le cerveau, ou revenant de nouveau sur le
poumon, occasionait souvent des effets funestes.

La première fois que ces pleurésies régnèrent épidémiquement, leurs progrès rapides et leur mortalité extraordinaire
me surprirent beaucoup. J'essayai de les guérir en pratiquant
une ou deux saignées par jour lorsque les douleurs étaient
violentes, comme j'avais toujours eu l'habitude de le faire
dans les fièvres inflammatoires ; mais les rémissions du matin m'engagèrent quelquefois à omettre cette opération ; et
la cessation des symptômes, qui arrivait en général vers le
troisième jour, me fit imaginer que le danger était passé ;
de sorte que vers le quatrième ou cinquième jour, et avant
que les malades eussent été saignés plus de deux ou trois
fois, l'exacerbation se manisfestait et annulait toutes les tentatives qu'on pouvait faire pour les soulager par la saignée, les
vésicatoires ou autrement.

Ces évènemens imprévus m'étonnèrent beaucoup, et me portèrent à examiner de nouveau la marche entière de la maladie, ses symptômes et sa terminaison. J'avais observé que plusieurs individus avaient échappé à la mort par le moyen de l'expectoration et des urines purulentes, presque sans le secours de la saignée ; considérant en outre les périodes de la fiè vre , le passage rapide des points d'une partie à une autre, la couleur prédominante du sang et celle des crachats et des autres excrétions , je craignis que ces maladies ne fussent ce que les auteurs appellent *pleurésies bilieuses*, qu'ils disent être exaspérées par les grandes évacuations (1). Duret surtout déclame avec beaucoup de véhémence (2) contre les médecins qui fondent principalement sur la saignée la guérison de ces affections, sans attendre les évacuations naturelles. Tous ces motifs m'engagèrent à employer la lancette avec plus de réserve , et à m'en reposer spécialement sur la prompte application des vésicatoires pour réprimer les symptômes les plus violens. Mais ce traitement fut encore moins heureux que le premier, et je fus bientôt convaincu qu'au lieu d'avoir tiré trop de sang dans le commencement, j'en avais tiré trop peu, m'en étant quelquefois laissé imposer par les intervalles trompeurs de la maladie ; d'autres fois, ayant beaucoup trop compté sur les faibles efforts que fait la nature pour procurer du soulagement au malade par l'expectoration et les urines ; cette dernière évacuation acquérant souvent un caractère de crudité vers le quatrième jour, à mesure que le délire fait des progrès, quoiqu'elle promît d'être de bonne qualité le second ou le troisième , la première étant fréquemment arrêtée vers cette époque de la maladie par la chaleur immo-

---

(1) Ballon. , Epid. , sparsim. ; Bianchi, Hist. , hep. , part. III, § 8, etc. ; Bagl. , Prax. , Med. , lib. I, cap. ix ; Lancis. , Epid. , rom. , cap. vi.

(2) O homines calamitosos atque funestos reipublicæ ! ipsam pleuritidem , quæ suâ sponte nullius operis indigens cum tali sputo quiesceret, ex eventu reddunt mortiferam.

Duret. *in Prænot. coac.*

dérée des poumons, qui en rendait la matière visqueuse, glo-
buleuse et très difficile à expectorer.

Je commençai alors à faire des saignées plus copieuses, et à
les réitérer de manière à tirer 3o ou 4o onces de sang dans les
trois premiers jours de la maladie ; je tâchais en outre, par le
moyen des bains de jambes et des vésicatoires appliqués sur
ces parties, le troisième jour, d'empêcher les symptômes funestes de se manifester le quatrième ou cinquième. En même
temps, je donnai le nitre libéralement, et le camphre à petites
doses, afin de provoquer les sécrétions les plus subites. Cette
méthode réussit assez bien en plusieurs cas ; l'expectoration et
les urines en furent augmentées, mais lorsqu'elles n'éprouvèrent
pas d'augmentation, les secousses qui en résultèrent vers le
quatrième, cinquième ou sixième jour m'obligèrent toujours
à recourir de nouveau à la saignée et aux vésicatoires, afin
d'alléger l'embarras de la tête et de la poitrine ; et quoique la
plupart du temps les malades échappassent, cependant ils se
rétablissaient difficilement et continuaient de tousser, de cracher et de suer les nuits pendant plusieurs semaines.

Enfin, vers le milieu du mois de mars, époque à laquelle
cette maladie régnait avec la plus grande violence, ayant trouvé
qu'il était absolument nécessaire de saigner copieusement et
sans délai, pour sauver la vie, je commençai à mettre en pratique la méthode curative suivante, qui m'a toujours ou
presque toujours réussi, non-seulement chez les jeunes gens
robustes, mais même chez ceux d'un âge plus avancé, pourvu
que je visse les malades avant le troisième jour.

Lorsque j'étais appelé le matin, par exemple, je faisais coucher sur-le-champ le malade dans une position horizontale, et
je le saignais du bras jusqu'à ce que les douleurs diminuassent,
ou qu'il commençât à défaillir, ce qui n'arrivait pas ordinairement avant d'avoir tiré 16, 20 ou 24 onces de sang. Si les
symptômes continuaient, j'ordonnais d'en tirer à peu près la
même quantité de l'autre bras, dans l'après-midi, sans avoir
égard aux urines, à l'expectoration, ou à l'aspect que présentait ce fluide. Le matin suivant, quoiqu'il y eût un grand chan-

gement en mieux, cependant, s'il restait le moindre motif
pour soupçonner encore quelque embarras à la tête ou à la
poitrine, la saignée était réitérée. J'ai trouvé en pesant exactement le sang (1), que pendant les premières vingt-quatre
heures que je donnais mes soins aux malades, on leur en tirait
entre 48 et 54 onces. Cette évacuation subite et copieuse procurait communément la cessation de tous les symptômes violens, et fournissait l'occasion de donner un purgatif antiphlo-
gistique le jour suivant. Mais si les symptômes ne cessaient
point, ou que les douleurs revinssent le lendemain de la purgation, ou qu'il y eût quelque raison de croire, d'après le mal
de tête, le vertige, les tintemens d'oreilles, et l'agitation pendant le sommeil, que le cerveau courût les risques d'être affecté, j'avais sur-le-champ de nouveau recours à la saignée, et
je tirais à différentes reprises environ 12, 18, 24 onces de sang
dans l'espace d'un jour, soit avec la lancette, soit par le moyen
des ventouses, ou avec les deux ensemble, lorsque les circonstances l'exigeaient. Avec ce secours, la tempête qui menaçait
était heureusement détournée, et aussitôt que les secousses
étaient apaisées, je réitérais le purgatif de deux jours l'un,
et par trois fois, à moins qu'il ne se manifestât quelques évacuations critiques dont les bons effets fussent tellement appa-
rens, qu'ils rendissent ce remède inutile.

En procédant de cette manière, j'ai trouvé avec Sydenham,
que les pleurésies du plus mauvais caractère pouvaient être
heureusement guéries dans l'espace d'un petit nombre de jours,
et avec la même certitude que toute autre maladie. Une chose
qui n'était pas moins digne de remarque, c'était la rapidité
avec laquelle les malades recouvraient leur santé habituelle,
et leurs forces ordinaires, nonobstant la grande quantité de
sang qu'ils avaient perdue, tandis que beaucoup de ceux qui
avaient été saignés plus modérément demeuraient dans un état
de langueur et d'infirmités pendant des mois entiers, sans pou-

____

(1). Je me suis servi des poids de l'île de Minorque, dont quatorze onces
équivalent à peu près à seize onces avoir du poids.

voir se délivrer de la toux et des douleurs de poitrine qu'ils éprouvaient.

Jusqu'ici je n'ai parlé que des principaux remèdes qui ont servi de traitement de ces maladies ; mais il ne sera pas hors de propos d'indiquer quelques autres auxiliaires généralement employés de concert avec les différentes méthodes curatives ci-dessus décrites.

En premier lieu, on donnait pour boisson ordinaire, l'eau d'orge légèrement chaude avec l'oxymel ; et dans les premiers jours de la maladie, les remèdes nitreux antiphlogistiques, puis on tenait le ventre libre à l'aide des lavemens.

Les loochs huileux étaient extrèmement utiles pour soulager la toux, et les anodins à petites doses étaient souvent nécessaires tant pour remplir ce but que pour procurer du sommeil, lorsque le fort de la maladie était passé.

Si elle commençait par un vomissement bilieux, il convenait de provoquer cette évacuation en faisant boire copieusement de l'eau chaude, afin de la terminer plus promptement.

Pour soulager les douleurs de poitrine, on appliquait souvent sur cette partie de larges feuilles d'*opimtia* cuites au four et coupées par le milieu. Ces feuilles étant épaisses et succulentes, conservent la chaleur pendant long-temps, et produisent tous les bons effets des fomentations anodines et des cataplasmes émolliens, comme je l'ai fréquemment éprouvé dans les fièvres tierces, les dyssenteries, et les autres maladies avec inflammation des viscères abdominaux, ainsi que dans celle-ci, depuis que les naturels du pays m'ont eu appris les propriétés de ces mêmes feuilles.

Après avoir saigné deux ou trois fois, les vésicatoires appliqués sur la partie affectée étaient souvent avantageux pour dissiper les points de côté opiniâtres ; mais rien ne soulageait aussi sûrement et aussi immédiament que les ventouses scarifiées ; c'est au point que dans beaucoup de cas où je les ai employées, je ne m'en rappelle pas un seul dans lequel elles n'aient emporté le mal, ou au moins elles ne l'aient considérablement diminué : mais mes ventouses étaient bien plus larges et plus profondes que celles employées en Angleterre.

Les frénésies et les angines qui parurent de temps à autre pendant cette constitution épidémique, exigeaient la même méthode de traitement. Quant à la coqueluche qui fut si fatale aux enfans, la principale différence qu'il y avait entre elle et la pleurésie paraissait due à ce que, dans l'une, la matière morbifique se portait sur les vésicules bronchiques, et, dans l'autre, s'arrêtait aux extrémités des artères pulmonaires.

Pendant le même intervalle de temps, il y eut des fièvres catarrhales chez les adultes, accompagnées de toux, de douleurs dans les os, de céphalalgies, et souvent de délire; quelques-unes se terminaient tout-à-coup, le septième jour, par des sueurs copieuses; mais en général elles avaient des crises partielles plus tôt, et disparaissaient par degrés. Quand on négligeait de saigner largement dans le principe, elles étaient sujettes à dégénérer en pleurésies : c'était aussi ce qui arrivait à l'égard des fièvres tierces. Au reste, non-seulement les maladies aiguës de cette saison, mais encore les blessures accidentelles et les contusions exigeaient des évacuations plus abondantes qu'à l'ordinaire, tant cette constitution de l'air avait de dispositions à produire l'inflammation.

Je terminerai ce chapitre par un paragraphe ou deux, tirés de quelques lettres écrites à l'occasion des pleurésies dont nous venons de parler, afin de confirmer ce qui a été dit à ce sujet, par le témoignage de mon ami le docteur Font, célèbre médecin de Civitella, qui jouit depuis plus de trente ans, et à juste titre, de la pratique la plus étendue.

Didaco Font, M. D., Georg. Cleghorn, sal. D.

Novus annus funera densa produxit, grassante febre inflammatoriâ, quæ caput et organa respirationis potissimum afficit, modo pluritis, modo peripneumonia, interdum phrenitis, interdum paraphrenitis adpellanda. Hic morbus, ut rt.

vehemens, largis et repetitis venæ sectionibus, cum interposità catharsi, in herbâ felicissimè jugulatur. Complures liberale sputum, sine multâ sanguinis jacturâ, periculo eripuit. Nec desinet, quibus urinæ purulentæ fluxus diù perseverans, saluti fuit. At, nisi istius modi auxilia maturè accedant, væ ægris! Nam postquam morbus per triduum impunè saviit, altasque egit radices, serò plerumque medicina paratur; et neque venæ sectiones, neque epispastica, neque cucurbitæ, neque pectoralia tantopere decantata, impedire valent, quominùs, juxta Hippocratis effatum, « *septimo die vel celeriùs* » *succumbant, aut mente læsi, aut orthopnœâ suffocati.* »

A te itaque peto, vir experientissime, ut dato otio, his quæsitis responsum præbeas.

Annon pluritis morbus anniversarius in hâc insulâ, et quibus mensibus?

An semper febrem continuam, cum celeri pulsu, æri calore, etc., comitem sibi adsciscat? An potiùs febri periodicâ, remittente conjungatur?

Nonne tutiùs est, morbi resolutionem per venæ sectiones, quamprimùm tentare, quàm coctionem et crisin naturæ præstolari?

Ubi resolutio tentanda est, quâ mensurâ, et quibus intervallis, cruorem detrahere conveniat?

Datum Magone, tertio die maii (s. v.), anno M.DCC.XLVI.

Georg. Cleghorn didacus Font, sal. D.

Anniversarius hâc in parte insulæ morbus est pleuritis, hiememque viget, quantum ex usu observavi; et ubi rigida hiems plus justò prolongatur ad medium aut finem veris excurrere solet; immo anno 1730, quamvis solito modo procederent tempestates, memini hunc morbum, cum aliis inflammationibus internis, magnam stragem fecisse, ægris vel mente læsis, vel orthopnœâ suffocatis.

Pleuritis non semper febrem acutam continuam habet adjunctam cum siti, calore et celeri pulsu : imo potiùs in ipsius

principio, febris est fere semper mitis ; pulsus quoad celeri-
tatem parum distat à naturali, calorque non est nimius, nec
mordax, et in multis propensionem ad somnum observavi.
Nequaquam verò, licet ita ingrediatur, leniter tractanda est ;
sed eodem modo ac si cum vehementi febre invasisset.

Prætereà, pleuritis sæpè sociatur febre quæ periodicè re-
mittis, et intenditur, modò quotidie, modò de tertio in ter-
tium (1) ; et aliquandò sola febris tertiana intermittens adest,
sicuti observavi in quatuor ægris, quorum unus in initio
septimi paroxysmi è vitâ discessit.

Quoad curationem ; ubi tempestivè vocatus sum, primo scilicet die vel secundi initio, depositâ morâ, sanguinis circiter
quatuor libras, partitis viribus, nichthemeri spatio, si æger
robustus sit, detrahere jubeo ; quâ subitâ et copiosâ evacua-
tione, morbus quandoque in herbâ resolvitur. Sin verò
persistat, ante diem quartum, totidem ferè sanguinis libras,
partitis viribus, noviter extraho : et similiter prosequor, licet
ante diem quartum, magna et notabilis omnium symptomatum remissio contingat. Quæ quidem remissio, talis et tanta
esse solet, ut æger et reliqui rem jam in tuto putent ; et ipse
olim ita existimavi, donec infausti eventus aliter docuissent.
Quippè veniente die quarto, aut quinto, supra modum exa-
cerbantur symptomata, et furente novâ procellâ, æger qui
mox convaliturus sperabatur, orco traditur : quod nullâ aliâ
methodo quam supra præscriptâ præcœvere potui ; diluen-
tibus interim, expectorantibus, clysteribus, cucurbitulis et
epispasticis, pro ratione symptomatum, diligenter adhibitis ;
ut et purgantibus, post septimum diem. En methodus me-
dendi, quæ meis et ægrorum votis respondit. Ex centum qui
corripiuntur, nonaginta, aut in initio resolutione, aut posteà
manifestâ crisi servantur. Quæ crisis, aut per sudorem, aut
per expectorationem, aut per urinæ profluvium, modo san-
guinolentæ, modo puriformis, aut per diarrhæam perficitur ;

____

(1) Vide Galen., Avicen. et Mercurial., apud Bianch., p. 3, schol. 25, et
Spigel de Semitertian., cap III.

adjutis vitæ viribus, sanguinis evacuationes, et supra memo-
ratis remediis legitimè exhibitis. Quibus inter initia spretis,
mors, ut plurimum, succedit.

Datum Civitellæ, maii 26 (s. n.), anno M.DCC.XLVI.

CHAPITRE VII.

De la petite-vérole.

La petite-vérole a régné deux fois épidémiquement à Minorque pendant que j'y résidais, savoir, en 1742 et en 1746.
Sans entreprendre une description minutieuse de cette maladie,
je tâcherai de donner un aperçu général de sa nature et de ses
effets durant ces deux années, d'après lequel il sera facile de
voir combien celle d'une année différait de celle de l'autre.

Vers le milieu du mois de mars 1742, elle se manifesta à
Mahon et produisit la consternation parmi les naturels du
pays, qui ne l'avaient point vue depuis 1725, mais qui se sou-
venaient bien du ravage qu'elle leur avait causé. La contagion
se propagea rapidement, et fut bientôt répandue dans les autres
villes et villages, au point qu'avant la fin d'avril, cette maladie
régna dans toutes les parties de l'île. Comme elle atta-
quait presque tous ceux qui n'avaient pas dix-sept ans,
et beaucoup de personnes d'un âge plus avancé, les malades étaient si nombreux en mai et juin, que chaque maison
pouvait être regardée comme un hôpital. Vers la fin de juillet,
elle disparut tout à coup, la plupart de ceux qui en étaient
susceptibles l'ayant eue à cette époque.

Pendant les six ou huit premières semaines, elle fut assez
bénigne et rarement mortelle; mais sa virulence augmenta
avec la chaleur de la saison, de sorte qu'en juin et juillet, il
n'était pas rare qu'on enterrât dix à douze personnes par jour,

tant à Mahon qu'à Civitella. Néanmoins, en proportion du nombre des malades, il n'en mourait pas beaucoup, et la mortalité qui existait avait principalement lieu chez les enfans à la mamelle et parmi le commun des soldats.

Parmi une si grande multitude de malades, on rencontrait quelquefois toutes les différentes espèces de petite-vérole décrites par les auteurs; mais et la discrète et la confluente avaient plus de ressemblance avec celle que Sydenham appelle anomale qu'avec la régulière. Car, quoique la confluente parût ordinairement le second ou le troisième jour, elle allait souvent jusqu'au quatorzième ou dix-septième, avant que la rugosité perceptible au toucher indiquât que les pustules de la face commençaient à mûrir. Souvent sur les jambes et les bras, elles ne séchaient qu'aux environs du trentième. Dans ces diverses espèces de petite-vérole la fièvre secondaire régnait avec beaucoup de violence entre le quatorzième et le vingt-quatrième jour, et presque tous ceux qui périssaient de cette maladie, mouraient l'un ou l'autre des jours intermédiaires.

La constance de la nature à exciter quelqu'une des évacuations ordinaires par laquelle une partie de la matière morbifique était entraînée, contribua à sauver un grand nombre d'individus. Il se manifestait communément avec l'éruption une salivation copieuse qui durait jusqu'à ce que la suppuration fût bien établie, non-seulement chez les adultes, mais encore chez les sujets de tout âge, même chez les enfans à la mamelle, qui probablement n'en souffraient davantage que les autres que parce qu'ils n'avaient pas la raison de cracher naturellement. Vers le septième jour, ou plus tôt, il survenait un gonflement du visage, qui était régulièrement suivi par une tuméfaction des mains et quelquefois des pieds. Mais une chose digne de remarque dans cette épidémie de petite-vérole, c'était l'apparition d'une diarrhée modérée à l'époque où les pustules commençaient à sécher, et qui continuait jusqu'à ce que la peau fût en partie nettoyée de la croûte noire et épaisse qui la couvrait. Par ce moyen, la nature suppléait au défaut de transpiration; les symptômes de la fièvre secondaire étaient mo-

dérés , et beaucoup de personnes échappaient heureusement à
la mort qui les menaçait, ce qui nous prouve combien il est
utile de donner des purgatifs dans cette période de la maladie,
en suivant les règles établies à ce sujet par les docteurs Freind
et Mead.

En décembre 1745 , la petite-vérole fut apportée de Constantinople par un des vaisseaux de sa majesté britannique , et,
l'année suivante, elle se propagea d'une manière lente, mais
funeste, dans toute l'île. Pendant le printemps de 1746, elle se
borna au château Saint-Philippe, sans approcher de Mahon,
quoiqu'elle n'en fût éloignée que de deux milles. En été et en
automne , elle fut commune en cette ville et dans les lieux cir-
convoisins ; ensuite elle se dirigea au nord vers Civitella, et
disparut au printemps suivant, après avoir enlevé presque tous
les enfans qui avaient survécu à la coqueluche et aux fièvres
d'été de l'année 1746. Une chose remarquable, c'est que plus
cette maladie contagieuse continua de régner dans l'île, plus
elle devint bénigne ; de sorte qu'elle fut beaucoup moins meurtrière dans les parties septentrionales que dans celles du sud où
elle éclata d'abord.

Comme je demeurais à Mahon pendant qu'elle sévissait au
château Saint-Philippe, je vis peu de malades ; mais je fus informé par les médecins qui les soignaient, que les pustules
étaient ordinairement confluentes et souvent mêlées de pourpre;
que rarement elles s'élevaient ou se remplissaient bien, et
qu'elles restaient ou dures comme des tubercules, ou tout-à-
fait vides, ou bien qu'elles contenaient une petite quantité de
matière ichoreuse avec une tache noire dans leur milieu, et
que souvent elles paraissaient se flétrir avant d'être mûres;
que la fièvre, au lieu de cesser après l'éruption, augmentait à
mesure que la maladie faisait des progrès, et qu'elle était généralement accompagnée de coma, de délire, de difficulté de
respirer, de vomissement continuel et d'aversion pour les alimens; que la face ne se tuméfiait que rarement ou même jamais ; mais qu'à l'époque où cette tuméfaction aurait dû avoir
lieu, il se manifestait une affection de la bouche ou de la gorge

qui causait une grande douleur au malade, que la peau se sé-
parait de l'intérieur des lèvres, et que l'haleine devenait très
fétide ; que les trois quarts des individus qui en étaient infectés, en dépit de tout ce qu'on pouvait imaginer pour leur conservation, périssaient du sixième au quatorzième jour de la
fièvre, et que la plupart de ceux qui survivaient restaient
aveugles, phthisiques ou boiteux avec carie des os, ulcères sor-
dides, etc.; de sorte que cette maladie se rapprochait beaucoup
plus de la peste qu'aucune de celles qui étaient connues dans
l'île.

D'après ces détails, qui ne furent ensuite que trop bien con-
firmés par ma propre expérience, je conjecturai que la mortalité extraordinaire de cette maladie était due en partie à la
matière varioleuse trop abondante dans le sang, et dont la
peau ne pouvait recevoir la totalité, en partie à la disposition
particulière de l'air, qui, comme nous l'avons vu dans le premier chapitre, rendait à cette époque la tête et la poitrine
extrêmement sujettes aux inflammations. En conséquence,
j'imaginai que beaucoup de malades mouraient de frénésie ou
de péripneumonie, le sixième, le septième ou huitième jour,
avant que les pustules eussent le temps de mûrir; tandis que,
chez d'autres, la matière ichoreuse et corrosive de ces mêmes
pustules devenues gangréneuses, portée dans le sang, produisait la mort vers la fin de la seconde semaine. Il me parut que
la manière la plus probable de détourner ces maux funestes
serait de faire de copieuses évacuations les premiers jours de la
maladie, et de donner des boissons douces et anti-putrides
pour emplir les vaisseaux; que, par ce moyen, l'éruption serait
prévenue ou que les pustules seraient moins nombreuses, ou
enfin plutôt disposées à suppurer qu'à se mortifier. Cette méthode de traiter la petite-vérole est autorisée par Baillon (1) et
fortement recommandée par Boerhaave (2), qui, probablement, en a pris la première idée dans Rhazès (3); et si une

---

(1) Ephémér. et Epip., l. I.
(2) Aphor., 1393.
(3) Si antequam apparere incipiant variolæ, ægrum medicus inveniat, mi-

pratique aussi hardie a jamais besoin d'être justifiée, c'est sans
doute dans une espèce de petite-vérole aussi maligne que l'était
celle-ci, qui détruisait presque tous les individus abandonnés
à la nature, ou traités de la manière qu'on le fait ordinairement. Ces considérations, et les bons effets des saignées et des
purgations copieuses dans les pleurésies régnantes, donnaient
tout lieu d'attendre quelque succès d'une semblable méthode
de traitement; et cette espérance fut confirmée par l'évènement
suivant.

Un jeune homme âgé d'environ vingt-six ans, fut pris le
mercredi 21 mai, entre sept et huit heures du matin, de froid
et de frisson, et éprouva bientôt après les symptômes ordinaires de la fièvre, avec une douleur sous le sein gauche qui lui
gênait la respiration. Le jeudi matin, lorsque je le vis pour la
première fois, imaginant que sa maladie était une pleurésie,
j'ordonnai qu'on le traitât en conséquence. Je lui fis tirer sur-
le-champ dix-sept onces de sang; vingt onces dans l'après-midi,
et quinze le lendemain matin. On entretint la liberté du
ventre par des lavemens, on donna pour boisson l'eau d'orge
avec addition d'oxymel et de nitre, et parfois une décoction
de tamarins; enfin, on appliqua sur le côté affecté des feuilles
d'*opuntia* souvent renouvelées. Le vendredi dans l'après-midi,
les douleurs étaient moins violentes, mais le malade se plaignait
d'une envie de vomir considérable, et après avoir bu de l'eau
chaude, il rejeta une grande quantité de matières bilieuses.
Bientôt on aperçut par tout son corps une éruption que je
soupçonnai être la petite-vérole confluente, d'après l'aspect
qu'elle présentait sur sa figure, et parce qu'elle était accompagnée de ptyalisme. Le Dr Segui, célèbre médecin de Mahon,
qui fut consulté à cette occasion, confirma mon opinion. Le
vendredi soir, on fit à ce jeune malade une saignée de trente

---

nicatur sanguinis multitudo. — Venter autem si strictus fuerit, infusiones
quotidie in potu sumantur, ex hoc enim aut omnino prohibebitur pustula-
rum egressio, aut si quid egressum fuerit, parvum erit.

Vid, Oper., venet. De febr., cap. 18, p. 105.

10

onces, et il but ensuite abondamment de l'eau tiède, afin de dissiper son vomissement ; on lui donna aussi un lavement ; sa tête fut rasée, et toute sa peau nettoyée et lavée. Le samedi matin, la fièvre étant modérée et l'éruption épaisse par tout le corps, il prit un purgatif doux qui produisit sept selles, et le soir un grain d'opium. Le dimanche matin, après avoir passé une nuit inquiète et agitée, la salivation ayant cessé, il se plaignit d'avoir si mal à la gorge, qu'à peine pouvait-il avaler, et il dit que son point avait quitté le côté gauche et s'était fixé aux côtes inférieures du côté droit. Ces symptômes nous engagèrent à le saigner une cinquième fois, et à lui tirer onze onces de sang, qui était d'un rouge cramoisi, comme dans toutes les saignées précédentes, et sans croûte inflammatoire. Dans l'après-midi, il cracha considérablement, dormit bien et fut sans douleurs. Comme il avait eu une bonne nuit, le lundi matin on répéta la purgation, qui le fit aller six ou sept fois à la garde-robe, sans arrêter la salivation. Après cela, on laissa de côté toutes évacuations ultérieures, à l'exception des lavemens destinés à entretenir la liberté du ventre. Les pustules, qui étaient petites et nombreuses par tout le corps, commencèrent à se remplir de matière purulente de bonne qualité, et tout se passa selon nos désirs. Le mardi matin, la face se tuméfia, mais elle se dégonfla le jeudi après-midi, les pustules commençant à sécher ; le pied droit enfla et devint douloureux, la salivation continuant toujours. Le lundi matin, 2 juin, la dessiccation étant générale, il prit une médecine ; le vendredi suivant il en prit une seconde, et bientôt après il recouvra ses forces, et jouit maintenant d'une bonne santé.

Je donnai ensuite des soins à la fille d'un juif, qui était atteinte de cette maladie, et âgée d'environ cinq ans, pour laquelle j'avais été appelé le samedi matin 24 mai, lorsque les pustules commençaient à paraître ; elle avait la fièvre depuis le mercredi matin. Je la fis saigner trois fois dans l'espace de vingt-quatre heures, et à chaque fois on lui tira 4 onces de sang. On la tint strictement au régime rafraîchissant ; on lui donna souvent des lavemens, et chaque soir un parégorique. Les pustules étaient peu élevées, petites, confluentes et accompagnées d'une salivation considérable. La face se tuméfia le mardi, les mains le jeudi suivant, et les pieds le vendredi. Le dimanche premier de juin, les pustules commencèrent à sécher sur le visage; le lundi, elle fut purgée, et reprit ensuite ses forces par degrés. Cette enfant et le malade dont j'ai parlé précédemment furent les deux premiers, à Mahon, qui guérirent de la petite-vérole.

Vers la fin de mai et le commencement de juin, trois ou quatre adultes furent atteints de fièvre violente; et comme ils n'avaient jamais eu la petite-vérole, on soupçonna qu'ils l'avaient gagnée par contagion. Ils furent traités de la même manière que le jeune homme dont j'ai rapporté plus haut l'observation, et en six ou sept jours ils allèrent parfaitement bien, et il ne parut pas d'éruption. Aucun d'eux ne prit ensuite la petite-vérole.

Encouragé par ces succès, je commençai à me flatter que j'avais trouvé une méthode de traitement qui réussirait généralement; mais l'expérience m'eut bientôt convaincu de mon erreur.

Un jeune homme de vingt ans fut pris le lundi 16 juin, à midi, de symptômes fébriles et de douleurs violentes à l'estomac, aux reins, et au côté gauche. Il perdit 15 onces de sang le mardi matin, 17 onces le même jour dans l'après-midi, 15 le mercredi matin, et toute la journée il eut mal au cœur et envie de vomir, quoiqu'il bût beaucoup d'eau tiède et qu'il rendît de la bile avec cette boisson. Il passa une nuit assez mauvaise, et souffrit considérablement de l'estomac et des reins. Le jeudi matin, il prit un purgatif doux, qui opéra plusieurs fois par le haut, et produisit six ou sept selles. Le vendredi dans la matinée, la petite-vérole commença à paraître sur la figure. L'estomac était un peu soulagé, mais la douleur des reins continuait aussi fort que jamais; la bouche et la gorge étaient très douloureuses, et l'on m'apprit qu'il avait déliré toute la nuit. On lui tira de nouveau 12 onces de sang rouge et fleuri comme celui qui avait été tiré précédemment. Dans l'après-midi, la douleur des lombes étant très forte, on appliqua des ventouses, on fit des scarifications sur cette partie, et l'on donna un lavement qui entraîna beaucoup de matières dures et fétides. Nonobstant tous ces remèdes, le malade n'éprouva aucun soulagement ; le délire, le vomissement et l'agitation augmentèrent, les pustules ne se remplirent point, la bouche s'ulcéra, et l'haleine acquit une odeur désagréable. Le dimanche matin, il devint tout-à-fait stupide et insensible ; il se manifesta des taches noires dans le centre des pustules, et la mort arriva vers le milieu de la journée. A l'ouverture du corps, on trouva la vésicule du fiel énormément distendue et remplie de bile verte, épaisse ; des signes d'inflammation légère à la tunique villeuse de l'estomac, dans les intestins grêles, et à la pie-mère, mais du reste rien d'extraordinaire.

Une jeune demoiselle de quinze ou seize ans éprouva quelque difficulté de respirer et des douleurs de reins, le mardi 24 juin à midi ; elle cacha ses souffrances jusqu'au jeudi, époque à laquelle elle se plaignit de beaucoup de chaleur, de soif, de céphalalgie, de mal d'estomac et d'oppression douloureuse dans les deux côtés de la poitrine. On lui tira ce jour-là 11 onces de sang le matin, 8 onces dans l'après-midi, et 10 le lendemain matin. On lui fit prendre des lavemens, des boissons diluentes, etc. ; son sang ne parut nullement couenneux, et avant la dernière saignée, on aperçut quelque chose de semblable à la petite-vérole sur la figure ; mais l'éruption ne faisait aucun progrès, et le samedi matin tout son corps fut couvert de pourpre. Elle commença alors l'usage du quinquina de deux heures en deux heures, et en prit à peu près six ou sept drachmes. Dans ces entrefaites, elle fut atteinte d'un délire violent, de vomissemens fréquens et d'une grande difficulté de respirer. Le lundi matin, il lui survint une hémorrhagie du nez, qui dura jusqu'à sept heures du soir, époque à laquelle elle mourut toute couverte de taches noires.

Bientôt après, un homme robuste, d'un âge moyen, tomba malade et fut traité de la même manière. Le second et le troi-

sième jours de sa maladie, on lui tira 49 onces de sang. Le troisième jour, l'éruption commença à paraître ; le quatrième, il
rendit quelques cuillerées de sang par le nez, et son corps se
couvrit de taches de pourpre. Les pustules ne s'élevèrent nullement ; il eut un délire continuel, quoique ensuite il fût encore saigné deux fois, et qu'on lui eût appliqué les vésicatoires.
Il mourut le 11.

Ces évènemens malheureux me firent laisser de côté les évacuations abondantes, et je me contentai, à l'avenir, de tâcher
d'alléger les symptômes de la manière ordinaire, par des saignées modérées, des vésicatoires, des anodins, le quinquina
et les cordiaux, lorsqu'ils étaient indiqués : mais, en dépit de
toutes mes tentatives pour sauver ces malades, il en périt plus
que je n'en guéris, et je ne sache pas qu'aucun autre praticien
ait été plus heureux que moi, avant que le temps ait eu cor-
rigé la malignité de cette maladie. En un mot, cette épidémie
de petite-vérole vérifia assez bien le proverbe anglais, qui dit
« qu'il y a une espèce de variole dans laquelle la nourrice ne
» peut tuer, et une autre que le médecin ne peut guérir. »
Puisque, lorsqu'on gagne cette maladie par la voie naturelle,
c'est un effet du hasard si elle est de la bonne ou de la mauvaise espèce, il est évident qu'on doit infiniment honorer la
mémoire de ceux qui les premiers ont introduit la pratique de
l'inoculation dans le royaume d'Angleterre, où la sûreté et
l'innocence de cette méthode a été confirmée par trente années
d'expérience.

Telles sont les remarques que j'ai à offrir au public, concernant
quelques-unes des maladies les plus meurtrières qui attaquent l'espèce humaine, et dont ma position m'a fourni beaucoup d'occasions favorables d'observer la nature et les effets. J'ai rapporté
les bons et les mauvais succès qui ont été la suite des tentatives
que j'ai faites pour les guérir, avec cette fidélité qui convient
dans des affaires qui intéressent d'aussi près la vie de nos semblables. Si les pages qui précèdent peuvent être de quelque
utilité à nos confrères, en leur indiquant ce qui est avantageux ou nuisible dans des circonstances analogues, non-seule-

ment je croirai mes peines bien payées, mais même je m'esti-
merai heureux que le hasard m'ait mis à portée de contribuer
aussi efficacement au bien-être de la société.

Hoc opus, hoc studium, parvi properemus et ampli,
Si patriæ volumus, si nobis vivere cari.

HORAT.

FIN.

REMARQUES

ET

OBSERVATIONS

POUR SERVIR A L'HISTOIRE

DES PHLEGMASIES GANGRÉNEUSES.

REMARQUES

ET

OBSERVATIONS

POUR SERVIR A L'HISTOIRE

DES PHLEGMASIES GANGRÉNEUSES;

PAR BIDAULT DE VILLIERS, D. M. P., ETC.

L'HISTOIRE des phlegmasies gangréneuses laissant encore plusieurs choses à désirer, j'ai cru devoir mettre à profit les occasions plus ou moins multipliées d'observer ce genre de maladies que m'ont offert les localités, et ne point laisser échapper les réflexions fugitives que ces observations m'ont suggérées. Tout récemment encore un évènement imprévu et qui pouvait avoir des conséquences assez graves m'ayant, fourni un certain nombre d'exemples de ces affections, les remarques qui en ont été le résultat, ont donné lieu au travail suivant que j'adresse à la Société de médecine en le soumettant à ses lumières, et dans le désir qu'il puisse être digne de mériter son approbation.

Première observation de *pustule maligne*. M. Blandin fils, jeune homme âgé de 17 ans, d'une constitution robuste et d'une force rare pour son âge, fils de tanneur et ne travaillant pas de cet état, fut atteint, le 29 juin 1813, d'une petite pustule à la joue droite, près l'angle de la bouche, qui lui causait une démangeaison légère, et à laquelle il fit d'abord peu d'attention. Le 30, étonné de voir sa figure enflée, il se rendit chez moi dès le matin afin de me faire examiner son mal. En touchant la tumeur qui était sans changement de couleur à la peau, j'aperçus à son centre un noyau de la grosseur d'une noisette, qui était dur et mobile, et qui présentait vers son milieu un point noirâtre peu étendu ; m'étant soigneusement informé si ce jeune homme avait touché ou manié quelques peaux d'animaux morts du charbon, ou s'il y en avait eu de déposées dans la tannerie de M. son père, on m'assura que non, et que le père qui travaillait continuellement aurait dû être le premier incommodé s'il y en avait eu. Ne pouvant méconnaître le caractère de la maladie qui était évident, je recommandai à la mère du malade, qui l'accompagnait, d'aller trouver un chirurgien, de faire pratiquer des scarifications autour de la tumeur, et d'y instiller quelques gouttes de muriate d'antimoine liquide, promettant de me rendre le soir chez elle, afin d'observer l'état de la maladie. Lorsque je m'y fus transporté, je trouvai le jeune homme au lit avec de la fièvre, et je fus fort étonné d'apprendre qu'on n'avait pas suivi mes conseils, et qu'on s'était borné à appliquer un cataplasme d'oignons de lis cuits sous la cendre, sur la joue, d'après l'avis du chirurgien, qui prétendait par ce moyen résoudre la tumeur. Depuis le matin le mal avait fait beaucoup de progrès : la joue était très enflée ; la dureté s'était étendue et occupait au moins la largeur d'un écu de trois francs ; la lèvre était tuméfiée ; il y avait une aréole d'un rouge violet, dans le centre de laquelle on apercevait un point noirâtre. J'envoyai de suite chercher le chirurgien pour faire en ma présence des scarifications sur la tumeur qui était dure et coriace, sans élévations à la peau. On toucha ensuite les plaies qui en résultèrent avec du *beurre d'antimoine*, et on les recouvrit d'un plumasseau de charpie enduit d'onguent basilicum, et de compresses trempées dans l'eau de sureau à laquelle on avait ajouté de l'eau - de - vie camphrée. Le lendemain, en levant l'appareil, la dureté ne paraissait pas avoir fait de progrès ; la joue était toujours fort enflée, la fièvre moins violente : on toucha de nouveau les plaies avec le muriate d'antimoine liquide, on y appliqua de la charpie trempée dans l'eau-de-vie camphrée, et l'on pansa comme le jour précédent. Le soir, voyant que le mal avait encore fait quelques progrès, je pris la résolution de faire emporter la partie mortifiée, ce qui fut exécuté de suite. Il y eut une hémorrhagie assez considérable, parce que le chirurgien fit pénétrer la pointe de son instrument jusqu'au vif. On remplit l'évacuation qui en résulta de charpie humectée avec le muriate d'antimoine ; on recouvrit le tout de compresses imbibées d'eau-de-vie camphrée : l'hémorrhagie s'arrêta bientôt, et le lendemain on commença à apercevoir des indices de suppuration ; la face désenfla par degrés, la suppuration s'établit complètement. Le 4 juillet l'escharre se détacha laissant la plaie en bon état, et qui se remplissait de bourgeons charnus ; on pansa avec de la charpie sèche, et le 20 juillet la cicatrice était parfaite, sans aucune difformité.

IIe observation de *pustule maligne*. La nommée Suzanne, âgée d'environ 40 ans, fileuse de laine, très pauvre, malpropre, mal vêtue et mal nourrie, vint me trouver le 7 décembre 1818 pour une tumeur dont elle était atteinte à la partie gauche du menton, au-dessous de la lèvre inférieure ; alarmée sur son état, les personnes qu'elle avait vues lui ayant annoncé qu'elle était atteinte de la pustule maligne.

Ce mal s'était manifesté, le 4 décembre, par un prurit dans la partie affectée (1), et, depuis cette époque, il avait pris un accroissement rapide, l'œil du même côté, l'oreille et jusqu'au cou étant douloureux.

Il n'y avait point de changement de couleur à la peau ; on apercevait un point noir au centre d'une enflure, du volume d'une noix, dure et rénitente, et qui paraissait bornée aux tégumens.

Ayant reconnu de suite la nature de cette affection, je pris un bistouri très étroit, et avec sa pointe que j'insinuai dans la petite cavité capillaire de la pustule, je fis en plusieurs sens de

---

(1) Ce jour-là le temps était humide et froid ; il neigea le soir et dans la nuit ; le lendemain le dégel eut lieu, et le surlendemain la gelée se fit sentir ainsi que le froid d'une manière assez intense.

légères scarifications. Le sang coula de suite. Non content
d'avoir employé ce moyen curatif, je pressai en plusieurs sens
la tumeur avec les deux doigts indicateurs recouverts d'un
linge, j'en fis écouler la sanie grisâtre dont elle était imprégnée.
Elle sortit accompagnée de quelques gouttes de sang, et la tumeur, en la comprimant, céda à l'impression des doigts, puis
revint ensuite sur elle-même. Après cette petite opération, je
fis recouvrir la plaie d'un plumasseau enduit d'onguent basilicum. Dès le lendemain, il y eut un suintement léger ; la douleur
de la joue et du cou cessa ; et la suppuration s'étant bien établie
les jours suivans, la malade se trouva guérie ou à peu près le
12 décembre suivant.

Cette affection était-elle bien réellement une pustule maligne,
et n'était-ce pas une tumeur d'une autre nature ?

A coup sûr, ce ne pouvait pas être un furoncle. Elle ne formait pas tête, elle n'était pas rouge et enflammée, enfin la nature grisâtre de la sanie qui en découlait n'était pas celle qui
a lieu dans un phlegmon, qui ne survient jamais sans changement de couleur à la peau. D'ailleurs l'enflure formait un noyau
dans le derme, et paraissait entièrement avoir son siége dans
l'intérieur de la peau. Ensuite, la profession de la malade (1),
son état de misère, tout semble concourir à prouver que cette
espèce de tumeur qui avait été jugée, par les personnes mêmes
étrangères à l'art de guérir, comme une pustule maligne, et
qui en avait tous les caractères, doit être réellement rapportée
à ce genre d'affection gangréneuse.

IIIe observation de *pustule maligne*. Le 20 février 1820,
je m'aperçus qu'il m'était survenu à la main droite, entre le
pouce et le doigt indicateur une pustule miliaire, à laquelle je
ne fis dans ce moment que fort peu d'attention, croyant qu'elle
était due à une piqûre ou à une légère irritation de la peau (2).

(1) Il est probable qu'elle avait manié de la laine d'un animal mort du
charbon, et qu'elle s'était ainsi inoculé la maladie.

(2) Je n'avais touché aucun animal malade, ni cuir, ni matières propres à
transmettre la contagion ; il n'y avait pas de mouches, par conséquent ces

Elle me fit d'abord éprouver quelques démangeaisons, et il en sortit par la pression une sérosité légèrement sanguinolente. Peu à peu ce mal presque imperceptible s'étendit, il s'y forma une espèce de noyau ou de dureté, de la grosseur d'une noisette, ayant son siége dans le derme, à la partie supérieure duquel la pustule anthraciforme se trouvait située. J'en fis sortir à plusieurs reprises, en pressant légèrement, de la sérosité pareille à celle dont j'ai parlé; enfin il se forma une petite escharre déprimée aux environs de laquelle il se manifesta de petites phlyctènes que j'ouvrais de temps en temps, ayant soin d'exprimer par le moyen d'un linge le liquide qu'elles contenaient. Alors, le pourtour de cette pustule se tuméfia et prit un aspect érysipélateux ; la douleur se fit sentir jusqu'à l'avant-bras et même sous l'aisselle; l'escharre s'élargit un peu, et il sortait toujours de son centre par la pression une sérosité ichoreuse. Cependant, au bout de cinq à six jours, l'inflammation gangréneuse se borna, l'escharre commença à se détacher du côté antérieur, et petit à petit elle se sépara dans toute son étendue. Le 26, elle tomba tout-à-fait, laissant à découvert une plaie de la grandeur du bout du doigt, formant une petite excavation, et ne me causant d'autres douleurs que celle que font ressentir les chairs vives, lorsqu'elles sont exposées au contact de l'air. Je la recouvris d'une mouche de taffetas gommé, et le 2 mars la croûte qui s'était formée à l'aide de cette espèce d'emplâtre, commença à se détacher et fut enlevée par le frottement. Deux ou trois jours après, la cicatrice était complète ; elle est restée long-temps rougeâtre et sensible.

Dans ce cas la maladie étant très simple, je n'ai employé aucun remède ni interne ni externe ; je me suis borné à exprimer la matière contenue dans la pustule et dans les phlyctènes qui l'environnaient, en comprimant le noyau au centre sur lequel le mal était situé, afin d'empêcher que, par son sé-

---

insectes ne pouvaient être accusés de m'avoir inoculé le virus charbonneux, et je n'avais dans ce moment aucun malade atteint d'antbrax, de pustule maligne ou d'autre affection gangréneuse.

jour, elle ne produisît de l'irritation, et je n'ai pas même eu recours aux plus légères scarifications.

IVe observation de *pustule maligne*. Jean Michaux, manouvrier, âgé de 25 ans, d'un gros appétit, d'une constitution assez robuste, ayant mangé le jeudi, 26 juin 1817, à souper de la dépouille d'un bœuf mort du charbon (1), et ayant apporté, conjointement avec une femme, dans un linge cette même dépouille (2), fut atteint le lendemain, à la main droite, entre le pouce et le doigt indicateur, de deux pustules malignes qui se manifestèrent de la manière suivante.

Il lui survint d'abord au lieu indiqué une petite pustule qui lui causait une grande démangeaison, et dont il cherchait à se soulager en grattant fortement la place qu'elle occupait, et en exprimant la matière qu'elle contenait, dont il enlevait même avec son ongle de petites portions. Il est probable que c'est à l'aide de cette manœuvre qu'il s'inocula la seconde pustule dans le voisinage de la première. Ne se doutant nullement de la nature de son mal, dont il ne soupçonnait pas la gravité, il se livra comme de coutume à son travail ordinaire. Cependant le samedi 27, sa main enfla, et la circonférence des pustules devint dure et coriace. Il crut alors devoir s'adresser à un chirurgien, qui lui conseilla d'immerger sa main dans une décoction de mauves, remède qui n'était point approprié à la nature du mal, et qui, comme l'on pense bien, n'en diminua nullement les progrès. L'enflure devint de plus en plus considérable, se propagea de la main

---

(1) Ce bœuf, qui faisait partie d'un convoi destiné à l'approvisionnement de Paris, étant tombé malade et s'étant trouvé hors d'état de continuer sa route, celui auquel il appartenait le fit vendre à bas prix; et comme la viande en était belle et bien grasse, il y eut un grand nombre de personnes qui en achetèrent et qui en mangèrent, ignorant d'ailleurs la cause de la mort de l'animal, qu'on avait eu grand soin de cacher.

(2) J'observerai que ce particulier n'avait mangé qu'une seule fois de cette dépouille, tandis que la femme qui lui avait fait partager son repas, qui avait aidé à défaire et à distribuer cette viande, en mangea pendant cinq à six jours sans pain, avec ses enfans, sans en éprouver aucun mal.

au bras ; le lieu occupé par la pustule offrit un point noirâtre et grangréneux, et le lundi 30 le malade ayant voulu
travailler malgré son mal, fut obligé d'abandonner son travail. Le chirurgien qu'il avait appelé lui fit alors des scarifications en divers sens sur le lieu affecté, qui furent suivies
d'un écoulement de sang assez considérable, parce qu'elles
pénétrèrent dans certains endroits jusqu'au vif, et il toucha
les plaies qui en résultèrent avec le muriate d'antimoine liquide, recommandant toujours au malade de plonger sa main
plusieurs fois par jour dans la décoction de mauves, et de l'y
tenir immergée pendant quelques instans.

Le jeudi 3 juillet, ce jeune homme se rendit chez moi,
ayant la main très enflée, ainsi que l'avant-bras, dont la
partie externe était rouge et douloureuse (1) ; la douleur de
tout le membre se propageait jusqu'au creux de l'aisselle
et aux glandes subaxillaires, qui étaient tuméfiées. Il y avait
une escharre gangréneuse à l'endroit qu'occupait la première
pustule, de la largeur d'une pièce de trente sous ; tout à
côté il y en avait une autre large comme un centime. Je
les fis toucher l'une et l'autre avec de la charpie imbibée
de muriate d'antimoine liquide, et fomenter la main ainsi
que le bras avec une infusion de fleurs de sureau à laquelle
on avait ajouté une forte proportion d'eau-de-vie camphrée. On recouvrit le mal d'un plumasseau de charpie enduit d'onguent basilicum, et l'on mit sur toute la partie
dorsale de la main une compresse trempée dans de l'eau-
de-vie camphrée pure, puis le malade avala un verre de
vin dans lequel on avait délayé un demi-gros de thériaque.
Dans la nuit il souffrit beaucoup ; l'enflure augmenta encore,
mais paraissait plus molle. Le vendredi 4, en se levant, il eut
une faiblesse ; l'ayant fait admettre ce jour-là même à l'hôpital, je fis toucher de nouveau les escharres avec le caustique et panser comme précédemment, puis à cause de l'état
du pouls, qui était mou et peu régulier, j'ordonnai une dé-

---

(1) Cette rougeur, comme celle de l'érysipèle, disparaissait par la pression.

coction de quinquina, ayant fait prendre une nouvelle dose de vin avec de la thériaque, en attendant qu'on eût préparé cette décoction d'écorce du Pérou. Le soir je fis enlever du centre de la plus grande escharre quelques portions de chair sphacélée, et toucher le reste avec l'acide muriatique concentré : le malade avait eu dans la journée des vertiges et les yeux embarrassés. Le 5, quoique le bras fût toujours fort enflé et rouge à sa partie externe, l'enflure était plus molle, le mal paraissait bien circonscrit, et l'on commençait à apercevoir de légers indices de suppuration. Le 6, il avait sué dans la nuit, avait appétit ; le pouls était bon et bien développé : continuation des mêmes remèdes, alimens légers. Le 7, le bras était en partie désenflé et avait perdu de sa rougeur ; la suppuration commençait à se manifester ; la douleur était bornée aux endroits affectés ; je fis discontinuer la décoction de quinquina. Le 8, la nuit avait été bonne, le malade avait dormi ; la plaie était bien circoncrite ; il n'y avait plus de rougeur, qu'autour des escharres ; le pouls était bon et bien régulier, l'appétit excellent. Le 9, la suppuration était entièrement établie, et le bras presque totalement désenflé. Le 10, il se détacha des portions d'épiderme autour de la plaie, qui furent excisées. Le 11, les escharres commençaient à céder sur les bords. Le 12, suppuration bien établie, main totalement désenflée. Le 14, la plus petite escharre était tombée. Le 16, celle qui restait était vacillante et paraissait vouloir se détacher. Le 18, elle n'était plus adhérente que par des filamens de tissu cellulaire légers, qui furent excisés, sans douleur et sans effusion de sang, à cause de la mauvaise odeur qu'elle répandait. La plaie était belle et se remplissait de bourgeons charnus ; la suppuration de bonne qualité. On pansa avec de la charpie sèche après avoir détergé l'ulcère avec de l'eau de roses. Les jours suivans, la plaie fit de nouveaux progrès vers la cicatrisation, qui fut complète dans les premiers jours du mois d'août.

Il y eut plusieurs autres personnes affectées de cette maladie par la même cause. Le nommé Tabourier, qui aida le boucher à dépouiller ce bœuf, en fut atteint à un doigt ; mais il réprima dès le principe le mal dont il n'ignorait pas la nature, de sorte qu'il en fut peu incommodé.

La femme Laurent l'eut à la figure. Le chirurgien qui la soigna ayant voulu enlever l'escharre de force avant qu'elle ne détachât d'elle-même, lui causa beaucoup de douleur, et par ce moyen prolongea la durée de la maladie.

La femme Fondard en fut attaquée à la main droite, et assez molestée.

Le petit Boudet, âgé de 4 ans et demi, l'ayant eue à la paupière, à la suite de la petite-vérole, et cette circonstance ayant concouru à faire méconnaître la nature de la maladie, à cause de celle qui l'avait précédée, et dont on la considéra comme une suite, fut opéré par excision lorsque la tumeur avait déjà fait un certain progrès, et mourut peu de jours après l'opération, ayant la tête énorme, le corps froid, etc.

La femme Bouriquant, qui l'eut à l'avant-bras, ayant été prise un peu tard, faillit en mourir. Après sa guérison, il lui resta de la difficulté à mouvoir le membre, et une rétraction des fléchisseurs des doigts.

M. Lardet fils, que la pustule atteignit à l'angle de la mâchoire (1), s'étant obstiné à en méconnaître la nature, fut un des plus molestés, parce que les secours de l'art ne lui furent administrés que lorsque la maladie avait déjà fait des progrès assez considérables. Il eut à la suite de sa pustule maligne une inflammation interne que le chirurgien qui le soignait jugea avoir son siége à la vessie ; il maigrit beaucoup, et plus de deux mois après l'invasion de la première maladie, il était encore pâle et défait, souffrait du ventre, éprouvait des borborygmes et des douleurs de colique qu'il attribuait à des vents. Cette affection morbifique, qui succéda à la pustule, en fut-elle la suite nécessaire, ou bien doit-on la considérer comme lui étant entièrement étran-

---

(1) Ce marchand épicier avait touché et fondu le suif du bœuf malade.

gère ? C'est ce qu'il me paraît assez difficile de décider. Voici
à peu près quel en était le caractère : Très fréquemment, soit
dans la journée, soit dans la nuit, le malade était tourmenté de spasmes intestinaux, avec des gargouillemens qu'il
était facile d'entendre ; en mettant alors la main sur l'abdomen, on sentait les circonvolutions des intestins qui se
dessinaient très exactement, et l'on pouvait même les distinguer à travers les parois abdominales (1). Ce dérangement des organes digestifs était accompagné de coliques, de
bruissemens après avoir mangé, de constipation, quelquefois même de vomissemens. La face était tirée ; il y avait
amaigrissement considérable et un appétit auquel le malade
avait peine à résister. Lorsqu'il avait mangé, il était souvent obligé de se jeter sur son lit pour favoriser la digestion.
Tous ces symptômes indiquaient assez clairement une affection organique du tube intestinal, telle qu'un rétrécissement,
par exemple, d'un point de ce canal. Ce malade étant mort
le 19 septembre 1818, après être tombé dans le marasme et
l'amaigrissement le plus complet, l'ouverture du cadavre confirma le prognostic que j'avais porté, et présenta un rétrécissement de l'intestin grêle.

Melle Lobrot eut la pustule à l'extrémité du nez ; on lui fit
de bonne heure de légères scarifications, et l'on eut recours à
l'application du caustique, ce qui empêcha les accidens ultérieurs de se manifester. Au bout de six semaines, la cicatri
sation était complète et sans difformité apparente.

---

(1) Il n'y a pas de doute que la pustule maligne et le charbon ne puissent
se manifester à l'intérieur. Diemerbroeck a vu l'estomac attaqué de charbon.
(*De pest.*, l. IV, hist. 15.) Il y a dans les cabinets de la Faculté de Médecine de Paris, une pièce modelée en cire pour montrer une altération de
l'estomac par la pustule maligne. Viricel rapporte dans un discours qu'il
a prononcé à l'Hôtel-Dieu de Lyon, lorsqu'il en était chirurgien, le cas
d'un malade qu'il avait traité d'une pustule maligne par la cautérisation,
et qui néanmoins mourut. A l'ouverture du corps, on trouva une nouvelle
pustule maligne dans l'intestin colon, que l'on regarda avec raison comme
la cause de la mort.

Mme Dussert en fut atteinte à la partie dorsale de la main, et l'attaqua dès les commencemens par le caustique, de sorte qu'elle en fut si peu incommodée, qu'elle ne s'alita même pas.

J'ai vu un seul particulier se plaindre de vertiges et de maux de cœur, après avoir mangé pendant cinq à six jours consécutifs de cette viande; mais je n'en ai vu aucun attaqué de diarrhée fétide, d'inflammation de l'estomac, et des autres symptômes indiqués par MM. Enaux et Chaussier. Plusieurs cependant ont été atteints d'envies de vomir, de douleurs de tête, de flux de ventre et même de furoncles. Mme Lobrotz m'a assuré que lorsqu'elle eut appris par la commune renommée que le bœuf en question était mort du charbon, elle s'empressa de jeter la viande qui lui en restait, et que son chien et son chat l'ayant mangée, le premier n'en ressentit aucun mal, mais le second en éprouva des évacuations par haut et par bas, qui le rendirent extrêmement maigre, et dont il fut long-temps à se remettre. Dans ce cas, pourquoi l'un de ces animaux fut-il affecté de préférence à l'autre? La viande était la même, elle était crue; on ne peut donc pas, comme dans le cas cité par M. Gilbert (1), attribuer à la cuisson la destruction du principe délétère, et il faut convenir que si l'action de cuire les viandes infectées produisait cet effet, on ne devrait pas mettre l'ingestion au nombre des voies de communication, parce que nous ne mangeons jamais que des viandes cuites.

Tous les individus dont nous venons de faire l'énumération avaient touché et mangé de la viande infectée, les uns plus, les autres moins; et l'on sut, malgré tout le soin que l'on mit à cacher la vérité, que le bœuf dont elle faisait partie était mort de la fièvre charbonneuse, ou du charbon malin, ou que s'il n'était pas mort tout-à-fait, on l'avait achevé peu de temps avant qu'il expirât. Chez plusieurs d'entre eux, la maladie ne se manifesta que douze à quinze

____

(1) Recherches sur la cause des maladies charbonneuses, pag. 28.

jours après le contact ou l'ingestion. Beaucoup de gens mangèrent impunément de cette même viande (1) sans en éprouver aucune incommodité; les personnes qui la découpèrent, la vendirent et la détaillèrent, n'en furent nullement affectées, quoique bien certainement le contact ait été réitéré un plus grand nombre de fois, et sur une surface bien plus étendue chez elles que chez la plupart de ceux qui en furent atteints. Qu'en doit-on conclure? faut-il pour cela nier le caractère contagieux de la maladie? N'est-il pas plus simple et plus naturel d'avouer que, dans ce cas, comme dans beaucoup d'autres qui se présentent journellement à notre observation, le vice contagieux a besoin pour se reproduire de trouver chez les sujets des dispositions propres à favoriser sa reproduction, et dont nous ignorons l'essence. Il me paraît assez probable qu'il en est de même des miasmes reproducteurs des affections morbifiques, *semina morborum,* que des graines des végétaux, des semences des animaux que la nature enfante avec une telle prodigalité, qu'il n'y en a que la moindre partie qui germe et qui prospère. L'exemple de gens qui s'exposent tous les jours impunément à la contagion de certaines maladies, tandis que d'autres ne peuvent le faire avec la même impunité, me semble singulièrement propre à prouver la justesse de cette comparaison.

Dans cette circonstance, la pustule maligne avait une marche moins rapide que dans beaucoup de cas où elle devient funeste au bout de vingt-quatre ou trente-six heures; elle était à peu près trois jours à acquérir assez de gravité

---

(1) Ce n'est point exagérer d'en porter le nombre à trois cents, d'après l'espèce d'empressement que l'on mit à enlever cette viande, dont l'apparence était belle, et dont on ne soupçonnait pas la mauvaise qualité; cependant il n'y eut que douze ou quinze personnes d'infectées. On a voulu argumenter de l'état des chairs, pour prouver que l'animal était sain; mais tous les jours il arrive que des bestiaux morts du charbon malin ont les chairs très belles, à l'exception du lieu où existe la maladie locale, qui est très circonscrit, et qu'il est bien facile d'enlever et de faire disparaître. J'en ai encore vu dernièrement un exemple frappant.

pour que les malades jugeassent qu'ils étaient attaqués d'une affection sérieuse ; elle n'atteignait guère son plus haut période qu'au bout de six jours, et la suppuration se manifestait rarement avant le neuvième jour, lorsque la maladie avait été convenablement traitée, et qu'on n'étouffait pas le mal dans son principe, car alors on arrêtait tout développement ultérieur. Un médecin du pays, fondé sur ce caractère de lenteur qui n'est point ordinaire, quoique cependant il ne soit pas sans exemple, prétendit que ce ne pouvait être la pustule maligne, mais une espèce d'anthrax ; mais, abstraction faite des symptômes et du caractère spécifique de cette pustule, qui sont faciles à saisir, qu'y a-t-il à gagner à ce changement de dénomination ? rien, puisque le charbon n'est guère moins grave que la pustule, et a été considéré par plusieurs auteurs comme une espèce ou une variété de cette phlegmasie gangréneuse.

M. le baron Boyer, tout en convenant que la pustule maligne peut être communiquée à l'homme par les animaux malades du charbon, prétend que ceux qui ont considéré cette pustule comme une variété de l'anthrax, sont tombés dans l'erreur, et que ces deux affections ne doivent point être confondues, quoiqu'elles présentent des traits de conformité extérieure. Il se fonde sur ce que, dans la pustule maligne, la cause et le mode d'action du virus sont toujours externes, tandis que, dans le charbon, la plupart du temps, l'affection locale est précédée de l'affection générale ; mais rien, je l'avoue, ne me paraît plus propre à prouver l'identité de ces deux maladies que la reproduction de la pustule maligne par le charbon, et tous les jours il arrive que des bestiaux atteints de cette phlegmasie gangréneuse guérissent par un traitement purement local ; on ne manque point non plus d'exemples d'anthrax dont la cause est extérieure, et qui ne sont point précédés d'affection générale.

Dans cette conjoncture, la maladie était-elle due au contact ou à l'ingestion, ou bien à ces deux causes réunies ?

si l'on doit l'attribuer au contact, pourquoi des individus qui n'ont touché qu'une seule fois et légèrement la viande suspecte ont-ils été infectés, tandis que d'autres qui l'ont maniée, qui ont eu les mains et même les bras ensanglantés, n'en ont pas été atteints? Il est facile d'en dire autant des gens qui ont mangé de cette nourriture malsaine; mais ce qui pourrait faire soupçonner que cette cause (1) a concouru à la production de la maladie, c'est qu'elle s'est manifestée chez certains sujets environ quinze jours après la vente de la viande, à une époque par conséquent où il n'en existait plus chez aucun particulier. D'un autre côté, ce qui dépose en faveur du contact, c'est qu'elle n'a guère attaqué que les parties découvertes et les plus exposées à l'action extérieure et locale du virus charbonneux. Quant au moyen de communication par la respiration, que Schwilgué a mis au rang des voies par lesquelles ce virus peut se propager, je doute que l'on puisse citer des faits en sa faveur, et je serais presque tenté de le considérer comme chimérique; il me paraît assez difficile de concilier cette assertion, que Schwilgué n'a fait que répéter avec l'opinion d'un auteur qui prétend que : « Les organes de la digestion et de la res- » piration ont, jusqu'à un certain point, la propriété de dé- » truire ou du moins d'affaiblir les effets des délétères pu- » trides, etc. » Ces deux opinions opposées, quant à ce qui concerne la respiration, me paraissent également dénuées de fondement.

J'aurais bien pu rapporter un plus grand nombre d'histoires de cette pustule maligne, qu'une fraude de la même nature que celle dont je viens de parler, a occasionée dans

---

(1) Buchan rapporte qu'un homme qui se rendait à l'hôpital de Lyon, ayant un charbon (il désigne sous ce nom la pustule maligne), dit qu'il le devait à l'imprudence qu'il avait eue de manger d'une vache morte de cette maladie. Il paraît d'ailleurs constant, d'après le témoignage de P. Kircher, de MM. Paulet, Brasier, Barberet, Bertin, Goheir, etc., que les chairs des animaux atteints de maladies charbonneuses ne peuvent être employées impunément à l'alimentation.

un village voisin de cette ville (Saulieu), et qui a fait quelques victimes ; mais comme toutes ont présenté à peu près le même caractère, en offrant seulement des nuances particulières et purement accidentelles, j'ai préféré offrir quelques remarques qui m'ont été suggérées par mon expérience en cette matière et mes méditations, et que j'abandonne au jugement des praticiens observateurs.

Les phlegmasies cutanées gangréneuses, ainsi que l'a déjà fait observer M. Bayle avant moi (1), offrent bien certainement un genre, ou, si l'on veut, une petite famille naturelle de maladies que, sous le rapport de la pathologie, il est assez difficile de séparer, et que, dans un cadre nosologique, on ne peut cependant réunir sans disparate et sans anomalies (2).

Ce genre paraît devoir être composé de trois espèces distinctes, qui sont l'*anthrax* ou charbon, la *pustule maligne* ou gangréneuse (3), et l'*érysipèle gangréneux*. Voici comment j'arrangerais ces différentes espèces :

---

(1) Un auteur, qui n'avait sans doute pas lu M. Bayle, a dit : Telle est la pustule maligne observée en Bourgogne par la docteur Bayle ; ignorant que ce dernier n'a point observé de pustule maligne en Bourgogne, mais dans le département des Basses-Alpes.

(2) Ces anomalies, qui s'opposent à la coordination des espèces, prouvent ce qu'a dit Sauvages dans les prolégomènes de sa Nosologie méthodique : *Genera et species morborum sunt notiones abstractæ; nec enim dantur in universo tum genera, tum species, sed tantum individua.*

(3) Le nom de *pustule gangréneuse* paraissant convenir infiniment mieux à cette maladie que celui de *pustule maligne* (puce maligne), je suis surpris que les médecins néologistes n'aient point songé à le substituer à cette dernière dénomination, qui indique d'ailleurs assez bien le caractère insidieux de cette affection.

Genre. *Phlegmasies cutanées gangréneuses.*

Espèces.

1re. Anthrax ou charbon.	{	Charbon bénin. Charbon malin. Charbon pestilentiel. Anthracose. Glossenthrax.
2me. Pustule maligne.	{	Essentielle ou non contagieuse. Communiquée par contagion des ani- maux à l'homme, ou directement. Jaswa Morewais.
3me. Erysipèle gangréneux.	{	Par l'intervent. d'un principe délétère. Avec œdème. Sans œdème.

Les caractères spécifiques de ces espèces ayant été décrits par les divers nosologistes, je ne m'occuperai nullement de les retracer, ne voulant pas d'ailleurs m'ériger en maître dans une partie de l'art de guérir dont je ne me dissimule pas les difficultés, et qui exige pour la posséder à fond une expérience consommée, de longues méditations, et des connaissances très étendues, non-seulement en Médecine, mais dans les sciences accessoires. J'ai réuni ces diverses espèces sans égard à leurs rapports et à leur affinité à la Médecine externe ou interne ; car, à le bien prendre, elles me paraissent toutes appartenir à cette dernière, et être du domaine de la Chirurgie.

Ce genre (1) doit être placé dans l'ordre des phlegmasies

---

(1) On pourrait former un autre groupe par la réunion de l'angine gangréneuse, que certains auteurs ont désignée sous le nom de *carbunculus anginosus*, de l'affection gangréneuse de la bouche ou érosion des joues des enfans, de la maladie de même nature qui survient aux parties génitales des filles en bas âge, *necrosis infantilis* de Sauvages, de la *fégarite* observée par les médecins français en Espagne, du millet confluent, de la pourriture d'hôpital ou gangrène nosocomiale, de la gangrène sénile, de celle de Pott, de l'ergotisme.

cutanées et dans la classe des maladies inflammatoires, quoiqu'il n'ait point le caractère qui appartient plus spécialement
à cette classe ; que l'inflammation préliminaire ne soit pas
bien tranchée, et que la gangrène soit tellement essentielle
que jamais il n'arrive ni résolution, ni suppuration de la
partie primitivement affectée, mais toujours sa mortification
et parfois seulement l'inflammation des parties vivantes qui
l'avoisinent.

Les caractères du charbon ou anthrax ont été décrits par
Pline et Celse, ainsi que par leurs successeurs. Ceux de la
pustule maligne ont été très bien tracés par MM. Enaux et
Chaussier, qui ont profité du travail de leurs devanciers (1),
et dont on n'a fait que répéter depuis la description dans
les livres. C'est à tort, ce me semble, qu'on a voulu établir
une variété nouvelle de cette maladie (2), à laquelle on a
donné le nom de *déprimée*; cette dépression étant en général
particulière à l'espèce, et la proéminence qu'on a observée
quelquefois n'étant qu'accidentelle et produite par le bour-
soufflement du tissu cellulaire, lorsque l'escharre est peu
compacte, ainsi que je l'ai vu moi-même dans plus d'un
cas.

La variété non contagieuse observée par M. Bayle (3), et

---

(1) M. Leroux, qui était leur compatriote, leur a reproché d'avoir mis à
contribution presque d'un bout à l'autre l'ouvrage de M. Thomassin, qui a
partagé le prix de l'Académie de Dijon, en 1780, sur la pustule maligne.
Voyez un petit ouvrage de ce chirurgien célèbre, intitulé: *Traitement local de la rage et de la morsure de la vipère.* Édimbourg (Dijon), 1785.

(2) M. Schwilgué, dans son *Manuel médical*, a admis, sur la foi d'au-
trui, plutôt que d'après l'observation, trois variétés de cette affection gangréneuse : 1re variété, proéminente; 2me variété, déprimée; 3me variété,
non contagieuse.

(3) M. Marjolin, auteur de l'article Charbon du *Dictionnaire de Médecine*, prétend que la pustule gangréneuse observée par M. Bayle dans le
département des Basses-Alpes, n'était qu'une variété du charbon. Il en
donne pour raison, que cette affection, survenue à la suite de fortes chaleurs, s'était déclarée sans qu'il y eût eu aucun animal affecté de charbon
ou de pustule maligne.

qui paraît ne point être le résultat de la communication des animaux à l'homme, étant fondée sur des histoires particulières, mérite quelques considérations ; et si l'on ne doit pas l'admettre avec trop d'empressement, au moins ne faut-il pas la rejeter sans avoir de raisons suffisantes pour le faire. M. le professeur Boyer a révoqué en doute cette variété de la pustule maligne, dépendante d'une cause interne épidémique, et non contagieuse, d'après des considérations assez plausibles d'ailleurs, mais qui cependant ne sont point péremptoires. Bien certainement, selon moi, les observations seules de M. Bayle ne suffisent pas pour l'établir, parce qu'elles sont trop peu nombreuses, et qu'elles laissent encore quelque chose à désirer ; mais c'est au temps et à l'expérience à prouver ce que le raisonnement sans les faits ne peut démontrer complètement.

J'ai eu occasion de remarquer qu'il existe des lieux où la pustule maligne est tellement endémique, qu'il y a très peu d'individus qui échappent à son atteinte dans le cours de leur vie, et qu'elle attaque deux fois dans plus d'un cas les mêmes personnes. Je pourrais citer pour exemple de ce fait un village situé à l'est de cette ville (Saulieu), et placé sur une montagne élevée, de sorte que la cause assignée à cette maladie par MM. Enaux et Chaussier ne peut lui être applicable, à raison de sa position topographique, de son élévation au-dessus du sol, et de son éloignement des eaux (1). Dans ce cas, comment expliquer la transmission de ce mal des animaux à l'homme, surtout parmi ceux qui n'ont aucun rapport avec les bestiaux, et qui cependant n'en sont point exceptés ? On n'a pour ressources que le transport du virus contagieux par le moyen des insectes (2) ; mais combien cette

_____

(1) Il est probable qu'en cela il y a quelque rapport de localité avec ceux indiqués par M. Bayle, très froids, a-t-il dit, mais dont il n'a pas indiqué la situation, soit sur une montagne, soit dans une vallée, soit en plaine, et qui, situés dans un pays montueux, sont sans doute placés sur une hauteur.

(2) Quant à l'opinion de MM. Maret, Leroux et Fournier, de Dijon,

ressource doit paraître faible et insuffisante, lorsqu'on voit qu'un grand nombre d'individus, qui ont eu plusieurs parties du corps exposées au contact de la chair et du sang d'un animal qui était bien certainement mort du charbon malin, et qui en ont fait leur nourriture pendant plusieurs jours, n'en ont éprouvé aucune indisposition !

Des auteurs qui ont écrit d'après des vues purement hypothétiques ont prétendu, sans en administrer la preuve, que l'absorption des substances animales et végétales en putréfaction donne souvent lieu au développement de la pustule maligne, de l'érysipèle gangréneux, du charbon et même de l'angine gangréneuse; que ces maladies sont, pour ainsi dire, endémiques dans certaines contrées, où elles exercent leurs ravages à des époques plus ou moins marquées; que ces contrées sont celles où la chaleur est réunie à l'humidité, où l'air se renouvelle difficilement, où croupissent des eaux bourbeuses, où on laisse pourrir à l'air des substances animales, où l'on attache peu de prix à la propreté (1); que les lieux où l'on fait rouir le chanvre en abondance favorisent le développement des pustules malignes, et qu'il n'est pas douteux qu'elles ne deviennent plus fréquentes et plus dangereuses en Bourgogne à cette époque. Si ces causes assignées à la pustule maligne étaient réelles, il est certain qu'elle devrait être beaucoup plus commune et plus générale qu'elle ne l'est réellement; et je puis assurer avoir habité des lieux dans cette province où l'on fait rouir annuellement le chanvre en assez grande quan-

---

que la pustule maligne est produite par un insecte, *sui generis*, en vertu d'un ferment putride ou d'un venin déposé sur la peau par cet insecte inconnu, elle me paraît tout-à-fait dénuée de fondement, et seulement tirée de l'analogie. Dans les provinces méridionales de la France, le peuple fait dépendre des blessures des taons certaines pustules malignes ou anthraciformes, que, dans son langage vulgaire, il appelle *un méchant*.

(1) On a répété et l'on répète encore tous les jours le même argument, pour expliquer la production de plusieurs autres maladies dont on ne connaît pas mieux les causes que de celle-ci, et entre autres pour le typhus, la fièvre jaune, la peste d'Orient, etc.

tité, sans que j'aie vu à cette époque se manifester une seule maladie de ce genre. Il suffit d'ailleurs de réfléchir un instant à ces assertions hasardées, pour s'apercevoir qu'elles ne sont point le fruit de l'observation et la conséquence rigoureuse des faits.

Il m'a toujours paru assez probable que la pustule maligne, qui est souvent communiquée des animaux à l'homme par le contact immédiat du virus, ou celui de la chair et du sang, et chez lesquels elle se développe en vertu de causes qui nous sont à peu près inconnues, pourrait bien sous le même ciel et sous l'influence des mêmes causes, qui, selon toute apparence, ne doivent pas être entièrement attribuées à la nourriture, attaquer spontanément l'espèce humaine, et que par conséquent elle n'était pas toujours le résultat de la contagion produite par le contact de la chair, du sang, ou des autres parties des animaux malades, ou par l'application du virus, de quelque source qu'il provienne. Ce qu'il y a de certain, c'est que le *clou,* le *charbon malin,* le *feu,* auxquels les troupeaux sont sujets, sont rarement épidémiques, mais souvent sporadiques et presque toujours endémiques, et qu'il arrive journellement qu'un animal en soit atteint dans une écurie, sans que tous ceux qu'elle renferme en soient infectés (1). Si l'on joint à toutes ces raisons, qui ont déjà quelque poids, les diverses observations recueillies par M. Bayle, et celles que j'ai faites ou qui se sont présentées à moi depuis que j'exerce l'art de guérir, l'opinion que je viens d'émettre, et qui d'ailleurs n'est pas nouvelle, puisque l'on a déjà remarqué que cette maladie survient aussi quelquefois spontanément sans qu'il soit possible d'en assigner la cause productrice, ne paraîtra nullement ridicule, surtout si l'on considère que l'anthrax se manifeste

(1) Les affections gangréneuses inoculées des animaux à l'homme, sont toujours très graves; mais il paraît qu'après avoir reproduit chez l'homme des maladies analogues à leur nature, elles ne s'étendent pas ensuite d'une manière épidémique, quand bien même elles seraient épizootiques, et qu'elles se bornent à l'individu immédiatement affecté, si l'on a soin d'éviter la transmission du virus, qui peut s'opérer par le contact immédiat.

de cette manière et sans le concours de la contagion ; mais elle est encore appuyée sur des faits trop peu nombreux pour faire loi : et si l'on ne veut s'exposer à revenir sur ses pas en Médecine, il est nécessaire, avant de tirer des conséquences générales des faits, quelle qu'en soit la nature, d'en rassembler une masse suffisante, et de l'authenticité desquels il ne soit pas permis de douter.

Certains auteurs ont attribué l'origine de la pustule maligne aux fourrages de mauvaise qualité dont les animaux avaient été nourris ; mais M. Fodéré a vu, dans les recherches qu'il a faites à ce sujet, que cette cause n'est pas la seule ou qu'elle n'est pas suffisante ; que la pustule maligne naissait plus particulièrement dans des circonstances épidémiques, et qu'elle était endémique dans certaines contrées, tandis qu'elle ne se montre pas dans d'autres où il y a néanmoins de mauvais fourrages. En parcourant la chaîne des Alpes-Maritimes en 1801, il m'apprit que, dans les vallées de la Visubie et de la Tinée, on était sujet, de temps immémorial, à un véritable charbon ou anthrax qui attaque toutes les parties du corps, tant de la face que des membres et du tronc. De prime abord, il en attribua la cause, soit aux suites des épizooties précédentes, soit à la stagnation de l'air froid et humide de ces vallées ; ayant ensuite pareillement observé cette maladie le long des chaînes élevées des cols de Pal et de Senestre, il abonda dans le sens des personnes qui en attribuaient la cause à la malpropreté, et surtout à ce que les habitans se servent pendant les nuits des mêmes couvertures qu'ils mettent le jour sur leurs bêtes de somme ; et ce, avec d'autant plus de raison, que ces montures sont elles-mêmes aussi très sujettes au charbon, et que les gens aisés sont ceux qui en sont le moins souvent attaqués, disait-on ; mais cette opinion cessa encore de le satisfaire, quand, parcourant d'autres vallées où il y avait la même malpropreté, il n'y rencontra plus la même maladie.

L'affinité qui existe entre l'anthrax et la pustule maligne n'est pas équivoque ; elle est telle, que des gens de l'art instruits et exercés ont confondu plus d'une fois ces deux maladies et les ont prises l'une pour l'autre, ce qui est sans inconvénient, puisque le traitement est analogue. Quant à celle de l'érysipèle avec les deux espèces précédentes, elle est plus éloignée ; mais si l'on considère que cette phlegmasie cutanée débute souvent par une tache rougeâtre et qui acquiert graduellement de l'étendue à mesure que le mal fait des progrès, ainsi que le prouve l'érysipèle des nouveau-nés, dont l'enflure est d'abord peu considérable, et devient promptement dure et gangréneuse ; que cette enflure dans la pustule maligne est souvent rouge, non précisément dans le voisinage du mal, mais à une certaine distance ; qu'elle disparaît sous le doigt qui la presse ; que l'érysipèle peut se terminer par la gangrène ; qu'il s'y manifeste aussi des phlyctènes ; que le gonflement de la peau a une dureté et une élasticité particulières ; on se convaincra facilement que ces maladies ont un caractère commun et par leurs symptômes et par leur terminaison. Il est arrivé plus d'une fois aux observateurs peu attentifs de prendre la pustule-maligne pour un érysipèle. M. Boyer cite un exemple d'une pareille méprise ; j'en ai vu et j'en pourrais citer plusieurs autres qui ont été funestes aux malades. Cette analogie de l'érysipèle avec la pustule maligne, surtout de l'érysipèle miliaire et pustuleux, a été signalée par MM. Enaux et Chaussier, qui ont indiqué les caractères propres à les faire distinguer l'une de l'autre. Ils ont vu le virus carbonculeux étendu sur une grande surface causer un érysipèle gangréneux (1), et ils ont observé que chez les personnes d'un tempérament bilieux et mélancolique, dont la fibre est sèche et ferme, la pustule maligne semble participer davantage de la nature de l'érysipèle.

Il n'y a pas d'apparence que l'érysipèle gangréneux, dont il est spécialement question ici, et qui a souvent une marche

---

(1) Un homme ayant fait l'ouverture d'un bœuf mort du charbon, porta ses mains teintes de sang à son visage naturellement couvert de boutons : bientôt il y survint un érysipèle qui prit un caractère absolument charbonneux ; le frisson et les maux de cœur, la syncope et la mort suivirent de près le contact du sang de cet animal.

rapide, se termine dans tous les cas par la gangrène, à cause qu'il est compliqué de fièvre adynamique ou ataxique (1); sans nier la possibilité de ces complications auxquelles on a donné le nom de fièvres érysipélateuses, malignes et pestilentielles, et dont on a observé des épidémies meurtrières, cette manière de voir me paraît trop rétrécie, et manquer de l'exactitude rigoureuse avec laquelle on doit procéder en Médecine (2). Le propre de ces fièvres primitives n'est pas de produire toujours la gangrène et le sphacèle, et ce ne peut être à cause de sa complication avec elles que l'érysipèle des enfans nouveau-nés affecte plus souvent que les autres espèces d'érysipèles ce mode de terminaison funeste, puisque l'on a remarqué que cet âge est plus particulièrement exempt de ces espèces de fièvres. M. Bayle a d'ailleurs vu, ainsi que moi, des érysipèles gangréneux dans lesquels l'enflure crépitait sous le doigt qui la comprimait, et dont la suppuration, ainsi que l'apparence du tissu cellulaire sphacélé, ne différaient presque pas de ce qui a lieu dans les pustules malignes. Dans ce cas, l'absence des signes propres à caractériser les fièvres adynamiques ou ataxiques, l'a porté à penser, comme je le pense, que toutes ces maladies gangréneuses sont des espèces du même genre; que la fièvre, lorsqu'elle existe, est purement symptomatique, et,

---

(1) J'ai eu tout récemment sous les yeux un exemple propre à me prouver la fausseté de cette assertion trop générale. J'avais à l'hôpital de cette ville une femme âgée de 80 ans, qui était atteinte d'un érysipèle au bras droit; l'inflammation érysipélateuse était très intense et tirant sur le violet; la fièvre devint adynamique; il y eut délire, langue fuligineuse, déjections involontaires et fétides; des escharres gangréneuses sur la région du sacrum; mais il ne se manifesta aucun signe de gangrène, ni de mortification à l'érysipèle du bras, qui était extrêmement douloureux, et parcourut ses diverses périodes malgré l'âge avancé de la malade, et malgré la fièvre de mauvais caractère qui survint pendant la durée.

(2) Indépendamment du vice inhérent à cette manière particulière de voir, il me semble qu'elle tend à induire en erreur les jeunes praticiens, parce que, lorsqu'ils n'observent pas de signes propres à indiquer la présence de l'une ou de l'autre de ces fièvres, ils ne soupçonnent point l'issue funeste de la maladie, et ne prennent aucune mesure énergique pour l'empêcher.

sous ce rapport, diffère essentiellement des fièvres primitives; enfin, qu'elle doit être considérée comme celle qui accompagne les diverses espèces de phlegmasies (1). La médication, lorsque le mal n'a pas fait des progrès très avancés et qui sont au-dessus des ressources de l'art, doit être en partie générale et en partie locale, afin de borner par le moyen des topiques les développemens ultérieurs de la gangrène et de la mortification. Les cataplasmes stimulans et toniques, même les caustiques, conseillés par Celse dans les cas d'érysipèle gangréneux ou suppurant, et les scarifications, doivent y être employés, selon la remarque de Burserius et du docteur Garthshore, qui a fait usage avec succès, dans l'érysipèle gangréneux des nouveau-nés, de compresses trempées dans l'esprit-de-vin camphré. On doit administrer intérieurement les médicamens fortifians, les cordiaux, les antiseptiques, particulièrement le quinquina, le vin, etc.

J'observerai que je préfère ordinairement, dans la pustule maligne, à l'extirpation jusqu'au vif, qui est très douloureuse et n'est pas toujours sans inconvéniens, ainsi qu'aux scarifications recommandées par les auteurs, l'enlèvement en forme de cône, pratiqué dans les parties mortifiées et le plus près qu'il est possible des chairs vivantes, sans toutefois les atteindre, parce que cette méthode a le double avantage de n'être point douloureuse et de favoriser l'action du caustique, de l'étendre également sur la partie affectée, et que l'on peut

---

(1) Mais que deviendront les méthodes de classification qu'on a fastueusement décorées du nom d'analytiques, si, considérant plutôt les affinités et les rapports des maladies sous le point de vue thérapeutique que sous celui de l'enchaînement, de la coordination des genres et des espèces, nous négligeons de resserrer dans un même cadre toutes ces affections ou leurs variétés auxquelles on a donné la même dénomination? Il en résultera nécessairement des disparates choquantes; et l'élégance, la simplicité, l'ensemble du système de nosologie en souffriront. Peu nous importe; car la chose essentielle en Médecine est de ne point confondre et réunir dans un même genre des espèces essentiellement différentes, et dont la curation exige des remèdes et une méthode de traitement entièrement opposés; du moins telle est notre manière de voir et de penser.

(177)

l'appliquer avec plus de facilité, et maintenir aisément dans
l'excavation qui en résulte un morceau de charpie imbibée
de muriate d'antimoine liquide, ou d'acide muriatique concentré ; qu'elle a en outre celui de fournir une escharre uniforme et qui se détache plus facilement que celle qui est le
résultat de scarifications qui, laissant nécessairement pénétrer
inégalement le caustique, doivent offrir diverses aspérités
propres à retarder la séparation et la chute de l'escharre, et
par conséquent les progrès de la cicatrisation, lorsqu'elle est
tombée. Les scarifications doivent être réservées, selon moi,
pour les cas où le mal ayant fait des progrès considérables,
il serait impossible d'enlever la majeure partie des chairs qui
en sont frappées.

On a publié en Angleterre quelques observations peu nombreuses, sur l'utilité de l'eau froide appliquée à l'extérieur,
dans l'anthrax ; mais ces observations sont bien peu con-
cluantes, puisqu'on a employé en même temps plusieurs autres
remèdes, tels que l'opium, le mercure doux, le quinquina,
les aromatiques, le musc, la valériane, et même la saignée ;
remèdes dont le mode d'action ne peut, à coup sûr, être
considéré comme identique. Voici une de ces observations :

*Observation de charbon recueillie par M. W. Young, chirur-
gien, et communiquée au docteur Beddoes* (1).

Un individu âgé de 40 ans, robuste et bien constitué, sujet
à des indispositions accidentelles, produites par diverses affections inflammatoires rhumatiques ou goutteuses, à des douleurs
d'estomac et du foie, eut, au milieu du dos, une pustule
presque semblable à un petit grain de variole, de couleur
foncée, très douloureuse, brûlante et excessivement sensible
au toucher, dont la base était enflammée et d'un rouge écarlate obscur, d'un pouce environ de diamètre, dure à plus

____

(1) Cette observation est insérée dans le recueil intitulé : *Contributions
to physical and medical Knowledge*, page 282.

12

de deux pouces de son centre. *Cataplasme de mie de pain et de lait, six grains de mercure doux le soir en se couchant.*

Les deux jours suivans, évacuations bilieuses, douleurs violentes, fièvre. *Application de compresses trempées dans l'eau froide, calomélas et opium.*

Le 4ᵉ jour, rougeur plus vive, augmentation de la dureté, nul signe de suppuration ; soulagement produit par les topiques froids. *Deux grains d'opium, julep salin.*

Le 5ᵉ, sommeil dû en partie à l'application de l'eau froide ; l'inflammation fait des progrès rapides, acquiert une couleur très intense, a quatre pouces de diamètre, et se couvre de petites vésicules. *Saignée, calomélas, opium, remèdes salins.*

Le 6ᵉ, sommeil tranquille, douleur moins aiguë, inflammation bien circonscrite, chaleur et induration très considérables ; aucun signe de tuméfaction, urines rouges. *Opium et topiques froids continués.*

Le 7ᵉ, sommeil interrompu, alimens légers, fièvre, suppuration ; la partie enflammée a six pouces de largeur ; sensibilité diminuée, couleur livide vers le centre, chaleur et dureté excessives. *Opium soir et matin, eau froide.*

Le 8ᵉ, nuit inquiète, chaleur (1) et soif ; pouls faible : l'inflammation fait des progrès. Le malade ne se trouve soulagé que par le renouvellement fréquent des topiques froids ; gonflement des pieds et des malléoles ; pus de bonne qualité. *Saignée, calomélas, opium.*

Le 9ᵉ, l'inflammation locale fait des progrès lents, mais la partie affectée paraît s'élever au-dessus des tégumens et se ramollir vers le centre ; pus de bonne qualité.

---

(1) A cette époque, la chaleur de la partie malade était de 106° Fahren., mais en approchant la main du mal et la tenant à la distance de trois ou quatre pouces, on éprouvait une sensation semblable à celle qu'un morceau de fer chaud aurait occasionée, et l'eau en tombant par gouttes sur la tumeur, acquérait 15° de chaleur.

Le 10e, diminution de la douleur, écoulement abondant de pus par l'ouverture de la pustule ; tuméfaction des jambes et des pieds augmentée.

Le 11e et le 12e, l'ouverture naturelle s'élargit ; la tumeur est bien circonscrite ; elle a la forme d'un cœur la pointe tournée en haut, et dix pouces de diamètre ; son élévation est à peu près égale sur toute sa surface ; elle est d'une couleur violette, livide vers son centre et entourée d'un cercle rougeâtre ; l'appétit est assez bon, le sommeil meilleur, le malade très amaigri ; la douleur n'est soulagée que par le froid ; augmentation du gonflement œdémateux des jambes.

Le 13e, on agrandit l'ouverture existante ; la plaie saigne abondamment. Discontinuation des topiques froids, auxquels on est bientôt forcé d'avoir recours. *Opium, quinquina, aromatiques, toutes les quatre heures.*

Le 14e, le 15e et le 16e, évacuations copieuses de pus de bonne qualité, abattement des forces, sueurs abondantes ; le gonflement des extrémités va toujours en augmentant. Les topiques froids produisent un soulagement marqué.

Le 17e, la tumeur se ramollit et paraît spongieuse dans toute son étendue ; on y fait deux ouvertures latérales qui pénètrent dans le tissu cellulaire affecté. *On quitte les topiques froids pour le cérat saturné.*

Le 18e, le retour de la douleur oblige d'avoir recours aux topiques froids, qui produisent du soulagement. L'évacuation du pus est copieuse ; la tumeur diminue et change de couleur. *Continuation de l'opium et du quinquina.*

Le 19e et le 20e, sommeil, appétit, diminution du gonflement œdémateux des extrémités ; les escharres commencent à se détacher, les sueurs continuent. *Topiques froids, quinquina avec addition d'acide vitriolique.*

Le 21e et le 22e, séparation des escharres, inflammation presque dissipée ; discontinuation de l'eau froide. Il se manifeste deux petites pustules près le bord inférieur de la tumeur, qui sont semblables au charbon commençant.

Le 23e et 24e, suppuration et incarnation. Le malade se

rétablit rapidement, mais apparition de nouvelles pustules qui s'accroissent le 25ᵉ et le 26ᵉ, offrant tous les caractères de petits charbons. *On donne la rhubarbe, on discontinue le quinquina et les aromatiques; on revient, de l'opium, au calomel et aux applications froides sur les tumeurs douloureuses.*

Le 27ᵉ et le 28ᵉ, les pustules sont moins douloureuses et suppurent successivement; mais il s'en montre de nouvelles. Les plaies vont bien; l'appétit et les forces se rétablissent.

Les 29ᵉ, 30ᵉ et 31ᵉ, les petits charbons sont très douloureux et augmentent en nombre. *Topiques froids saturnés, frictions d'huile d'olive sur la peau, souvent réitérées.*

Le 32ᵉ et le 33ᵉ, apparition de nouvelles pustules et suppuration des premières avec chute des escharres. L'eau froide les soulage, mais d'une manière moins marquée que dans le principe.

Le 34ᵉ, une des tumeurs a acquis, dans peu d'heures, cinq pouces d'étendue; dureté considérable des tégumens, mais moins de chaleur et d'inflammation que dans les premiers charbons. Douleur violente. *Six grains de calomel, compresses trempées dans l'eau froide et fréquemment renouvelées.*

Le 35ᵉ, écoulement de sanie avec douleur excessive pendant un moment. Il continue de se développer de petites tumeurs qui suppurent et causent beaucoup de souffrances au malade, qui toutefois se rétablit par degré. Le gonflement des pieds disparaît entièrement. *Opium, calomel, musc et valériane à haute dose, cessation des topiques froids.*

Le 36ᵉ et le 37ᵉ, le nouveau charbon est réduit à la grandeur primitive; il continue de se développer de petites tumeurs sur les reins, les hanches et les fesses. L'eau de rose et celle de saturne ne paraissent pas plus efficaces que l'eau froide; on emploie *le musc, la valériane, le kina et l'opium.* Au bout d'un mois, le malade est assez bien rétabli.

Peut-être que si l'on y regardait de bien près, cette observation devrait être rapportée à l'érysipèle gangréneux plutôt qu'à l'*anthrax gangrenosa, carbo, carbunculus, ignis persi-cus, pruna*. Ce qui semblerait le prouver, c'est la succession des pustules gangréneuses, l'étendue des surfaces affectées d'inflammation, et l'état de santé antérieure du malade, qui était sujet à des affections du foie, et qui éprouva à la suite de cette maladie un défaut de sécrétion de bile, et rendit des selles blanchâtres et cendrées, pendant une quinzaine de jours. Je ne ferai d'ailleurs aucune objection particulière contre le traitement mis en usage, laissant au lecteur à en apprécier le mérite.

J'ai eu occasion de voir dernièrement un homme de la campagne, portant une escharre gangréneuse avec dépression, de la largeur d'une pièce de 5 francs, sur le grand trochanter du côté gauche, et que j'aurais été tenté d'attribuer à un anthrax ou à une pustule maligne, si le malade, auquel je fis diverses questions, ne m'avait avoué que ce mal lui était survenu à la suite d'un grand verre d'esprit-de-vin que lui avaient fait avaler des rouliers qu'il accompagnait, en lui disant que c'était de l'eau-de-vie, et qu'après avoir pris cette boisson, il était resté couché sur ce côté pendant près de vingt-quatre heures, sans remuer et dans un état de sommeil et d'immobilité parfaite ; qu'à son réveil il s'était senti tout le côté droit douloureux, et qu'il avait aperçu une tumeur assez considérable au lieu indiqué, avec fièvre, dont la superficie avait noirci insensiblement, et qui ne commençait à suinter que depuis quelques jours, lorsqu'il vint me la faire voir. J'attribuai à la compression produite par le décubitus sur un terrain dur, et à l'état d'ivresse considérable, cette affection gangréneuse. Le malade était pâle, défait et très amaigri quand il se présenta à moi.

FIN.

RECUEIL

DE PIÈCES RELATIVES

A LA

PUSTULE MALIGNE.

UN MOT

POUR LE SIEUR MOUCHOT.

LE sieur Mouchot a été extrêmement étonné de ce que M. le maire de Saulieu lui a donné un démenti, en certifiant que le sieur Mouchot lui avait *seulement* demandé la permission de *tuer un bœuf fatigué*.

Il a fallu tout le respect qu'il porte à ce magistrat, pour n'avoir point, à l'audience, combattu une pareille assertion.

Les moyens étaient faciles.

Le jour où le bœuf est mort et a été saigné, le sieur Mouchot était à Semur; c'était jour de foire. Sa présence en cette ville est prouvée par le certificat d'un paiement fait au sieur Champreux, receveur des domaines. Ce certificat, du 3 du présent mois, prouve que ce paiement a été fait par le sieur Mouchot en personne, le 25 juin 1817, et qu'il est enregistré sous les numéros 31 et 32 du registre 17.

S'il était à *Semur*, il n'a donc pu aller le même jour solliciter à *Saulieu* la permission de *tuer un bœuf fatigué*.

Ce n'est que le lendemain qu'il est allé demander, non la facilité de tuer, mais de vendre la chair de l'animal mort.

C'est en suite de la déclaration faite au maire qu'il est allé payer l'octroi, qui n'était dû qu'autant qu'il y aurait vente de l'animal.

M. le maire est nanti des pièces qui prouvent la déclaration et le paiement d'octroi.

La vente s'est donc faite de son aveu, puisqu'il a perçu le droit requis en pareil cas.

Il suffit de ces faits pour juger du mérite du certificat. M. le

maire a-t-il craint de déplaire au parti opposé au sieur Mouchot? a-t-il craint les menaces qu'on lui a faites de le faire
venir faire sa déclaration en plein tribunal?

Son certificat le prouve.

C'est à MM. les juges à discerner la vérité, et à juger si,
dans une cause que la passion, la haine et la cupidité ont
occasionée, le sieur Mouchot peut devenir victime.

La consultation du médecin Thomas, l'un des certificateurs,
peut-elle être de quelque poids? Il avait intérêt à soutenir ce
qu'il avait avancé.

Cette consultation n'a été signifiée qu'à l'entrée de l'audience; il a été impossible de trouver le temps d'y répondre.
Mais est-elle fondée en principes? Nous ne pouvons rien dire
à cet égard; ce que nous pouvons affirmer, c'est qu'elle est
d'un médecin intéressé à justifier son erreur et son certificat.

Semur, le 3 juillet 1818.

Signé MOUCHOT.

Le certificat de M. Champreux est entre les mains du procureur du roi.

MÉMOIRE

POUR *le sieur* Cl. **MOUCHOT**, *propriétaire à Saulieu;*

CONTRE les sieurs **H. BOUDET**; **M.-F. BOURIQUAND**, *jardinier, et* **J. MICHELOT**, *sa femme;* **V. FONDAR**; **CORDIER** *et* **A. RENAULT**, *sa femme;* **J. LOBROT**, *aubergiste, au nom et comme exerçant les actions de Cécile* Lobrot, *sa fille mineure;* **J. LAURENT**, *tisserand, et* **A. ROULOT**, *sa femme; et* **J. MICHAUD**, *journalier; tous demeurant à Saulieu.*

Le sieur Mouchot est appelé devant le tribunal civil de Semur pour s'entendre condamner à payer aux demandeurs, selon la distribution qu'ils ont faite entre eux dans leur libelle introductif de l'instance, la somme de 35,000 francs au lieu de 30,000 francs, demandés au procès-verbal de non-conciliation, pour dommages et intérêts résultans de la pustule maligne, qu'ils allèguent leur avoir été communiquée par la viande d'un bœuf que le sieur Mouchot a fait débiter au public le 26 juin.

Ils ont bien senti que, pour tâcher d'indisposer contre le

sieur Mouchot, il était nécessaire de le métamorphoser en homme dominé par la cupidité, et déterminé à sacrifier à son intérêt la santé, la vie même de ses concitoyens (1).

Dans la vue de le rendre odieux, ils ont semé en quatre rôles de minute des inculpations téméraires, calomnieuses, ridicules, des sarcasmes injurieux, des faits inexacts, imaginés à plaisir.

Le sieur Mouchot, dont la réputation est affermie dans l'esprit de tous ceux qui le connaissent, ne s'attachera pas à relever les suppositions des adversaires; elles ne sont pas des moyens.

Son plan de défense sera vrai et simple.

FAITS.

Le bœuf dont il s'agit était le dix-septième d'un troupeau que le sieur Mouchot de Mouny, frère du défendeur, envoyait du Nivernais à un fournisseur de Metz. Harassé de la route, il mourut dans l'écurie du sieur Rose, aubergiste à Saulieu (2); les seize autres repartirent après le repos ordinaire.

Le bœuf mort fut saigné sur-le-champ; il donna beaucoup de beau sang (3) : dépouillé, sa chair fut vue aussi belle que s'il ne fût pas mort par accident.

Le sieur Mouchot, qui avait sa propre expérience en pareil cas et celle du boucher, n'hésita pas de croire qu'il n'y avait

---

(1) Que le sieur Mouchot se lave des imputations qu'ils lui attribuent, et alors ses adversaires auront tort. Il ne suffit pas de dire que des inculpations sont calomnieuses, téméraires et ridicules, il faut le démontrer en prouvant la fausseté des faits qui en font la base.

(2) Comment ce bœuf pouvait-il être harassé pour venir du Nivernais dans la Bourgogne, deux provinces voisines?

(3) On peut saigner un bœuf mort; mais lui tirer beaucoup de beau sang, c'est autre chose. La mort arrête la circulation ; par conséquent, comment expliquer l'écoulement du sang? Les caractères que présentent les chairs des animaux malades ne peuvent fournir aucun moyen pour nous éclairer sur le danger qu'il y aurait d'en faire usage comme aliment.

aucun danger à le débiter au public (1). Il était dans la bonne
foi à cet égard, tellement qu'il se comporta de la même manière qu'il se serait comporté dans la circonstance où ce bœuf
bien portant aurait été abattu pour être vendu à la bou-
cherie ; il demanda à M. le maire de Saulieu la permission
de le faire débiter, en déclarant l'accident qui venait d'arriver (2).

M. le maire motiva son refus sur ce que les bouchers de la
ville pourraient lui savoir mauvais gré de la permission qu'il
accorderait (3), parce que leur débit serait moins considérable.
M. le maire ne se retrancha pas, comme l'avancent les adversaires, dans les règlemens qui défendent la vente de viande à
d'autres que ceux qui ont patente pour cela ; ce magistrat est
trop instruit pour tenir rigoureusement à la règle, lorsqu'il
s'agit d'un cas fortuit qui autorise une exception ; aussi donna-
t-il au sieur Mouchot l'idée de faire débiter ce bœuf dans le
Plat-Pays.

Sur-le-champ il fut mis sur une voiture (4) et mené chez la
veuve Adenot, dont les bâtimens, situés dans le Plat-Pays de
Saulieu, sont les plus voisins de la ville.

La viande était si belle (5) qu'elle fut vendue en peu de
temps. L'affluence des acheteurs, disent les adversaires, fut

---

(1) C'est-à-dire le sieur Mouchot qui avait déjà fait pareil tour.

(2) Cela est faux, le sieur Mouchot avait trop d'intérêt à celer cet accident ; il ne l'a même avoué dans le cours de la procédure que lorsqu'il
y a été contraint par des témoignages qu'il lui a été impossible de ré-
cuser.

(3) M. le maire ne motiva point son refus sur cette raison ; il donna
encore moins le conseil au sieur Mouchot de faire débiter son bœuf au
Plat-Pays, lui qui avait invité M. le maire de cette commune à prendre
un arrêté pour empêcher de débiter de la viande dans cette commune, si
voisine de celle de Saulieu, qu'on pourrait les considérer comme n'en
faisant qu'une.

(4) On le mit sur un traîneau comme une charogne, tel qu'il était.

(5) Nous avons déjà dit que l'on ne peut point argumenter de l'état des
chairs des animaux sains ou malades, pour s'éclairer sur l'innocuité ou le
danger qu'il y a d'en faire usage comme aliment.

telle, que l'on entrait et sortait par les fenêtres. Cette hyper-bole inutile, disons défavorable à leur cause, n'est pas la plus forte qu'ils aient employée. Ils prétendent que cette viande leur a communiqué la pustule maligne (1) ; Boudet ne craint pas d'avancer que son enfant en a reçu la mort. Tous six ont la malice de supposer que des animaux en sont morts ; qu'un grand nombre de personnes ont été attaquées et fortement in-commodées. Ils citent Tambourier, l'un de ceux qui ont mené le bœuf chez la veuve Adenot, et le sieur Lardet, dont la santé, disent-ils, est altérée visiblement pour avoir fondu le suif de ce bœuf.

C'est dans ces suppositions qu'ils fondent l'espoir d'obtenir du tribunal 35,000 francs de dommages et intérêts. Il est facile au sieur Mouchot de faire prononcer son renvoi purement et simplement.

MOYENS.

Le premier qui se présente, est qu'il n'est pas acquis que les demandeurs aient acheté de la viande du bœuf dont il s'agit (2), qu'ils en aient mangé, qu'ils l'aient touchée.

En second lieu, en admettant, pour un moment, qu'ils en aient acheté, qu'ils en aient mangé, qu'ils l'aient touchée, il resterait à établir qu'elle leur a communiqué la pustule ma-ligne (3).

S'ils eussent prétendu, dans le principe, avoir été atteints de cette maladie, et qu'elle leur eût été communiquée par la viande (4) du bœuf du sieur Mouchot ; s'ils eussent songé à l'inquiéter à ce sujet, ils n'auraient pas manqué de faire dresser

----

(1) Et ils ont raison.

(2) C'est une chose qu'il leur est facile de prouver.

(3) C'est là l'état de la question, et c'est ce que prouvent assez les faits et les évènemens qui ont eu lieu.

(4) Pouvaient-ils soupçonner en achetant de la viande qu'elle fût de mau-vaise qualité ? S'ils avaient eu cette idée, n'auraient-ils pas renoncé à cette acquisition ?

des procès-verbaux, partie présente ou duement appelée ; mais, quoi qu'on puisse dire, ce bœuf n'est pas mort d'une maladie contagieuse : cette assertion est justifiée par les rapports des deux artistes vétérinaires de Saulieu.

L'un d'eux dit qu'un bœuf ou tout autre animal mort, ou que l'on tue après un long exercice, a toujours la rate gorgée de sang et beaucoup plus volumineuse que dans l'état ordinaire. Cette observation est appliquée au bœuf dont il s'agit, qui était fatigué du voyage qu'il venait de faire ; et, d'après les documens pris du boucher, la mort de ce bœuf a pour cause unique l'engorgement de la rate.

L'autre artiste est du même avis, et, se prononçant plus précisément, il dit que la maladie n'était ni épizootique ni contagieuse. Ajoutons à cela que le boucher qui l'a écorché, dépouillé, vidé, mis en quartiers, en morceaux, qui l'a vendu en détail ; que les différentes personnes qui l'ont aidé, qui ont manié la viande, qui en ont mangé, n'ont éprouvé ni mal ni malaise ; ce serait une chose miraculeuse. Ajoutons encore à cela que plus de six cents individus (1) qui ont touché le bœuf, qui en ont mangé, n'en ont éprouvé aucune incommodité ; et six demandeurs seraient les seuls malheureux (2).

Ils en imposent lorsqu'ils disent que Tambourier (3) a été attaqué le premier, et que la santé du sieur Lardet est visiblement altérée. Tambourier n'a point été malade, le sieur Mouchot ne l'a point ouï dire (4) ; ce qui doit faire croire qu'il ne l'a pas été, ou au moins qu'il n'a pas eu la prétendue maladie

---

(1) C'est exagérer le nombre au moins de moitié que de le porter à six cents ; chaque particulier n'en aurait donc eu qu'une livre.

(2) Parce qu'ils sont les seuls plaignans, sont-ils les seuls qui aient été atteints ? On sait le contraire.

(3) Ils n'en imposent point : Tambourier a été réellement attaqué, mais on a trouvé le secret de lui imposer silence.

(4) M. Mouchot sait mieux qu'un autre ce qu'il en est. S'il n'a pas inquiété le sieur Mouchot, c'est qu'il a eu des motifs pour cela ; ce dernier a bien senti les inductions qu'on en pourrait tirer contre lui.

communiquée par le bœuf, c'est qu'il n'a pas inquiété le sieur Mouchot.

Le sieur Lardet (1) a eu une maladie d'une tout autre nature. Les adversaires ont eu beau le tourmenter pour qu'il se réunît à eux et se plaignît avec eux, ils ne le connaissaient pas ; il n'était pas disposé à se faire de sa maladie un prétexte pour escroquer des dommages et intérêts auxquels il n'a aucun droit.

Des chiens en sont morts ! L'imposture est révoltante. Quels sont donc ces chiens? à qui appartenaient-ils donc (2)? Les adversaires garderont le silence sur cette interpellation. Si des animaux en étaient morts, combien de personnes auraient été victimes ! Et encore une fois, les six demandeurs sont les seuls qui se plaignent.

Non, la viande du bœuf du sieur Mouchot ne leur a pas communiqué la pustule maligne, puisqu'il n'est pas mort de la pustule maligne, quoi que l'on puisse en dire, puisque la cause de sa mort est l'engorgement de la rate (3), qui n'est pas une maladie maligne et contagieuse.

L'enfant Boudet, âgé de trois ans, est mort de la petite-vérole (4) ; la femme Bouriquaud a dit, avant qu'on eût imaginé et conçu le projet de hasarder une demande en dommages et intérêts, que le bouton qu'elle avait provenait de la morsure

---

(1) M. Lardet a eu la pustule maligne comme les autres ; cette première maladie a été suivie d'une seconde, et il n'est pas encore prouvé qu'elle n'en ait pas été la suite. Le certificat donné par M. Lardet atteste la vérité de ce fait. Si, dans le principe, il avait été retenu par *certaines considérations*, il n'a pu s'empêcher de rendre hommage à la vérité.

(2) Celui du sieur Billiard, qui avait mangé des dépouilles de l'animal, et qui est mort avec tous les symptômes d'une inflammation gangréneuse de l'estomac.

(3) L'engorgement de la rate est un des symptômes du charbon ; c'est même à cet engorgement qu'est dû le nom de *grosse rate* qu'on donne à cette affection.

(4) L'enfant Boudet est mort âgé de quatre ans ; il était convalescent de la petite-vérole lorsqu'il a gagné la pustule maligne dont il a péri.

de son âne ou de la piqûre d'une mouche (1). La femme Laurent avait aussi un bouton avant la plainte portée à M. le procureur du roi, et beaucoup de temps avant l'instance. La
femme Chevalier, son amie, lui en a fait l'observation en
forme de reproche. Jean Michaud a eu, dit-on, mal à un doigt ;
il l'apporta de la Roche, son pays, à Saulieu, plusieurs jours
avant l'accident dont il cherche comme ses consorts à tirer
profit (2). Quant à la femme Fondard et à la fille Lobrot, le
sieur Mouchot ignore qu'elles aient eu quelques boutons ; en
tout cas, ils ne leur ont pas été communiqués par le bœuf
qu'elles accusent.

Mais nous supposons que tous les demandeurs en ont été
atteints : ne seraient-ils pas provenus de la dépravation intérieure des humeurs ; ou si c'était la pustule maligne, ne leur
aurait-elle pas été communiquée par un insecte (3) ?

« Toute espèce d'insectes, dit l'auteur de la *Nosographie
philosophique*, ou de la *Méthode de l'Analyse appliquée à
la Médecine*, en suçant le sang d'un animal mort dans un
état charbonneux (4), peut transmettre ainsi le virus à
l'homme, en venant se reposer sur ses mains ou sur son
visage ». Tom. II, pag. 130. (*Pag. 205 de la V*e* édit.*) (5).

Après avoir expliqué plusieurs manières dont peut se contracter la pustule maligne, MM. Enoux et Chaussier, dans
leur *Précis sur cette maladie et sur le traitement qui lui convient*, disent aussi : « Il est une autre voie de contagion qui

---

(1) Jamais la morsure d'un âne n'a occasioné de bouton ; elle peut produire une plaie, mais un bouton c'est autre chose. Quant à la piqûre d'une
mouche, on sait quels sont les effets qu'elle produit.

(2) Excuses et moyens d'évasion qui sont trop faciles à détruire.

(3) Ces suppositions sont purement gratuites.

(4) Quels sont les animaux morts dans un état charbonneux qui aient
pu fournir aux insectes le virus dont il s'agit ? y en a-t-il eu d'autres que
celui du sieur Mouchot.

(5) Ce passage de la Nosographie n'a pas été pris dans la 5me édition ;
c'est d'ailleurs à l'article des prédispositions qu'il est inséré. Un peu plus bas,
le même auteur ajoute : Le virus charbonneux, dans certaines circonstances,
peut être aussi reçu par les voies de la respiration et de la digestion.

paraît aussi certaine, peut-être aussi fréquente, mais qui sûrement est moins évidente. Feu M. Maret, célèbre chirurgien de cette ville (Dijon), convaincu, d'après une longue expérience, que la pustule maligne dépend toujours d'une cause externe, pensait qu'elle était produite par un insecte particulier né sur le bétail, et dont la piqûre déposait sur la peau le virus septique qui détermine la gangrène et tous les accidens qui caractérisent cette maladie; plusieurs observations ont confirmé, jusqu'à un certain point, l'opinion de M. Maret; mais il paraît en même temps que toute espèce d'insecte, en suçant le sang d'un animal mort dans un état charbonneux, pouvait porter et transmettre aux hommes le poison délétère qui cause la pustule maligne (1). »

Il y en a des exemples, et nous pouvons en citer un qui est connu dans le canton de Saulieu, où l'évènement a eu lieu.

Un jeune homme, au sortir de la messe de St.-Didier, fut piqué par un insecte; le virus était si violent, que malgré tous les secours qu'on lui donna, le malade mourut deux ou trois heures après (2).

Quand il serait vrai que les adversaires ont été atteints de la pustule maligne, on ne pourrait pas raisonnablement soutenir qu'elle leur a été communiquée par la viande du bœuf du sieur Mouchot (3), quand même ils l'auraient touchée, qu'ils en auraient mangé et que ce bœuf aurait péri par l'effet d'une maladie contagieuse, puisqu'il y a plusieurs autres manières de la contracter (4).

On ne peut répéter trop souvent que si le bœuf était mort d'une maladie contagieuse, elle aurait été communiquée à

______

(1) Il faut que le défenseur du sieur Mouchot ait bien peu de ressources pour avoir recours à une hypothèse aussi invraisemblable, et qui n'a aucun fait pour l'étayer, qui, d'ailleurs, n'a jamais été admise par aucun praticien, et n'a été proposée par son auteur que comme une conjecture.

(2) Que prouve cette citation d'une observation aussi incomplète, et sans nom d'auteur? Rien.

(3) Quelle est donc la voie de communication qu'a employée la maladie?

(4) Il y a trois manières de contracter la maladie en question : par le

un grand nombre de personnes, et particulièrement au boucher et à sa femme (1).

Les adversaires ne pourraient se prévaloir tout au plus que d'une présomption (2), dans le cas où il serait démontré que le bœuf est mort d'une maladie contagieuse et communicative ; mais cette présomption serait balancée, détruite même, par la présomption que le mal, s'ils en eussent été atteints, leur a été transmis par une autre cause, par la piqûre d'un insecte, ou autrement.

La femme de Simon Dupuis, de Collombières, plat pays de Saulieu, a eu la pustule maligne au mois de mai dernier, avant la mort du bœuf du sieur Mouchot (3). On pourrait établir que cette maladie règne assez souvent en différens pays, quoiqu'il n'y ait pas d'épizootie (4) ; par conséquent, nulle induction à tirer de la mort du bœuf dont il s'agit, d'autant moins qu'elle a pour cause l'engorgement de la rate, qui n'est point une maladie contagieuse.

CONCLUSIONS

A ce que le sieur Mouchot soit renvoyé des demandes formées contre lui avec dépens.

Le Tribunal de Semur a condamné Mouchot à 963ᶠʳ· de

---

contact médiat ou immédiat, par l'ingestion et par la voie des insectes ; mais de tous ces modes de communication, le dernier est le plus rare et le moins fréquent.

(1) Il est facile de citer des exemples qui prouvent que, dans des cas semblables, il n'y a eu qu'un certain nombre de personnes infectées.

(2) Cette présomption se change en certitude lorsque l'on rapproche les faits, qu'on les compare et qu'on n'en tire que des inductions simples et naturelles.

(3) Que conclure de ce fait qui s'est passé un mois avant le débit du bœuf du sieur Mouchot ? Encore une fois, pour prouver quelque chose, il faudrait qu'il fût arrivé en même temps que la mort du bœuf de Mouchot ; car, dans le cas contraire, il ne signifie rien.

(4) Comment l'établirait-on ? Il ne s'agit pas d'avancer des assertions dénuées de fondement, il faut les appuyer par des preuves.

dommages et intérêts, et aux frais de l'instance. Il a ad-
jugé

```
à Boudet. . . . . . . . . . . . . .   47 fr.
à la fe Bouriquand. . . . . . . .  351
à la fe Laurent. . . . . . . . . .  196
à la fe Fondard. . . . . . . . . .  224
à J. Michaud. . . . . . . . . . .   60
à Mlle Lobrot. . . . . . . . . . .   84
                        Total. . . . 963 fr.
```

CONSULTATION MÉDICO-LÉGALE

POUR

LE SIEUR MOUCHOT,

PROPRIÉTAIRE A SAULIEU ;

PAR M. RÉMOND, D. M.

Vu le Mémoire à consulter qui nous a été soumis par le sieur Mouchot, propriétaire à Saulieu, duquel il résulte que

Le 26 juillet 1817 (1), il mourut dans l'écurie du sieur Rose, aubergiste à Saulieu, un bœuf gras, le dix-septième d'une troupe que le sieur Mouchot de Moussy envoyait du Nivernais à un fournisseur de Metz :

Que ce bœuf succomba à l'excès de la chaleur atmosphérique et à la fatigue du voyage (2) ;

Que les autres quittèrent Saulieu après le repos ordinaire, et arrivèrent bien portans à leur destination, où ils vécurent encore plusieurs mois ;

Que le bœuf mort fut saigné sur-le-champ, et que le sang qu'il donna était rouge, vermeil, très beau, et coula en grande quantité (3) ;

---

(1) Il y a erreur de date ; c'est le 25 juin qu'est mort cet animal, et non le 26 juillet.

(2) L'excès de la chaleur atmosphérique n'a pas été considérable en 1817 ; on sait quel en a été le résultat. Quant à la fatigue, un bœuf peut-il être fatigué pour faire deux ou trois jours de marche ?

(3) Comment un homme de l'art peut-il répéter de pareilles assertions ?

Que la chair, vue par plusieurs personnes, se trouva aussi belle que si l'animal n'était pas mort par accident (1) ;

Qu'elle fut débitée dans la commune du Plat-Pays de Saulieu ; que l'affluence des acheteurs était très grande, et qu'on peut augurer que plus de six cents personnes (2) ont mangé de cette viande ;

Que six individus prétendent qu'en ayant acheté et mangé, elle leur a communiqué la pustule maligne. Ils prétendent aussi qu'un grand nombre de personnes en ont été attaquées, et d'autres formellement incommodées.

On demande s'il est constant, d'après ces faits et d'après la discussion que nous avons entendue à l'audience du tribunal civil de Semur, du samedi 20 juin 1818,

1°. Que ce bœuf soit mort d'une maladie charbonneuse ;

2°. Que ses dépouilles ou sa viande ont pu communiquer la pustule maligne à plusieurs individus ;

3°. S'il est prouvé que ces individus aient été véritablement atteints de cette maladie ?

Les questions proposées sont très importantes à examiner (3); elles sont uniquement du ressort du médecin légiste, et ce n'est que d'après des consultations ou des discussions médico-

---

Ignore-t-il que la circulation ayant cessé par la mort, il est impossible que le sang s'écoule en grande quantité ? La respiration étant anéantie, le sang peut-il être rouge, vermeil et très beau ? Les expériences faites sur les animaux vivans attestent le contraire.

(1) Quant à la chair, il est possible qu'elle n'eût point éprouvé d'altération apparente et sensible ; mais qu'en peut-on conclure en faveur du sieur Mouchot ?

(2) En portant le nombre des acheteurs à 300, c'est déjà beaucoup, et pour cela il est nécessaire de supposer que chacun d'eux n'en a eu que deux à trois livres, ce qui porterait le poids du bœuf à 8 ou 900 livres, et l'on sait qu'il faut un bœuf d'un grand poids pour peser cette quantité.

Ces individus prétendent non-seulement en avoir acheté et mangé, mais en avoir touché.

(3) C'est pour se donner du mérite qu'on exagère ainsi l'importance de questions qui, par elles-mêmes, n'ont d'autre importance que celle qu'offre chaque objet de médecine légale.

légales que le tribunal peut prononcer dans le procès intenté au sieur Mouchot. En matière civile, il est peu de cas aussi remarquables (1) que celui-ci, et où il soit plus utile de faire servir les connaissances de la Médecine à l'application de la loi. Il faut, pour éclairer la conscience des juges, leur dérouler quelques-uns des phénomènes de la physique animale (2): je vais y procéder avec le plus d'ordre et de méthode possible; je vais émettre mon opinion avec franchise (3), en l'appuyant principalement de celles des auteurs les plus estimés; en rapprochant, de la manière la plus convenable, les faits sur lesquels j'ai à prononcer, et en me servant, pour les éclairer, de toutes les circonstances accessoires qui les ont entourés.

Première question. Le bœuf que le sieur Mouchot a fait débiter est-il mort d'une maladie charbonneuse?

La réponse est facile. Rien ne constate que ce bœuf ait été atteint du charbon (4), et c'est à constater ce fait que devaient tendre les efforts des adversaires du sieur Mouchot; il est le pivot sur lequel roule toute l'affaire. Aucune des personnes qui ont dépecé cet animal, ou qui l'ont vu auparavant, ne disent qu'il était atteint d'une maladie externe, d'une tumeur charbonneuse : et cependant, il fallait qu'il eût cette maladie à l'extérieur ou à l'intérieur pour pouvoir la communiquer (5).

Le charbon extérieur est une tumeur le plus souvent unique, qui se manifeste surtout aux parties flasques d'un animal, se développe et se gangrène facilement, très rapidement, et le

---

(1) Il n'y a rien de remarquable là-dedans; il est tout naturel que des citoyens qui ont été lésés demandent des dommages et intérêts, lorsque le ministère public a négligé de poursuivre un délit qui intéressait la vie et la santé des citoyens.

(2) L'auteur veut ici se donner un air d'importance, en prononçant de grands mots et en faisant des phrases.

(3) La suite prouve assez que la franchise n'est pas le défaut de cette Consultation.

(4) Tout, au contraire, concourt à le prouver.

(5) Cette assertion, dont on a senti toute la conséquence, et sur laquelle on revient sans cesse, est fausse. Si l'on n'avait fermé la bouche aux témoins avec la clef d'or, il s'en trouverait plus d'un qui dirait le contraire.

conduit bientôt à la mort. On la voit souvent à la tête, au poitrail, à la cuisse, au-dessus du ventre, sur le fourreau, sur le scrotum, et quelquefois à la jambe, qui devient d'un volume énorme (1). Cette tumeur est de la grosseur d'une tête d'homme, dans un bœuf; quelquefois elle est aplatie et très étendue, ou, si elle n'est pas très proéminente, il y a des infiltrations de la peau, qui ont l'apparence d'œdèmes, qui s'étendent au loin et la soulèvent, qui pénètrent entre les muscles là où le tissu cellulaire est lâche, qui laissent voir, quand on les incise, une masse d'un jaune brun mêlée de stries de sang, d'où il découle une humeur séreuse roussâtre, ou une gelée lymphatique abondante (2).

Comment se pourrait-il qu'une tumeur si volumineuse, ou des désordres externes aussi grands, eussent échappé aux regards des personnes qui ont vu le bœuf, et surtout de celles qui l'on dépecé (3)? Ce mal n'aurait-il pas frappé les yeux les moins habitués à juger ces sortes d'affections? La nouvelle s'en serait aussitôt répandue, et la viande n'aurait pas tenté les consommateurs.

Mais, dira-t-on, la maladie charbonneuse peut attaquer les parties internes (4); et il n'est pas facile de juger son caractère,

---

(1) Si le charbon était toujours aussi volumineux que le dit ici l'auteur, pourquoi le méconnaîtrait-on donc si souvent? Il arrive pourtant journellement, dans les écuries, qu'il meurt des bestiaux de cette maladie, avant que l'on s'en soit aperçu. Je pourrais en citer un exemple récent. Un fermier avait un veau d'un an, sur lequel cette maladie se manifeste; on emploie, pour la combattre, le traitement usité en pareil cas, et cependant cet animal meurt. Voulant savoir quelle était la cause de la mort, ce particulier écorche lui-même son veau avant de le faire enfouir : au lieu d'un charbon, il en trouva deux, et du reste la viande était belle et appétissante.

(2) L'auteur a bien raison, si les choses se passaient toujours ainsi.

(3) Quant au témoignage des personnes qui ont dépecé le bœuf, on sait pourquoi le mal a échappé à leurs regards. On ne voit que ce l'on veut voir, et lorsqu'on est payé pour ne rien dire, tout ce que l'on a vu reste ignoré.

(4) Quoique la maladie attaque les parties intérieures, son caractère n'en

ses ravages, et la qualité de la viande de l'animal qui en est mort. Cela est vrai ; et même le charbon intérieur ou pestilentiel est un mal plus grave que l'extérieur, et qui fait périr plus promptement l'animal ; c'est une véritable fièvre maligne et pestilentielle qui attaque la vie à sa source même, et se montre avec des symptômes très graves. « L'animal, dit Rozier (1), paraît d'abord étourdi, égaré ; il se lève, baisse la tête, se secoue, se plaint, se tourmente, mugit ; les yeux sortent, pour ainsi dire, de l'orbite : il chancelle, tombe, et meurt quelquefois au bout d'une heure ou deux dans des convulsions violentes. »

D'après ces caractères, il est certain que si le bœuf dont il est question était mort d'une maladie charbonneuse, ce serait du charbon pestilentiel ; la non-existence des signes du charbon extérieur et la promptitude de la mort le prouveraient assez (2). Mais il n'a pas plus succombé à l'une de ces maladies qu'à l'autre ; aucun des symptômes du charbon extérieur n'a été observé, et cependant ils eussent été bien faciles à reconnaître. Mais, selon l'auteur que je viens de citer, on ne voit le charbon intérieur bien caractérisé que par l'ouverture des cadavres (3). « Le sang est noir et charbonné dans les gros vais-

---

est pas plus difficile à reconnaître ; elle a alors, comme toutes les autres affections morbifiques, des signes qui sont propres à la faire distinguer. Puisque c'est une véritable fièvre maligne, l'homme de l'art peut-il la méconnaître ?

(1) Pourquoi l'auteur s'appuie-t-il ici de l'autorité de Rozier ? n'aurait-il pas trouvé parmi les modernes des autorités aussi imposantes ? Rozier était un excellent agriculteur, son ouvrage est très estimé ; mais il ne faisait point profession de soigner les animaux. Son témoignage, quoique non suspect, ne peut être d'un grand poids, et d'ailleurs, que signifient ces citations ? L'examen du cadavre a-t-il été fait par des personnes de l'art probes et désintéressées ?

(2) Cette manière de prouver me paraît assez singulière et est loin d'avoir le degré de conviction nécessaire pour établir les faits que l'auteur voudrait insinuer.

(3) Quel était donc l'observateur ici, et par qui l'ouverture du cadavre a-t-elle été faite ? Par les parties intéressées à celer la vérité.

seaux, surtout dans les grosses artères ; les poumons sont abreuvés d'un sang noir et épais, qu'on trouve aussi épanché quelquefois dans la poitrine. Les enveloppes des poumons, du cœur, sont aussi gorgées de sang ; il y a des taches ou tumeurs gangréneuses sur les viscères qui sont infiltrés et en décomposition, ainsi que dans la graisse qui enveloppe les reins. Les cadavres, au moment de la mort, exhalent une odeur putride (1). » On lit dans le *Dictionnaire d'Agriculture* (article Charbon), « que ce qui caractérise essentiellement le charbon pestilentiel, c'est qu'il est épizootique ; qu'il se transmet facilement à un animal sain ; que si un bœuf qui en est atteint communique avec un troupeau de bœufs ou de vaches, aussitôt la contagion gagne, etc. » J'insiste sur ces détails, et principalement sur les désordres intérieurs que je viens d'énumérer ; car les auteurs les donnent comme des signes constans de l'existence du charbon externe ou interne.

Il est impossible (2) de croire que ces effets existaient dans le bœuf qui a été débité par le sieur Mouchot. Un boucher se serait-il exposé à saigner, à écorcher ce bœuf, à le couper en morceaux (3)? Les personnes qui l'ont aidé, effrayées de la couleur noire du sang et des désordres qu'elles auraient aperçus dans toutes les parties frappées de gangrène (4), ainsi que de l'odeur pestilentielle qui s'en serait exhalée, n'auraient pas manqué d'abandonner la viande ou les parties du bœuf qui

---

(1) Tous ces signes, que je ne conteste pas , ont lieu lorsque l'animal meurt à une période avancée de la maladie, mais leur absence ne suffit point pour établir qu'il n'y a pas eu affection charbonneuse. Lorsque l'animal meurt au bout d'une heure ou deux, par exemple, ces lésions ne peuvent avoir lieu, et le virus charbonneux ne laisse, pour ainsi dire, aucune trace de sa présence à l'intérieur.

(2) Où est donc l'impossibilité ?

(3) Est-ce le premier boucher qui se soit exposé à cette opération, dans des cas semblables ? N'y a-t-il jamais eu de viande de cette espèce de mise en vente ? S'il est impossible de le nier, que signifie donc alors cet argument ?

(4) Il est sûr que si la viande avait été corrompue au point que le dit ici l'auteur, non-seulement les personnes destinées à la dépouiller n'au-

auraient paru saines. Un seul coup d'œil, jeté sur les organes intérieurs si profondément altérés, leur aurait suffi pour faire repousser cet animal, et le soin de leur propre conservation leur aurait fait une loi de prendre de grandes précautions (1) pour enterrer toutes ces dépouilles infectes. Elles n'étaient pas poussées, ces personnes officieuses, par cette cupidité insatiable, par cette soif de l'or qu'on reproche au sieur Mouchot ; et aucune d'elles, si elles y ont vu du danger, n'aurait voulu certainement, au péril de la vie, seconder ses prétendues intentions criminelles (2). M. Lardet lui-même aurait-il acheté le suif (3) de ce bœuf s'il eût remarqué des taches d'une décomposition gangréneuse ? Si sa chair eût été livide, gluante, visqueuse, comme on le dit, n'aurait-elle pas repoussé les appétits les plus voraces et les plus dépravés ?

Au lieu de cela, le bœuf a été saigné immédiatement après sa mort, il a donné un sang rouge, vermeil, très-beau, et en grande quantité (4) ; sa chair a été trouvée si belle, qu'elle a

---

raient point osé la toucher, mais elles n'auraient trouvé aucun acheteur. Mais que prouve cette exagération ? elle atteste seulement que l'auteur se bat les flancs pour donner le change à ses lecteurs et auditeurs ; elle prouve qu'il élude toujours la question, au lieu de l'aborder franchement.

(1) Elles l'ont été réellement.

(2) Elles n'avaient d'autre motif, en se livrant à ce travail, d'après les ordres du sieur Mouchot, que celui d'en recevoir le prix. Lorsqu'on nous les représente ici comme des personnes officieuses, on nous en impose. On trouve toujours, quand on veut, des gens officieux de cette espèce, moyennant salaire compétent.

(3) M. Lardet n'a pas été voir la viande pour acheter le suif. Les épiciers ne sont point dans l'usage, lorsqu'ils achètent du suif, d'examiner l'animal qui l'a produit ; et quand M. Lardet aurait vu quelques taches sur ce suif, aurait-il pu en apprécier la nature ? Est-ce un homme de l'art, connaît-il une tache gangréneuse ?

(4) Nous avons déjà réfuté cet argument, que l'on répète jusqu'à satiété ; nous en avons fait sentir l'absurdité. Nous ajouterons que l'on peut saigner un animal mort de mort violente, d'un coup, d'une chute, immédiatement après la mort, et lui tirer du sang ; mais lorsqu'il est mort de maladie, de fatigue même, ou d'échauffement, il est impossible de lui tirer *du sang rouge, vermeil, très beau et en grande quantité.*

été promptement débitée, et que l'affluence des acheteurs a été très grande. Le boucher, les personnes qui l'ont aidé, qui ont transporté ce bœuf chez la veuve Adenot, n'ont pas craint d'exposer leur vie en le dépeçant, écorchant (1), quoiqu'ils n'eussent aucun intérêt à le faire ; aucun de ceux qui ont vu l'animal n'a observé les symptômes qui, dans le vivant, et les désordres qui, dans le cadavre, annoncent l'existence d'une maladie charbonneuse externe ou interne (2). Les camarades de ce bœuf (3), soumis aux mêmes influences que lui, ont été conservés pendant quatre mois sains et bien portans, malgré la contagion certaine à laquelle ils auraient été exposés (4).

Tous ces faits, toutes ces circonstances qui les accompagnent, rapprochées, réunies, me portent à croire et à conclure que ce bœuf n'était pas atteint d'un charbon ; et l'on en sera convaincu encore mieux si l'on s'arrête aux considérations suivantes.

On n'a remarqué que la lésion d'un seul viscère, de la rate (5), qui était grosse et gorgée de beaucoup de sang ; tous les organes

---

(1) Expose-t-on sa vie lorsque l'on dépèce ou que l'on écorche un animal mort du charbon, et que l'on prend les précautions nécessaires pour se mettre à l'abri de la contagion ? Il est certain que non, et l'exemple que nous avons sous les yeux nous en fournirait, au besoin, la preuve.

(2) Ceux qui ont vu l'animal étaient-ils tous des gens de l'art, pour observer ces désordres, l'ont-ils vu assez long-temps pendant sa vie, pour constater la présence de ces symptômes ? Quant aux désordres qui ont lieu dans le cadavre, on verra tout à l'heure qu'on n'a pu s'empêcher d'accorder qu'il y en a eu.

(3) *Les camarades d'un bœuf !* Singulière expression dans la bouche d'un auteur qui se pique d'exactitude dans les faits et les expressions.

(4) Morte la bête, mort le venin. On voit tous les jours, dans des écuries, des animaux mourir du charbon, sans que pour cela tous *leurs camarades* soient infectés.

(5) Indépendamment de cette lésion de la rate, à laquelle on veut seule attribuer la cause de la mort, on a remarqué sur la fesse et entre les cuisses des taches rouges ; la vésicule du fiel était distendue par un amas de bile ; la rate elle-même était parsemée de taches gangréneuses et très gonflée. Ces symptômes ne sont point équivoques, puisqu'ils ont suffi pour faire penser à des personnes qui n'ont ni instruction ni connaissance dans l'art de gouverner les bestiaux, à des femmes même, que ce bœuf était mort d'une fièvre de mauvais caractère.

essentiels à la vie étaient, dit le boucher, dans leur parfaite intégrité. Cette rate volumineuse et pleine de sang est l'effet de l'excès de la graisse et de la fatigue, et tel est le vice organique que présentent ordinairement les animaux qui succombent à ces causes. C'est un véritable coup de sang de la rate, suite d'un état pléthorique, et sans doute semblable à ceux que l'on observe chez divers animaux et chez l'homme, et qui prennent des noms différens selon les organes qui en sont le siége (1). La fluxion sanguine s'y faisant avec force, le tissu lâche, pulpeux, faible de ce viscère, n'oppose qu'une faible résistance ; le sang, qui forme une partie essentielle et constitutrice de cet organe, pénètre abondamment son tissu, y reste, s'y accumule, le rompt et forme un épanchement ou une tumeur plus ou moins volumineuse (2). C'est ce qui est arrivé chez le bœuf en question. Ce n'est pas ici le lieu d'entrer dans des explications physiologiques plus détaillées de cette altération de la rate. On peut s'en rapporter à la déclaration des vétérinaires qui ont été consultés, et qui sont d'accord que la tuméfaction de cet organe est un effet ordinaire et naturel de la fatigue chez les animaux très gras.

On objectera peut-être que cet état de la rate s'observe aussi chez les animaux morts du charbon. Sans doute, et c'est même ce qui a fait donner à cette maladie le nom de *grosse*

---

(1) Cette explication, que s'efforce de nous donner l'auteur, ne peut être admise. On ne trouve aucune espèce de lésion chez les animaux morts de fatigue ; et d'ailleurs nous avons prouvé que celui-ci n'avait pas fait une assez longue route pour succomber à ce genre de mort, et que la chaleur n'était rien moins que supportable ; il n'est donc mort ni de fatigue ni d'échauffement.

(2) En accordant que le sang s'est accumulé dans la rate, comme l'auteur le répète ici avec complaisance, qu'en serait-il résulté ? Cette cause aurait-elle été assez puissante pour causer la mort ? Ne trouve-t-on pas tous les jours chez l'homme et chez les animaux des tumeurs volumineuses de la rate, sans qu'elles produisent cet effet ? Ce n'est donc point comme cause de mort qu'il faut envisager ici cette tuméfaction, mais comme symptôme d'une maladie essentiellement mortelle.

rate (1) ; mais cette altération alors n'est pas la seule qu'of-- frent les viscères ; elle accompagne ou non les autres lésions dont nous avons parlé.

Ainsi, qu'on éloigne donc l'idée que l'engorgement sanguin de la rate, quand il est seul (2), annonce chez un animal, mort accidentellement, l'existence d'une maladie charbon- neuse, et qu'il me soit donc permis de conclure que le bœuf débité dans la commune du Plat-Pays de Saulieu n'a pas succombé à une affection de cette nature.

Deuxième question. Les dépouilles de ce bœuf ou sa viande ont-elles pu communiquer la pustule maligne (3) ?

Il devrait être inutile de s'occuper de cette seconde question, parce que sa solution est une conséquence forcée de ce que je viens de prouver ; mais, pour confirmer mieux mon opinion, continuons encore quelques instans cette discussion ; les faits et les raisonnemens militeront de nouveau en faveur du sieur Mouchot.

------

(1) L'auteur a bien senti la force de cette objection ; il a vu qu'on ne manquerait pas de tirer parti d'un symptôme qui est tellement caractéris- tique, qu'on s'en est servi parmi le vulgaire pour désigner la maladie char- bonneuse ; c'est pourquoi il s'est efforcé de chercher des moyens d'évasion et d'expliquer la tuméfaction de ce viscère par la stase du sang dans le tissu particulier qui le constitue ; mais il a décrit l'effet et non la cause de ce gonflement. C'est sans doute en donnant une explication physiologique et toute mécanique de ce phénomène à des juges qui ne sont point initiés aux mystères de l'organisation, qu'il a cru, ainsi qu'il a eu soin de nous en avertir, *dérouler quelques-uns des phénomènes de physique animale.* *Risum teneatis, amici.*

(2) Était-il seul ici, et s'il avait été seul, aurait-il produit la mort ? Qu'il nous soit donc permis, à notre tour, de tirer une conséquence directement contraire à celle de l'auteur.

(3) Nul doute que cette seconde question ne doive être résolue affirma- tivement ; en voici la raison. Ou le bœuf qui fait le sujet de cette discussion était atteint du charbon, ou de la fièvre charbonneuse, ou bien il a suc- combé à la fatigue, ou à l'échauffement, comme on cherche à le prouver. Or, dans tous ces cas, il a pu communiquer la pustule maligne. Donc, en accordant à l'auteur tout ce qu'il avance relativement à la cause de la mort de cet animal, il en résulterait toujours qu'il a été la cause immé- diate de cette maladie.

Consultons les principaux ouvrages qui doivent nous guider, la *Nosographie philosophique* de M. Pinel (1), et le *Traité* d'Enaux et Chaussier, et nous y verrons que la pustule maligne tient en général à une cause externe ou locale; qu'elle se communique des animaux vivans ou de leurs dépouilles à l'homme; que les vachers, les pâtres, les bouchers, les tanneurs, les fermiers, les maréchaux (2), et généralement tous ceux qui soignent le bétail, manient les peaux, etc., sont les plus exposés à la contracter. Toutes les observations montrent toujours ces individus en rapport direct avec l'animal malade, ou avec ses dépouilles *récentes ou imprégnées encore de la chaleur vitale* (3). Je prie le tribunal de remarquer cette circonstance. MM. Enaux et Chaussier disent même que la pustule maligne n'attaque *jamais* que les individus livrés aux

---

(1) La Nosographie philosophique de M. Pinel, et le Précis de MM. Esnaux et Chaussier sont-ils les principaux ouvrages à consulter, sont-ils les seuls? Le Traité de M. Chambon; la Dissertation de M. Thomassin, qui a partagé le prix de l'Académie de Dijon en 1780; les Considérations de M. Bayle; la Dissertation de M. Droy-la-Chevrie; les Recherches sur la cause des maladies charbonneuses, de M. Gilbert; l'ouvrage de M. Leroux, doivent-ils donc être comptés pour rien, parce que leurs auteurs se sont spécialement et exclusivement occupés de cette maladie?

(2) Les plaignans étaient-ils vachers, pâtres, bouchers, tanneurs, fermiers, maréchaux? S'ils n'étaient point du nombre de ceux qui sont le plus exposés à contracter cette maladie, il a donc bien fallu qu'elle leur ait été communiquée par une cause quelconque, et cette cause est bien certainement la viande débitée par le sieur Mouchot. Si ce n'est point cette cause, il faut en indiquer une autre et le faire d'une manière précise et claire.

(3) Où l'auteur a-t-il pris que les individus qui contractent la pustule maligne doivent *toujours être en rapport direct avec l'animal malade, ou avec ses dépouilles récentes ou imprégnées encore de la chaleur vitale?* Qu'il lise donc M. Pinel lui-même, qu'il nous a cité, à l'article *pustule maligne, causes prédisposantes et occasionnelles*, et il y verra « qu'un des caractères fondamentaux de cette maladie, est de tenir en général à une cause externe et locale, et de se propager des animaux vivans ou de leurs dépouilles, à l'homme, soit par un contact immédiat, soit par une sorte d'inoculation, soit *enfin par la respiration ou les voies alimentaires.* » On pourrait, ajoute le même auteur, citer des exemples

différens états que je viens de nommer. C'est une remarque faite dès long-temps par les habitans des campagnes ; aussi prennent-ils beaucoup de précautions quand ils soignent les animaux atteints du charbon ; aussi rejettent-ils avec horreur leurs cadavres, les éloignent-ils de leurs habitations, et ont-ils soin de les mettre dans des fosses plus ou moins profondes qu'ils font en terre. C'est bien ce que leur dicte le besoin de veiller à leur conservation.

Dans le cas particulier dont nous nous occupons, les personnes qui ont soigné, écorché, dépouillé, dépecé l'animal, celles qui ont mânié la viande, les entrailles encore fumantes et exhalant des miasmes bien plus actifs, un virus septique bien plus pénétrant, celles qui ont tenu le cuir, d'autres sur les mains et le visage desquels le sang avait jailli, n'ont pas eu à se plaindre de ces accidens si redoutables, qu'elles n'ont pas même soupçonnés (1) ; et les adversaires du sieur Mouchot qui n'ont pas été dans les circonstances les plus favorables à

---

nombreux de personnes qui en ont été attaquées, soit pour avoir dépouillé un bœuf, un mouton, ou tout autre animal mort du charbon, soit pour avoir reçu en contact, sur une partie quelconque du corps, de la salive, du sang, et à plus forte raison les parties affectées de la pustule même. *Pages 204 et 205.* S'il n'y a que les *dépouilles récentes et encore imprégnées de la chaleur vitale* qui puissent communiquer la maladie, pourquoi les habitans de la campagne prennent-ils tant de précautions ? elles deviennent parfaitement inutiles. Pourquoi éloignent-ils ces animaux de leurs habitations, pourquoi les enfouissent-ils dans des fosses profondes ?

(1) Nous avons déjà dit que cet argument, tant de fois répété, cessait d'avoir aucune valeur, lorsqu'on savait qu'un de ceux qui avaient concouru à dépouiller cet animal avait été affecté, et que si les autres avaient échappé à la contagion, ils le devaient aux précautions qu'ils ont prises, au soin de se laver les mains avec de l'eau et du vinaigre. Les *entrailles encore fumantes* ont été enfouies de suite. Il suffit que les adversaires du sieur Mouchot, comme on les appelle, aient *touché ou mangé* la viande en question, ou qu'ils aient été exposés à ses *émanations septiques*, pour avoir contracté la pustule maligne ; il n'y a donc rien d'impossible dans le fait qu'ils articulent, et l'auteur de cette Consultation verbeuse aurait beaucoup mieux fait de citer des observations, que de revenir continuellement sur les mêmes moyens.

la contagion ; dans celles qui seules, suivant Enaux et Chaussier, la favorisaient ; ces adversaires, dis-je, prétendent qu'ils
en ont été victimes. Il est impossible, je le déclare, que cela
soit ainsi ; et, si je ne craignais de rendre cette consultation
trop longue, je citerais un grand nombre de faits en faveur
de cette assertion. J'aurais, pour la fortifier, les observations
et l'opinion de ceux qui ont écrit sur ce sujet (1). Que peut-on
penser de tout ce qu'avancent les plaignans, quand on les
entend pousser l'exagération jusqu'au point de dire que des
chiens sont morts, pour avoir mangé de cette viande véné-
meuse (2)? Quoi! des chiens en sont morts, et ce poison actif
n'a eu d'influence que sur six personnes, tandis que plus de six
cents en ont avalé ; il n'a point eu d'influence sur celles qui
ont dépouillé l'animal et qui ont été exposées sans cesse à ses
émanations les plus actives!!! Je lis dans le *Dictionnaire
d'Agriculture* (3) qu'en 1776 des chiens moururent pour avoir
mangé de la chair d'un bœuf atteint du charbon ; mais c'était
du charbon interne ou pestilentiel ; mais deux paysans qui
l'avaient tué furent promptement victimes de leur imprudence.

---

(1) Les observations et l'opinion de ceux qui ont écrit sur ce sujet sont
entièrement contraires à la thèse que soutient ici l'auteur ; il suffit de les
consulter, pour s'en convaincre pleinement.

(2) Il n'y a nulle exagération dans ce fait. Le chien du sieur Billiard est
mort avec tous les symptômes d'une inflammation gangréneuse de l'estomac, pour avoir mangé des débris de cet animal. L'exagération est du
côté de celui qui s'écrie avec emphase et répète jusqu'à satiété, que six cents
personnes ont mangé de cette viande suspecte, et qu'il n'y en a eu que six
d'affectées ; exclamation également éloignée de la vérité, ainsi que nous
l'avons déjà fait voir.

(3) Pourquoi l'auteur s'obstine-t-il donc toujours à nous citer son *Dictionnaire d'Agriculture* ? manquons-nous d'ouvrages modernes sous cette
forme, dans lesquels il aurait trouvé la question dont il s'occupe pleinement traitée? N'avons-nous pas le *Dictionnaire des Sciences médicales*,
ceux d'*Histoire naturelle*, des *Sciences naturelles*, etc., etc.? Lorsque
l'on fait tant que de citer, au moins faut-il se montrer au niveau des
connaissances de son siècle.

Allons plus loin, admettons que le bœuf soit mort du charbon externe ou interne ; supposons que le boucher et d'autres
personnes qui ont manié ses dépouilles aient été atteints de
la pustule maligne ou de quelques dépôts charbonneux :
reste à savoir quelle maladie cette viande infecte aurait pu
occasioner à ceux qui en auraient mangé après lui avoir fait
subir les diverses préparations ordinaires (1) ; ouvrons, pour
éclairer cette quetions, le Traité de MM. Enaux et Chaussier.

« Il paraît, disent ces auteurs, que le vice charbonneux qui
émane des animaux peut être transmis dans les organes intérieurs et affecter le système général de la circulation, soit par
la voie des alimens ; soit par la respiration ; mais alors il cause
des *maladies bien différentes de la pustule maligne*. S'il est
porté dans l'estomac, il y agit comme un poison caustique,
et cause la gangrène et l'inflammation de ce viscère. *Si le
venin a moins d'énergie, s'il est en moindre quantité, étendu
ou délayé* de manière à ne pas opprimer sur—le—champ les
forces vitales, il excitera des accidens d'un autre genre, mais
toujours fort graves, des fièvres malignes, des taches gangréneuses à la peau, des dépôts gangréneux en différentes parties
du corps. » Et MM. Enaux et Chaussier citent des exemples
de ces effets effrayans.

Qu'a de commun ce tableau avec les maux dont se plaignent
les six individus qui poursuivent le sieur Mouchot? Ils ont eu
la pustule maligne, mais elle n'a pas pu leur être causée par

---

(1) Tout ce que dit ici l'auteur serait parfait, s'il était constant que les
plaignans ont seulement mangé de la viande du bœuf en question, sans la
toucher; mais comme il est constant qu'ils ont mangé et touché de cette
viande, et que ces deux voies de communication sont admises par les auteurs, ainsi qu'il nous est facile de le prouver, en nous étayant du témoignage
même des auteurs cités, qu'en résulte-t-il? que les plaignans n'ont point
été affectés intérieurement, et que le mal s'est borné à l'extérieur, parce
que, comme le disent MM. Enaux et Chaussier, « La manière la plus ordinaire de contracter la pustule maligne est le contact immédiat du sang,
des chairs, des dépouilles d'un animal attaqué ou mort de quelque affection
charbonneuse. » Page 174.

l'ingestion de la viande vénimeuse dans l'estomac (1), car les effets de cette ingestion ne se sont pas manifestés.

Au reste, cette opinion, avancée par MM. Enaux et Chaussier, n'est pas encore bien démontrée (2) ; elle trouve des contradicteurs parmi les chirurgiens les plus célèbres. Un fait, dont le récit n'est pas étranger à cette discussion, semble le prouver. Plusieurs des médecins de Semur l'ont souvent entendu raconter à l'un des plus habiles praticiens de la capitale, à M. Boyer, bien connu par sa véracité et par l'exactitude de ses observations.

En 1790, cinq bouchers s'associèrent pour acheter un fort gros bœuf qui était mort d'une maladie charbonneuse à Montrouge, près Paris. Ils trompèrent la vigilance de la police, et l'introduisirent furtivement dans la ville, où il fut débité à *la porte dite de Paris*. Ces bouchers furent bientôt victimes de leur cupidité ; tous les cinq furent atteints de la pustule maligne, trois en moururent, et les deux autres ne furent arrachés à la mort que par les soins éclairés de M. Boyer. Ce qui nous importe dans cette observation, c'est que ce praticien fut prendre des renseignemens dans le quartier où ce bœuf avait été mangé, et il sut qu'aucun individu n'avait eu de pustule maligne, ni de charbon, ni de fièvre pestilentielle ou maligne (3).

M. Sebillotte, avocat à Semur, racontera à qui voudra

---

(1) C'est encore une question. Buchan, l'auteur de la *Médecine domestique*, rapporte qu'un homme qui se rendit à l'hôpital de Lyon, ayant un charbon (c'est ainsi qu'il désigne la pustule maligne) , dit qu'il le devait à l'imprudence qu'il avait eue de manger d'une vache morte de cette maladie.

(2) Si la question n'est pas bien démontrée et qu'elle trouve des contradicteurs, que peut-elle donc prouver en faveur de la thèse que soutient ici l'auteur ?

(3) Que signifie ici ce fait, auquel il est facile d'en opposer de contraires ? et comment d'ailleurs M. Boyer, qui l'a fourni, a-t-il pu avoir des renseignemens assez exacts pour que l'on en tire une conséquence rigoureuse ? Quand on veut citer des faits, il faut en rapporter qui ne laissent rien à désirer et auxquels il n'y ait rien à redire.

l'entendre, et je pense qu'il est digne de foi, qu'en 1779 un jeune homme tua et débita à Grignon un bœuf atteint du charbon. Tout le village acheta de cette viande malsaine, et cependant aucun de ceux qui en mangèrent n'en fut incommodé. L'homme qui avait tué ce bœuf périt au bout de quelques jours de la pustule maligne (1).

Ces observations et d'autres que nous pourrions citer, doivent nous faire conclure, avec des chirurgiens célèbres, qu'il est fort rare que la chair d'animaux morts du charbon produise chez ceux qui en mangent les effets racontés par MM. Enaux et Chaussier (2). A coup sûr, le virus septique qui aurait produit des accidens si graves dans les cas que nous venons de rapporter était donc de la plus grande énergie, et il n'aurait pas manqué d'occasioner diverses maladies, de l'espèce la plus fâcheuse, à ceux chez lesquels il se serait introduit avec les alimens, s'il eût été dans sa nature de produire ces effets.

Sous tous ces rapports, la seconde question est donc résolue négativement.

Troisième question. Est-il prouvé que les plaignans ont été véritablement atteints de la pustule maligne (3)?

Nous voilà arrivé à la partie la plus délicate et la plus difficile de la tâche que nous nous sommes imposée. Des médecins bien dignes de foi attestent que les plaignans ont eu la pustule maligne dans les dix jours qui ont suivi le débit du bœuf qu'on a prétendu être mort du charbon. Loin de moi de vouloir

---

(1) Sans révoquer en doute le témoignage de M. Sebillotte, quoiqu'il ne soit point un homme de l'art, quelle conclusion peut-on tirer d'un fait particulier? Il n'y a point de règle sans exception, a-t-on dit avec raison; et il est bien certain qu'un fait qui peut avoir été mal observé, ne peut lui seul en détruire une masse d'autres, et faire loi.

(2) Quels sont donc ces chirurgiens célèbres? S'il est fort rare qu'elle produise ces effets, il est donc possible qu'elle les produise quelquefois. L'auteur est forcé d'en convenir, parce qu'il ne peut faire autrement.

(3) Cette question me paraît aussi bien prouvée qu'il soit possible de l'être.

révoquer en doute les assertions qu'ils ont avancées. Personne n'est plus que moi convaincu de leur talent, et il en est même parmi eux pour lesquels je professe une haute estime; mais ne dois-je pas, dans l'intérêt du sieur Mouchot, leur présenter quelques réflexions? S'ils étaient ici présens, je m'adresserais à eux, bien persuadé qu'ils ne me supposeraient pas l'intention de vouloir les blesser, et je leur dirais (1) :

Dans des cas de la nature de celui-ci, l'erreur n'est-elle pas tout-à-fait à côté de la vérité (2)? Aucune maladie ne peut-elle être confondue avec la pustule maligne? Ne sommes-nous pas quelquefois disposés à juger d'après des opinions formées d'avance? Est-il bien facile que notre esprit revienne sur une détermination prise prématurément? Et quelquefois, en approchant d'un malade, quel est celui de nous à qui il n'est pas arrivé de croire à l'existence d'une affection pour laquelle la prévention militait dans son esprit contre l'ensemble des symptômes qui en formaient le véritable caractère? et, dans le cas particulier dont il s'agit, par exemple, une pustule, un simple bouton irrité par des frottemens réitérés, n'ont-ils pas pu être pris pour des pustules malignes à leur première période (3),

----

(1) Que signifie tout ce verbiage, toutes ces précautions oratoires? ne voit-on pas, dès le premier mot, où en veut venir l'auteur? S'il est convaincu du talent des médecins qui ont vu et observé la maladie, qui ont donné des soins et des certificats au malade, qui se sont trouvés tous d'accord sur un même point, sans s'être entendus, pourquoi veut-il décider, sans avoir observé la maladie, que ses confrères se sont trompés dans un cas où il est si facile d'éviter l'erreur, lorsqu'on n'a point l'esprit prévenu, et lorsque l'on ne plaide en faveur de personne, mais que l'on rend hommage à la vérité?

(2) Comment l'erreur se trouve-t-elle à côté de la vérité, dans des cas aussi simples? Quelle maladie peut-on confondre avec la pustule maligne? L'auteur en fait plus bas l'énumération. Comment des médecins qui observent une maladie et ses symptômes peuvent-ils être disposés à juger d'après des opinions formées d'avance? Ces hommes de l'art ont-ils pu soupçonner, en traitant leurs malades, qu'ils auraient un procès avec le sieur Mouchot Que veut dire ici l'auteur? soupçonne-t-il ses confrères de se laisser, comme lui, prémunir contre la vérité?

(3) N'est-ce pas faire injure à des médecins régulièrement reçus, et qui pratiquent leur art depuis plusieurs années et avec distinction, que de sup-

tant la crainte des progrès d'un mal si redoutable en impose, et être dénaturés par l'opération ou par l'application de caustiques? Alors le médecin, à qui la rumeur publique (1) a signalé une cause générale de cette maladie, comme la vente d'un bœuf mort du charbon, croit avoir traité plusieurs pustules malignes, et l'atteste; tandis que, s'il eût abandonné à leur cours les maladies pour lesquelles il a été appelé, il aurait bientôt reconnu leur bénignité (2). Je le répète, l'on voit bien que je n'ai pas l'intention de jeter de la défaveur sur les médecins de Saulieu (3); mais il suffit que l'erreur puisse ou ait pu être être commise pour qu'un honnête homme n'en soit pas victime. La piqûre de plusieurs insectes, des clous, des furoncles, des érysipèles phlegmoneux et d'autres maladies, peuvent, à leur début, être prises pour une pustule maligne (4). Énaux et Chaussier assurent que, dans les premiers jours, on pourrait s'y tromper. Cela est si vrai, que le docteur Potot annonce dans son certificat, qu'il prit pour un furoncle suppuré la maladie qu'il a ensuite déclarée être de nature charbonneuse. Sa première idée n'était-elle pas la vraie? Et si l'enfant Boudet a

---

poser qu'ils puissent prendre une pustule, un simple bouton, pour une maladie maligne? Il faudrait supposer que ces médecins ont tous été appelés dès le début de la maladie, ce qui n'arrive jamais, ou presque jamais, en pareil cas. Est-ce aux médecins que la crainte d'un mal si redoutable en impose, eux qui ont des moyens sûrs dans leur art de s'en rendre maîtres?

(1) La rumeur publique a-t-elle précédé ou suivi l'apparition de ces maladies? Je laisse cette question toute simple à décider au lecteur.

(2) Quel est donc le médecin assez débonnaire pour se laisser guider par de semblables considérations? J'en appelle à M. Rémond lui-même, qui se hâte, à ce qu'il paraît, de prononcer sur la nature des maladies qu'il observe, avant d'avoir pu en établir le diagnostic d'après les préceptes de l'art.

(3) Si l'auteur peut réussir à nous persuader qu'il n'a pas l'intention de jeter de la défaveur sur les médecins de Saulieu, il faut que son éloquence soit très persuasive. Qu'appelle-t-il donc défaveur, ridicule même? Il suffit que l'erreur soit possible, pour que ces médecins l'aient commise.

(4) Quel est le médecin tant soit peu instruit et exercé, qui prendra une piqûre d'insecte, un clou, un furoncle, un érysipèle, pour une pustule maligne? Est-ce M. Rémond, qui juge si bien des maladies sans les voir?

succombé; ne pourrait-on pas attribuer sa mort (1) à un dépôt qui se serait formé à la tête, qui aurait été irrité par l'emplâtre de poix dont les parens avaient recouvert la tumeur, et dont le principe de la petite-vérole, dont l'enfant n'était pas encore bien guéri, aurait pu être la cause (2)? Il y a, dans ce certificat du docteur Potot, une chose assez difficile à croire : c'est que cet enfant, âgé de quatre ans, aurait touché (3) et mangé de la *viande crue,* provenant du bœuf du sieur Mouchot. C'est au tribunal à décider jusqu'à quel point cette assertion est véritable.

Le 2me certificat qui se présente est celui d'une dizaine d'individus (4) qui, au mois de mars 1818, attestent que la femme Bouriquaud a eu, en juin 1817, une pustule maligne au bras droit pour avoir touché de la viande du bœuf mort d'une maladie charbonneuse. Je doute que ces individus, qui savent à peine signer leurs noms, soient capables de juger qu'il existait une pustule maligne plutôt qu'une autre maladie; je doute qu'ils sachent ce que c'est qu'une maladie charbonneuse, et qu'ils aient vu, examiné le bœuf, de manière à prononcer qu'il avait succombé à une affection de cette nature. Mais, dans l'examen des certificats, je m'arrête......; et j'admets avec les médecins qui les ont signés que tous ces indivi-

---

(1) Si M. Potot a pu être induit un moment en erreur sur les suites de la maladie, la mort du sujet, tous les symptômes d'une phlegmasie gangréneuse, n'ont-ils pas concouru à lui faire reconnaître la gravité de la maladie ?

(2) Ne pourrait-on pas également attribuer sa mort à toute autre cause, si l'on voulait, comme M. Rémond, faire des suppositions dénuées de fondement ?

(3) Je ne vois pas la difficulté qu'un enfant touche de la viande; rien de plus simple. Qu'il ait mangé de la viande crue comme un animal domestique, c'est autre chose; et bien certainement cette assertion ridicule n'est pas énoncée dans le certificat de M. Potot.

(4) Ces individus, que M. Rémond a tort de confondre avec les médecins de Saulieu, et qui n'ont rien de commun avec ces derniers, nous paraissent d'ailleurs aussi bien fondés à affirmer ce fait d'après la renommée, que M. Rémond, qui n'a rien vu de ce qui s'est passé dans ce cas, est fondé à le nier.

dus ont eu la pustule maligne (1). Je demanderai alors à mes confrères, s'ils pourraient affirmer que la cause de cette maladie ait été le contact de la chair d'un bœuf, que j'ai démontré n'être pas mort du charbon (2); s'ils attesteraient que cet animal, fût-il mort du charbon, a pu donner la pustule maligne à ceux qui ont touché *cette chair refroidie* et à ceux qui en ont mangé? Et, dans cette dernière supposition de la mort causée par le charbon, les pustules malignes ne pourraient-elles pas avoir été de la nature de celles que M. Bayle a signalées dans un ouvrage intitulé *Considérations sur la Nosologie, la Médecine d'observation*, etc..., lesquelles ne venaient pas d'une cause externe ou locale, mais avaient une tout autre origine que la contagion, origine encore inconnue aujourd'hui? Certes, si la pustule maligne peut venir d'une autre source que celle

---

(1) Cette concession dans la bouche de l'auteur paraît lui avoir été extorquée par la force de la vérité.

(2) M. Rémond se trompe grossièrement lorsqu'il se flatte d'avoir démontré que ce bœuf n'est point mort du charbon. Mais puisqu'il adresse des questions à ses confrères, ne pourrait-on pas lui demander en leur nom, puisqu'il ne veut pas absolument que le bœuf du sieur Mouchot soit la cause de la pustule maligne qui fait l'objet du procès, quelle est cette cause? car il faut bien qu'il y en ait une. Y a-t-il eu d'autres animaux atteints du charbon à l'époque du 25 juin, dans la ville de Saulieu? La maladie, enfin, a-t-elle été essentielle ou communiquée? Si elle a été essentielle, pourquoi s'est-elle bornée aux personnes qui ont touché ou mangé de la viande suspecte? Si elle a été communiquée, qu'il indique donc d'autres voies de communication. C'est en vain qu'il invoque l'ouvrage de M. Bayle, car ce médecin savant, dans la maladie qu'il a décrite, a eu bien soin de remarquer que l'affection locale était toujours précédée d'affection générale, tandis que tout le contraire a eu lieu dans le cas qui nous occupe. Il a eu grand soin d'ailleurs de noter qu'aucun des individus qui ont eu la maladie n'avait mangé de viande suspecte. Or, je demande si celle qu'a débitée le sieur Mouchot n'était point de la viande suspecte au dernier point, puisqu'il avoue que son bœuf était mort avant qu'il ait songé à le faire saigner, puisqu'il n'a pu obtenir la permission des autorités de le vendre dans la ville, puisqu'enfin il a été obligé de le donner à vil prix pour s'en défaire. Si la viande avait été de bonne qualité, le sieur Mouchot n'aurait-il donc pu la vendre aux bouchers de la ville? Aurait-il été contraint de la débiter lui-même?

qu'on lui attribue ordinairement, pourquoi ne croirait-on pas que celles qu'ont eues les plaignans étaient de cette espèce? Les médecins n'ont établi aucune distinction dans leurs certificats; et, dans le doute, il n'y aurait pas de raisons pour se prononcer plutôt pour les adversaires du sieur Mouchot, que pour le sieur Mouchot lui-même.

Je termine cette consultation médico-légale que j'aurais bien voulu abréger, et qui, toute longue qu'elle est, exigerait peut-être encore quelques détails.

Je crois avoir prouvé (1), par l'examen des diverses espèces de charbon et des symptômes qui accompagnent leur développement, et par l'ouverture des cadavres, que le bœuf que le sieur Mouchot a fait débiter à Saulieu n'a présenté aucun des signes qui annoncent l'existence d'une maladie charbonneuse; je l'ai prouvé par des présomptions tirées de l'exposition à la contagion des personnes qui ont dépecé ce bœuf, et qui n'ont éprouvé aucun mal (2), et par l'examen de la seule altération qu'ont présentée les viscères, l'engorgement sanguin de la rate, altération qu'offrent ordinairement les animaux morts par excès d'embonpoint et de fatigue (3).

J'ai ensuite démontré que ses dépouilles ou sa chair n'ont pas pu communiquer la pustule maligne aux personnes qui s'en plaignent, car elles l'auraient bien plus sûrement communiquée à celles qui ont touché ces dépouilles encore vivantes;

---

(1) L'auteur se trompe; malgré toutes les peines qu'il s'est données, malgré toutes les subtilités qu'il a employées, malgré tous les efforts qu'il a faits, il n'a pu parvenir à prouver ce fait, et tout concourt à prouver le contraire.

(2) Nous avons assez répété que cet argument, que l'auteur n'a cessé de répéter, devait être rétorqué contre tous, lorsque l'on savait que, malgré les précautions prises, un de ceux qui avaient concouru à cette opération avait été atteint.

(3) Quant à la cause de la mort, qu'il veut tantôt qu'on attribue à la fatigue et à l'excès d'embonpoint, tantôt à l'excès de la chaleur atmosphérique et à la fatigue, nous avons fait voir ce que l'on devait en penser.

et j'ai fait voir que l'ingestion (1) dans l'estomac de cette viande, bien qu'elle fût venimeuse, que cette ingestion produisait des symptômes et des accidens bien différens de ceux qu'ont éprouvés les adversaires du sieur Mouchot ; d'où je conclus que la chair de ce bœuf n'avait pu donner ni pustule maligne de cause externe, ni pustule maligne de cause interne, et j'ai appuyé cette assertion d'observations qu'on ne révoquera pas en doute.

J'ai montré, mais avec toute la réserve et la décence nécessaire (2), qu'il n'était pas bien certain que les plaignans aient eu la pustule maligne, et surtout la pustule maligne communiquée ; et j'ai avancé qu'il suffisait que l'erreur ait pu être commise pour que la balance de la justice dût pencher du côté du sieur Mouchot.

Il ne m'appartient pas de pousser plus loin que je l'ai fait la discussion des certificats qui m'ont été soumis (3) ; et admettant même que les médecins de Saulieu ont véritablement traité des pustules malignes, j'ai fait voir qu'il n'était pas bien certain qu'on pût les attribuer à l'animal qu'a fait débiter le sieur Mouchot, quand même il serait mort du charbon.

Je crois en avoir assez dit, sinon pour porter la conviction

---

(1) Quand même l'auteur aurait réussi à démontrer que l'ingestion des viandes suspectes produit toujours des symptômes et des accidens bien différens de ceux qu'ont éprouvés les adversaires du sieur Mouchot, ce que nous sommes loin de lui accorder, qu'en résulterait-il ? que ce n'est point par cette voie que ces derniers ont été atteints, et que c'est au contact immédiat qu'ils doivent attribuer leur maladie, d'où il faudrait toujours conclure qu'elle leur a été communiquée par cette viande malsaine.

(2) Où est donc la décence et la réserve ? certainement elle n'est pas du côté du sieur Rémond. Ni la thèse qu'il a soutenue, ni la manière dont il l'a soutenue, ne peuvent lui être honorables.

(3) N'a-t-elle pas été poussée assez loin cette discussion, et qu'en est-il résulté ? L'auteur a été obligé de se jeter dans des dénégations, de chercher à infirmer le témoignage de ses confrères, de les présenter comme s'étant laissé prévenir contre la vérité, et comme ayant adopté une opinion qu'ils se croient intéressés à défendre ; mais quelles preuves a-t-il administrées de ces assertions ? Aucune.

dans l'esprit des juges, au moins pour les éclairer suffisamment, afin que, comparant eux-mêmes les faits et les discussions, ils ne puissent pas hésiter à renvoyer le sieur Mouchot
de la plainte formée contre lui (1).

Fait à Semur le 23 juin 1818.

Signé RÉMOND, D. M.

---

(1) Je ne puis m'empêcher d'observer, en finissant, combien il me paraît
indécent qu'un médecin se soit rendu l'apologiste d'un homme qui avoue
lui-même qu'il a fait vendre et débiter la viande d'un animal qui était mort
avant qu'on l'eût saigné. Quel que soit le genre de mort auquel cet animal
ait succombé, est-on excusable de débiter un aliment de cette nature? Et
quel est celui de nous qui voudrait faire sa nourriture du cadavre d'une bête
morte de maladie? Est-ce donc un jeu que la vie et la santé de nos concitoyens? devons-nous jamais les mettre en balance avec la soif de l'or?
et toutes les fois que nous pourrons répandre cet or à pleines mains, sommes-nous sûrs de l'impunité?

OBSERVATIONS

ADRESSÉES

A M. GUYTON DE MORVEAU.

AVERTISSEMENT.

En voulant écrire une simple lettre, j'ai presque fait un volume ; mais j'espère que l'on aura quelque indulgence pour ma longue épître, en faveur de la haute importance des matières dont elle traite. On se tromperait cependant, si l'on allait conclure que j'envisage les réflexions qui y sont contenues, et les faits nombreux qui me les ont suggérées, comme un travail complet, car je ne les considère que comme une ébauche imparfaite, et mon seul but, en les publiant, est d'offrir quelques données tendantes à aplanir les difficultés, désirant engager par mon exemple les personnes de l'art, qui se trouvent dans des occasions favorables, à recueillir des matériaux propres à augmenter la masse de nos connaissances en cette partie, encore assez peu avancée. Aucun travail n'est plus digne du vrai philanthrope, et il en est peu qui présentent une perspective aussi flatteuse à l'homme qui désire vivement d'être utile à ses concitoyens. Il suffit, pour s'en convaincre, de jeter un coup d'œil sur les ravages que les maladies contagieuses ont exercés dans tous les temps et dans tous les lieux, et de porter ses regards sur le grand nombre de victimes qu'elles moissonnent encore journellement dans ce siècle de lumières. On peut, sans crainte d'être taxé d'exagération, assurer que ce fléau dévastateur est une cause de destruction cent fois plus active que la famine et la guerre, quoique les guerres qui ont fait gémir l'Europe depuis plus de vingt ans aient été passablement meur-trières.

Lorsque l'on envisage avec soin tout ce qui concerne la contagion, et la manière dont elle se propage, et que l'on réfléchit sérieusement sur la nature des maladies conta-gieuses, on a lieu d'être étonné du nombre de faits, en apparence contradictoires, que renferment les auteurs, et des opinions variées qui les divisent. Cependant, quand on observe avec attention et sans prévention ce qui se passe dans ces circonstances, on peut aisément se con-vaincre que l'on a beaucoup trop déféré à l'esprit de système et d'hypothèse, et que la seule route à suivre dans cette occasion, est celle de l'expérience et de l'obser-vation.

Les médecins sont loin d'être d'accord sur la contagion des maladies. Plusieurs considèrent comme contagieuses des affections que d'autres regardent comme ne pouvant se transmettre par cette voie, et entièrement exemptes de communication : on pourrait citer pour exemple de ce partage d'opinions, la fièvre jaune d'Amérique, et même la peste (1). Cette espèce de dissension entre les gens de l'art tient au peu de progrès qu'a fait jusqu'à ce jour cette

---

(1) L'opinion de la non contagion de la peste a été soutenue par la Faculté de Médecine de Paris, par Stoll de Vienne, par le docteur Sa-moïlowitz et plusieurs autres médecins célèbres. Le docteur Heberden a révoqué en doute l'importation de cette maladie dans la Grande-Bretagne ; MM. Wilson et Asselini, ainsi que plusieurs autres, ont cherché à prou-ver que la peste n'est point contagieuse dans son pays natal. On sait que le docteur Rush a soutenu tour à tour que la fièvre jaune était et n'était pas contagieuse.

partie de l'hygiène publique. On ne peut se dissimuler
cependant que les fièvres *ataxiques* et nerveuses, les
fièvres des camps, des prisons, des hôpitaux, ne soient
en quelque sorte des maladies artificielles, et dont la mortalité est aggravée par des causes accidentelles ; aussi
devrait-on exercer la plus grande surveillance sur les
hommes qui sortent des prisons infectées, des hôpitaux,
ou d'autres lieux renfermés et devenus des foyers d'infection. Quels soins ne devrait-on pas mettre à pourvoir
à leur changement d'habits, à leur faire prendre quelques
bains, enfin à s'assurer s'ils ne sont pas eux-mêmes frappés
de maladie susceptible de se transmettre et de se propager,
comme on n'en voit que trop souvent des exemples! La
plus légère négligence dans ces cas est d'autant plus cou-
pable qu'elle peut devenir funeste à un grand nombre
d'individus, et qu'à l'aide de précautions simples on aurait
pu arrêter le mal à sa source et empêcher tous ses progrès ultérieurs. On ne peut s'empêcher de convenir que
l'institution créée par nos voisins pour la guérison et la
préservation des fièvres contagieuses (1), ne soit très
louable et bien digne d'être imitée par les gouvernemens
sages et éclairés.

Les observations suivantes étaient écrites depuis long-
temps et telles qu'on va les lire, lorsque j'ai eu connaissance des remarques de M. Lefort sur les *nouveaux* procédés de désinfection par les acides nitrique et muriatique,
dans le *Journal général de Médecine*, pour le mois de
mars 1815. M. Lefort a été à même de se convaincre
comme moi de l'inefficacité des fumigations acides pour

---

(1) *Institution for the cure and prevention of contagious fevers, es-
tablished in London, in the year 1802.*

détruire les miasmes contagieux, et se préserver de leur atteinte; mais on s'apercevra facilement, je pense, que la marche que nous avons suivie n'est pas tout-à-fait la même.

OBSERVATIONS

ADRESSÉES

A M. GUYTON DE MORVEAU,

RELATIVEMENT A PLUSIEURS PASSAGES DE SON TRAITÉ
DES MOYENS DE DÉSINFECTER L'AIR.

Monsieur,

Vous êtes réellement l'inventeur des moyens de désinfecter
l'air par les acides minéraux, puisque, dès l'année 1773, vous
avez fait voir, à l'aide d'une expérience décisive, la propriété
qu'a l'acide muriatique de détruire les miasmes propres à
souiller celui que nous respirons, et à rendre son contact et
son inspiration plus ou moins nuisibles. On peut d'autant
moins vous disputer cette importante découverte, que vous y
avez été conduit par une théorie judicieuse et une connaissance profonde de la Chimie (1).

Comme j'ai eu plusieurs fois occasion de me trouver dans des
circonstances (2) qui m'ont donné lieu d'observer d'assez près

---

(1) Personne ne vous conteste le mérite de l'invention, mais plusieurs gens
de l'art révoquent en doute l'utilité prétendue des fumigations, et j'avoue
que je suis du nombre des incrédules, parce que les faits cités en leur faveur
laissent trop à désirer, ou plutôt que les fumigations acides n'ont point ré-
pondu, dans la pratique, aux grandes espérances qu'on en avait conçues dans
la théorie.

(2) J'ai non-seulement été à portée d'observer chez les autres les effets délétères de la contagion, mais j'en ai éprouvé les atteintes, de sorte que je
puis en quelque sorte m'appliquer ce que disait Virgile du sac de Troie :
Quæque miserrima vidi, etc.

15..

les effets de la contagion, d'étudier les moyens propres à la faire cesser ou à en diminuer la violence, ainsi que le danger qu'on court en s'y exposant par nécessité ou autrement, je vous demanderai la permission de vous faire quelques objections relatives à plusieurs passages de votre *Traité des moyens de désinfecter l'air*, 3e édition, Paris, 1805; objections que m'ont suggérées la lecture et la méditation de cet ouvrage, ainsi que ma propre expérience en cette matière.

Vous pensez avec Papon (1) que l'usage d'allumer des feux pour détruire la contagion remonte au temps d'Hippocrate, qui crut reconnaître dans l'air vicié par des miasmes pestilentiels le principe de la maladie qui désola l'Attique dans la LXXXVIIe olympiade, 330 avant l'ère chrétienne. On a aussi fait honneur à Acron (2), médecin d'Agrigente, de cette découverte; mais il est presque certain, d'après le témoignage de Plutarque, que cette pratique était antérieure à ces deux médecins, et que c'est à l'exemple de l'Egyptien Jachen qu'Acron fit allumer des feux à la grande peste d'Athènes, si toutefois on a employé ce prétendu moyen de désinfection dans cette circonstance; car Thucydide, qui a décrit avec tant d'exactitude la peste d'Athènes, qu'on regarde sa description comme un véritable modèle en ce genre, n'en a pas dit un mot, non plus que les Athéniens dans le décret de remerciement qu'ils adressèrent à Hippocrate pour les avoir préservés et guéris de la peste que leur avaient communiquée les Barbares. Il est donc fort incertain qu'Hippocrate ait conseillé d'allumer de grands feux dans les rues et devant les maisons,

---

(1) Galien prétend qu'Hippocrate fit allumer des feux et brûler des aromates dans toute la ville d'Athènes pour y purifier l'air; ce qui lui réussit parfaitement et arrêta la peste.

GALEN., *Theriac. ad Pison*, c. XVI, p. 467.

(2) *Acron Agrigentinus magnam sibi gloriam comparavit quod Athenis, tempore pestis, ignes pone ægrotantes accendi jussit, quamvis jamdiu antea sacerdotibus ægyptiis idem remedium in usu fuerit.*

PLUTARCH., *De Isid. et Osirid.*

et il n'est guère probable non plus qu'en ordonnant ces feux,
le père de la Médecine ne comptât que sur l'action désorga-
nisatrice de la chaleur portée à un certain degré d'intensité,
quoique ce degré de chaleur soit une condition impossible à
remplir lorsque l'espace n'est pas très circonscrit. Ces conjectures se concilieront difficilement avec le génie observateur de
ce grand homme, et sont directement opposées aux propres
expressions du sénatus-consulte athénien, qui est conçu de
la manière suivante : *Hippocrates Cous summam benevolen-
tiam in servandis Græcis ostendit, cum peste à Barbaris in
Græciam pervadente, demissis per loca suis discipulis, medelas
indicaret, quibus qui uterentur instantem pestem securè effu-
gere possent, quoque modo medicina Græcis tradita, eos la-
borantes tuto servarent.* On pourrait conclure d'après ce passage, il me semble, que non-seulement Hippocrate n'a point
fait allumer de feux dans la peste d'Athènes, mais que ses
moyens curatifs et préservatifs étaient puisés dans la Médecine
proprement dite, c'est-à-dire dans la Thérapeutique. A la
vérité, ce sénatus-consulte est assez généralement regardé
comme apocryphe, malgré le témoignage d'Actuarius et celui
de Van Helmont, parce qu'il est contradictoire à la narration
de Thucydide, qui dit positivement, *Medicos morbo curando
neque idoneos fuisse, neque suffecisse,* et parce qu'Hippocrate, qui avait à peine atteint sa trentième année à l'époque
de la peste d'Athènes, n'a fait aucune mention de cette maladie dans ses écrits; mais, qu'il soit vrai ou faux, on voit
qu'on n'en peut rien conclure en faveur de l'opinion que vous
avez adoptée, d'après l'auteur que j'ai cité précédemment.

Quelle a donc pu être l'origine de ces feux, et quels sont
les motifs qui ont déterminé à les employer pendant si long-
temps comme des moyens propres à détruire les miasmes contagieux répandus dans l'air, et spécialement en temps de
peste? les voici. D'après le récit d'Elien, dans Suidas, les
prêtres se rassemblaient en temps de peste auprès de l'autel
qu'on avait érigé à cette maladie; ils y allumaient du feu qu'ils
portaient de l'autel à plusieurs bûchers nouvellement élevés,

par la déflagration desquels l'air était purifié et la maladie prévenue : de sorte que, selon toute apparence, cette pratique tirait sa source de la religion, et probablement aussi de l'opinion assez généralement répandue, que le feu purifie tout. Mais je ne m'étendrai pas davantage sur ce moyen de désinfection, que vous regardez, avec plusieurs médecins modernes, comme plus nuisible qu'utile, et qui est presque universellement rejeté aujourd'hui, si ce n'est comme préjudiciable, au moins comme entièrement inutile. J'ai vu moi-même allumer des feux dans les rues et sur les places publiques de la ville de Nice (Nizza) pendant l'épidémie grave et désastreuse qui régnait dans cette ville en l'an VIII, et j'avoue que les résultats qu'ils ont produits ne m'ont paru sensibles ni en bien ni en mal.

En parlant du feu, dont l'action est si marquée sur tous les produits de l'organisation végétale et animale, vous semblez croire que la combustion seule est propre à détruire le virus, mais que la seule élévation de température n'opère pas la désunion de leurs principes. Vous citez à l'appui de cette opinion un des cachots de la ville de Dijon, dans lequel *l'infection* (1) était si atroce, que l'on ne pouvait se présenter à l'entrée sans soupçonner que le dernier cadavre n'en avait pas été tiré, et cependant il fut constaté que l'on y avait brûlé depuis trois bottes de paille. Cet exemple, que vous regardez comme très propre à désabuser ceux qui ont placé leur con-

---

(1) Il faut soigneusement distinguer la mauvaise odeur de l'infection, ainsi que nous le ferons voir dans la suite. Montaigne a dit avec raison :

Toute bonne odeur et sérénité de l'air n'en promet pas la santé, ni toute espaisseur et puanteur l'infection en temps pestilent.

Essais, liv. III, chap. XII.

Les auteurs du Dictionnaire des synonymes français ont remarqué « qu'il y a des vapeurs puantes, telles que celles de la savate brûlée, qui sont salutaires dans certains accidens ; mais que des vapeurs infectes sont toujours nuisibles ou malfaisantes. On dit que la peste infecte une ville, ce n'est pas à dire qu'elle l'empuantisse ; ce n'est pas la mauvaise odeur, c'est un air malsain qu'elle répand. »

fiance dans l'action désinfectante du feu, serait très propre
en effet à prouver que cette action n'est pas fort efficace, et
même qu'elle est peu énergique. Cependant vous avez reconnu et admis que la combustion détruit les virus les plus
fixes, et un savant écrivain, dont, selon toute apparence, vous
ne connaissez pas assez les ouvrages, M. J. Lind, tant dans
son *Essai sur la santé de gens de mer* (1), que dans son
Traité des maladies des Européens dans les climats chauds (2),
et dans son *Mémoire sur les fièvres et la contagion* (3), assure que l'emploi réfléchi des feux et de la fumée est tout
ce que nous avons de plus efficace et de plus approprié pour
la destruction et l'extinction entière des foyers les plus viru-
lens des maladies contagieuses, et le moyen de purifier toute
espèce d'air malsain et infecté. Cette assertion est sans doute
trop générale; mais cependant on ne peut s'empêcher de convenir, en parcourant les ouvrages de Lind, que la méthode
qu'il conseille ne soit digne de quelque confiance et qu'elle
ne mérite un certain degré d'attention. Pringle lui-même,
dans son *Discours sur la conservation des gens de mer* (4),
rapporte plusieurs faits qui confirment ce que Lind a avancé
dans ses Mémoires, sur les bons effets des feux et de la fumée

---

(1) *An Essay on preserving seamen*, 2e édit.

(2) *An Essay on diseases incidental to europeans in hot climates,*
2e édit.

(3) *Papers on fevers and infection.*

(4) Ce discours se trouve à la fin du 2e Voyage de Cook, tome VI. Dans
cet ouvrage, Pringle expose de la manière suivante la méthode du capitaine
Cook : Après avoir mis du bois dans un fourneau à grille, on l'allume et
on le porte successivement dans toutes les parties qui sont au-dessous des
ponts; partout où il y a du feu, l'air le plus proche s'échauffant devient
spécifiquement plus léger, et par sa légèreté il s'élève et passe par les écoutilles dans l'atmosphère. L'espace vide est rempli par l'air froid des environs, et celui-ci s'échauffant à son tour, monte et est remplacé par un autre
air. Ainsi, en tenant le feu quelque temps dans chacun des appartemens
inférieurs, on chasse l'air sale et l'on y en introduit de frais. Ce n'est pas
tout, je crois que les vapeurs acides du bois agissent alors comme anti-scor-
butiques et corrigent l'air corrompu qui reste, etc.

contre la contagion des fièvres ; et le célèbre capitaine Cook attribua souvent la bonne santé dont a joui son équipage, aux précautions qu'il avait prises de purifier fréquemment son bâtiment par le moyen du feu et de la fumée (1) ; et d'ailleurs, on ne manque pas d'exemples authentiques qui attestent l'influence des feux et de la fumé sur les miasmes contagieux. On peut citer entre autres celui-ci : dans l'épidémie de la fameuse suette anglaise (*sudor anglicus*), on observa que les forgerons, les cuisinières, les orfèvres, tous gens accoutumés au feu, et presque continuellement exposés à son action, en furent exempts. A la vérité, Mercurialis a remarqué que les ouvriers qui travaillaient le plus au feu furent attaqués les premiers de la peste qui se manifesta à Venise, et l'on a prétendu que le docteur Rush avait reconnu que les boulangers, les chapeliers et les forgerons étaient plus exposés à gagner les maladies contagieuses que les autres ; mais ce médecin a dit positivement que les ouvriers que leurs travaux exposent à la chaleur du feu ou aux rayons du soleil doivent spécialement chercher à se préserver de la contagion en abandonnant leurs travaux ; conseil plus facile à donner qu'à suivre. D'ailleurs, sans examiner jusqu'à quel point cette assertion est vraie, on peut conclure au moins de ce qui précède que s'il y a des faits contre, il y en a aussi pour l'usage du feu.

On pourrait objecter sans doute que Lind, en recommandant l'emploi réfléchi et bien exécuté des feux et de la fumée, a condamné la pratique moderne d'allumer de grands feux en plein air, et de les distribuer avec profusion dans les rues et autour des murs des villes infectées de la peste ou de maladies contagieuses, fondé sur ce que l'expérience, a-t-il dit, en avait démontré, non-seulement l'inutilité, mais encore le mal qui pouvait en résulter. Il n'a pas cité les circonstances dans lesquelles l'expérience a démontré cette vérité, mais on

____

(1) *Voyez* les Voyages de ce célèbre navigateur, faits en 1772, 1773, 1774 et 1775.

entrevoit qu'il attribue les inconvéniens de l'usage du feu ainsi prodigué à la consomption et à la destruction de ce principe de l'air qui est tout-à-la-fois, d'après ses propres expressions, l'aliment de la vie et du feu, c'est-à-dire à l'oxigène. Or cette crainte de Lind est purement chimérique; car quoique nous ne sachions pas quel est le moyen que la nature emploie pour maintenir l'équilibre entre les différentes parties constituantes de l'air atmosphérique, il est bien certain que cet équilibre n'est jamais interrompu et que la nature a plus de moyens de le réparer que nous n'en avons de le troubler; car l'air analysé dans les différentes parties du monde, dans des villes ou à la campagne, sur la mer et sur le continent, n'a présenté aucune différence sensible dans sa composition, ses proportions exactes d'oxigène et d'azote étant toujours 21 et 79 sur 100. Les observations de MM. Cavendish et Davy, faites en Angleterre; celles de M. Berthollet, en Égypte; celles de M. Macarty, en Espagne; celles du docteur Beddoes, sur l'air de la côte de Guinée; celles de M. Gay-Lussac, sur l'air puisé à 4,000 toises au-dessus de Paris, et comparé avec l'air de la surface de la terre, ayant prouvé qu'il n'y a pas de différence dans l'air atmosphérique, relativement aux proportions de ses élémens, que doit-on penser d'après cela des conseils que donnent tous les jours certains auteurs de faire respirer aux malades un air plus ou moins riche en oxigène?

Que si l'on me demande qu'est-ce que Lind entend par l'emploi réfléchi et bien exécuté des feux et de la fumée, je renverrai à son *Essai sur la santé des gens de mer*, dans lequel il a décrit les méthodes propres à rendre l'air sain dans un vaisseau par ce moyen dans tous les temps de l'année; ou bien je répondrai que ces méthodes consistent, soit à renouveler l'air en entretenant une libre circulation de ce fluide, soit à détruire ou corriger les propriétés de la matière contagieuse adhérente aux substances qui lui servent de foyer. Pour remplir ce but, la manière la plus simple, selon lui, est de se servir de feux de charbon ou de bois (1), auxquels on expose les objets qu'on veut purifier, après les avoir renfermés dans un lieu convenable où la chaleur et la fumée doivent être concentrées pendant un certain temps. Si c'est une maison ou un vaisseau qu'il s'agit de désinfecter, on a soin d'en fermer toutes les ouvertures pendant tout le temps de cette opération. Les bons effets de cette méthode de désinfection, que le célèbre capitaine Cook dit avoir employée avec succès (2), paraissent dépendre de la température, qui doit être presque égale à celle nécessaire pour cuire le pain ; et ce degré de chaleur est propre à détruire les miasmes contagieux dans quelque cas que ce soit, pourvu qu'ils demeurent exposés à son action pendant un espace de temps suffisant.

Comme les effets de la contagion sont tellement désastreux, qu'on ne saurait trop prendre de précautions pour les prévenir ou chercher à en arrêter les pernicieuses influences, il me paraît essentiel d'apprécier à leur juste valeur, et seulement d'après l'expérience (3), toutes les méthodes propres à la faire cesser ou à l'empêcher de naître et de se développer, parce que l'on ne peut avoir trop de moyens de ressources. Or il est avéré, d'après les observations exactes de plusieurs médecins célèbres, anciens et modernes, que, dans les climats chauds, la chaleur et l'humidité de l'air produisent très communément une fièvre maligne rémittente ou intermittente, qui règne ordi-

---

(1) M. Lind préfère le bois ; d'autres aiment mieux le charbon, parce que l'acide carbonique, qui est le résultat de sa combustion dans l'air, contribue selon eux à détruire les miasmes contagieux. Ils se fondent sur ce que, dans les climats méridionaux, les fièvres pestilentielles sont réprimées pendant la vendange, ce qu'ils attribuent au dégagement de l'acide carbonique produit par la fermentation vineuse. Mais sur quels fondemens repose cette conjecture, et quelles sont les preuves qui assurent d'une manière directe sa réalité?

(2) *Voyez* le vol. VI de son second Voyage autour du monde, p. 205.

(3) Ne faut-il pas alors se mettre en garde contre l'enthousiasme, l'amour de la nouveauté et l'influence de la mode, qui est si puissante chez certaines gens, et qui est si nuisible au progrès des lumières et à l'avancement des sciences ?

nairement en automne, et est épidémique entre les tropiques.
Il est également certain que la saison des pluies (1), dans ces
pays-là, est celle des maladies ; que les lieux bas et humides,
marécageux ou couverts de bois, sont les plus malsains ; que
le temps de la nuit est le plus dangereux et le plus propre à
causer des maladies ; tandis que, dans ces mêmes climats, les
lieux secs, élevés (2), bien aérés, sont sains et exempts de
danger (3). Il était donc naturel, en partant de ces observations, qu'on cherchât un moyen propre à assainir l'air de ces
contrées lorsqu'on est obligé de le respirer ; et il semble qu'on
n'en avait pas d'autre ni de meilleur pour diminuer l'humidité
de l'air que les feux et la fumée ; aussi est-il probable que c'est
ce qui a suggéré cette idée : et il est évident que, dans ces cas
surtout, l'efficacité des feux et de la fumée n'est pas douteuse,
et que son usage est peut-être même préférable aux fumigations d'acides minéraux. A la vérité, l'humidité seule n'est
point la cause présumée de ces maladies, et c'est aux miasmes

---

(1) En général, les grandes sécheresses ne sont pas si malsaines que les
pluies considérables ; il meurt moins de monde pendant les premières.

Hipp., Aphor. 15, sut.

C'est pendant les pluies que paraissent surtout les fièvres de longue traite,
les cours de ventre, les pourritures, les épilepsies, les apoplexies, les esqui-
nancies.

Aphor. 16, sut.

(2) Les hauteurs de Germantown et de Darby ont offert pendant plusieurs années un asile sûr à un grand nombre d'habitans de Philadelphie,
contre les maladies épidémiques qui régnaient annuellement dans cette cité.

(3) Le vent connu sous le nom de Harmatan, qui produit une sécheresse
considérable, puisqu'il dessèche les végétaux et l'épiderme, est remarquable
par sa grande salubrité. Lorsqu'il règne, il fait cesser les dyssenteries, les
fièvres intermittentes ; il arrête les épidémies, la contagion de la petite-vérole ;
il contribue puissamment à la guérison des ulcères et des éruptions cutanées.
Ce fut un vent de nord des plus furieux qui fit le salut de Marseille ; il chassa
en se prolongeant les vapeurs pestilentielles, et le nombre des morts diminua.
Il aurait probablement fait cesser entièrement la peste, si la contagion recélée
dans les meubles et les vêtemens n'eût encore enlevé un certain nombre de
victimes.

qu'elle recèle (1) et dont elle est imprégnée qu'on attribue leur production, notamment aux effluves des marais ; mais il paraît que c'est l'humidité qui en est le véhicule, et que, par conséquent, si l'on dessèche l'air, on prévient l'infection ; et d'ailleurs, ce dernier moyen n'exclut point l'emploi des fumigations acides.

Quant à la fumée, vous avez reconnu vous-même qu'elle n'était pas sans efficacité pour détruire les miasmes putrides et contagieux, et vous en avez attribué la cause à l'acide qu'elle contient et qui se manifeste bien sensiblement dans les vapeurs fuligineuses du bois, ne fût-ce que par le picotement qu'elles occasionent dans les yeux (2). L'expérience que vous avez faite avec l'acide *pyroligneux* en est d'ailleurs la preuve directe ; et la nature de cet acide, son identité avec l'acide acétique, ne laissent aucun doute à cet égard. En outre, M. Lind a rapporté plusieurs faits qui se sont passés sous ses yeux, et qui prouvent évidemment son action anti-contagieuse. En voici quelques-uns qui paraissent assez concluans : sur un vaisseau où plusieurs personnes mouraient avec la fièvre au bout de quarante-huit heures, aucun de ceux qui étaient exposés à la fumée de la cuisine ne contracta l'infection. Un sloop de guerre fut préservé, par l'expansion de la fumée de la cuisine, qui était au

---

(1) Au Bengale, la fièvre putride connue sous le nom de *puoker fever* est mortelle lorsque les terres, après avoir été inondées par les eaux, sont ensuite desséchées par le soleil. A Constantinople, la peste règne pendant l'été, et s'affaiblit ou se détruit pendant l'hiver. En Égypte, au contraire, elle règne pendant l'hiver, et juin ne manque jamais de la détruire. Cette bizarrerie s'explique par un même principe. L'hiver détruit la peste à Constantinople, parce que le froid y est très rigoureux ; l'été l'allume, parce que la chaleur y est humide, à raison des mers, des forêts et des montagnes voisines. En Égypte, l'hiver fomente la peste, parce qu'il est humide et doux : l'été la détruit, parce qu'il est chaud et sec ; il agit sur elle comme sur les viandes qu'il ne laisse pas pourrir. La chaleur n'est malfaisante qu'autant qu'elle se joint à l'humidité.

(2) Il y a des espèces de bois dont la fumée est plus piquante et plus âcre que d'autres, et affecte bien plus vivement les organes de la vue, au point de produire même assez promptement la cécité, comme l'a vu Osbeck.

niveau du pont, des maladies dont un vaisseau de soixante canons qui voyageait avec lui sur la côte de Guinée fut très maltraité ; et l'on ne put en attribuer la cause qu'à la fumée seule, puisque les deux bâtimens étaient absolument dans les mêmes circonstances. M. Forster a vu avec le docteur Irving un vaisseau de guerre hollandais qui mouillait dans la rade de Plymouth et dont la cuisine était placée au milieu du faux pont, un peu en avant du grand mât. Il demanda aux officiers quelle était la santé de l'équipage sur ce bâtiment, après une longue campagne, et ils lui répondirent qu'on y jouissait d'une santé remarquable. La fumée était très grande, et les jours chauds la chaleur était insupportable à midi entre les ponts. Kœmpher, en parlant du poison terrible des flèches de Macassar, dit qu'il n'y a que la fumée qui ait la force et la vertu de détacher de ces flèches cette impression du poison. Depuis qu'on brûle du charbon de bois à Halle en Saxe, on prétend que la vapeur continuelle qu'exhale ce combustible a fait cesser l'insalubrité de l'air de ce pays (1). M. Koruger, habile observateur, a écrit une dissertation intéressante sur ce sujet. D'après ces faits et plusieurs autres de la même nature qu'il serait facile de citer, la fumée (2) ne doit-elle pas être rangée dans le nombre des moyens de désinfection, et faut-il, avec un historien de la peste de Marseille (3), qui dit que de grands feux ayant été allumés pendant trois jours de suite dans cette ville, l'air se couvrit d'une épaisse fumée qui était noire et qui augmenta la chaleur de la saison et du climat, l'accuser d'avoir donné plus d'activité à la contagion ? Hodges a prétendu aussi

____

(1) On prétend aussi que la ville de Londres n'a pas été infectée par la peste depuis que ses habitans font usage de charbon de terre pour se chauffer.

(2) L'action de fumer les viandes pour les conserver ne prouve-t-elle pas la vertu anti-septique de la fumée, ses qualités anti-putrides ? N'est-ce pas à la fumée continuelle, causée par le feu qui est toujours allumé au milieu de leur hutte ou cabane, que les Lapons doivent d'être exempts de toutes ou presque toutes les maladies ?

(3) Cette assertion a été répétée par le docteur Mead, et par plusieurs autres auteurs.

qu'il était mort à Londres, de la peste, à cause des grands bûchers allumés pendant trois jours consécutifs, 4000 hommes dans une nuit, tandis qu'il n'en mourait pas plus de 400 ordinairement ; mais est-ce bien à cette cause qu'on doit rapporter cet accroissement de mortalité ?

Vous avez suffisamment apprécié l'action des fumigations odorantes, des parfums, des baumes, des résines, des sachets camphrés (1), des substances aromatiques dissoutes dans l'alcool et mises en contact immédiat avec l'air infecté (2). Malgré la réputation dont toutes ces substances balsamiques et volatiles ont joui (3), et qui parait être due à leur essence directement opposée à celle de l'air infect et vicié par des émanations malfaisantes, il est parfaitement démontré aujourd'hui qu'elles ne font que masquer les mauvaises odeur sans les détruire, et que, sous ce rapport, elles trompent l'organe de l'odorat et trahissent la confiance que leur accordent leurs partisans. C'est pourquoi la fumée provenant de la combustion des bois aromatiques, des plantes odorantes, des résines, des baumes, ne possède pas une plus grande efficacité que la fumée

---

(1) Si l'on en croit des expériences faites à Torgau par les officiers de santé prussiens, le camphre mis en évaporation par un appareil chimique convenable a produit de bons effets sur une réunion de malades atteints de typhus des plus graves ; ce moyen semble même avoir obtenu et mérité la préférence sur les autres espèces de fumigations.

(2) Les Grecs donnaient un nom particulier à ces substances aromatiques et odorantes, avec lesquelles on faisait des feux pour détruire la contagion.

(3) Voici ce que dit Hérodien relativement à l'emploi de ces prétendus préservatifs, pendant la maladie pestilentielle qui régna en Italie et surtout à Rome, sous l'empire de Commode : *Quo circà in ipsâ quoque urbe, de medicorum sententiâ plerique unguentis suavissimis nares atque aures opplebant, suffituque et odoramentis assiduè utebantur, quod meatus sensuum (ut quidem dicunt) odoribus illis occupati neque admittant aura tabificum, et, si maxime admiserint, tamen cum majore quasi vi longè superari. Cæterùm nihilò socius morbus ingravescere, hominesque passim et pecora inter homines agitantia interire.*

HÉROD., lib. I.

ordinaire ; et, comme l'a fort bien observé Milman, la fumée du tabac ne met point en défense contre l'infection épidémique ; les Turcs en sont la preuve : de tous les peuples, c'est celui qui fume le plus de tabac, et cependant c'est aussi celui que la peste maltraite davantage. On s'est convaincu à Philadelphie que le tabac, de quelque manière qu'on l'employât, n'était d'aucune utilité pour préserver des maladies épidémiques qui ont affligé cette cité. Je trouve assez étonnant, d'après cela, qu'on ait adopté dans des ouvrages tout modernes l'explication du physicien Changeux, qui prétend que les plantes, soit odorantes, soit inodores, ont toujours leurs esprits recteurs, et que leurs émanations se combinant avec les vapeurs dangereuses qui s'élèvent des marécages ou que la chaleur dégage du sol, peuvent en neutraliser la pernicieuse influence (1). C'est en raisonnant d'après la même hypothèse, qui n'est pas nouvelle, que les médecins conseillèrent à l'empereur Commode, afin d'éviter la contagion de la peste qui désolait la ville de Rome, de se retirer à Laurente, lieu couvert de lauriers, tant par rapport à l'odeur qui émanait de ces arbres qu'à la fraîcheur de leur ombre (2). On ne peut expliquer d'une autre manière l'opinion des Persans, qui pensent que le platane, arbre très commun en Perse, a une vertu naturelle contre toute infection de l'air, et qui assurent qu'il n'y a pas de contagion à Ispahan par rapport aux grandes plantations de cet arbre dans les jardins et dans les rues, de même qu'à Chiras et autres villes de Perse.

---

(1) On prétend que les Hollandais ayant, par spéculation, détruit tous les girofliers de l'île de Ternate, la colonie fut ravagée par plusieurs maladies épidémiques qu'on n'y avait pas observées jusqu'alors, et on rapporte que les émanations odorantes des girofliers avaient neutralisé les effets nuisibles d'un volcan auquel on attribuait la cause de ces maladies. Cette supposition n'est pas en effet hors de vraisemblance, car les émanations odorantes des fleurs très aromatiques, comme celles des girofliers, sont un puissant excitant, et doivent contribuer beaucoup à rendre l'atmosphère plus fortifiante et plus salubre pour l'homme sain et malade.

Dict. des Sc. méd. vol. XVI, pl 37.

(2) *Voyez* Hérodien.

D'après vos expériences, vous avez rangé à peu près sur la même ligne la combustion de la poudre à canon, qui a été recommandée par plusieurs auteurs, et vous refusez entièrement aux produits gazeux qui en résultent une action désinfectante quelconque (1). Ce n'est que par le déplacement de l'air, que produit son explosion, qu'elle chasse, selon vous, l'air infecté sans le corriger. Cependant M. Proust (2), en faisant des essais dans la vue de déterminer les mélanges les plus avantageux pour composer la poudre à canon, a reconnu que les gaz produits par la combustion de cette poudre contiennent toujours du gaz nitreux, parfois du gaz sulfureux, de l'hydrogène sulfuré, etc; et Pringle, en parlant des fumigations avec cette poudre, a dit : « Quoique cette fumée ne puisse pas dessécher les parties basses du bâtiment, elle chasse seulement l'air corrompu par le moyen des esprits acides du soufre et du nitre ; car le soufre et le nitre jouissent peut-être d'une sorte de fluide aérien qui se dégage alors du feu et qui arrête la putréfaction (3). Au reste, de quelque manière qu'on explique son action, il est certain que plusieurs faits déposent en sa faveur. En voici un, rapporté par le docteur Lind : le vaisseau *l'Edgard*, pendant un combat qu'il eut à soutenir, ayant employé et brûlé sur son bord vingt-cinq barriques de poudre, se trouva délivré de la contagion dont il était infecté auparavant. Il serait facile d'en citer plusieurs autres.

---

(1) Dans les *Élém. de Chim. de l'Acad. de Dijon*, M. de Morveau avait dit : «L'acide du nitre se détruit réellement pendant la déflagration; ainsi il est incapable de neutraliser l'alcali volatil qui soutient les miasmes putrides, mais il peut servir à diminuer l'infection de l'air, soit matériellement par la quantité qu'il fournit lui-même de ce fluide pur, soit mécaniquement, par le déplacement qu'il occasione dans l'espace où on le fait détoner. » Vol II, p. 151.

(2) Journal de Physique, 70 et 71.

(3) *Discours sur la santé des gens de mer*. Cette explication donnée par Pringle n'est point au niveau des connaissances actuelles; mais il faut se reporter au temps où elle a été proposée, et elle sert seulement à prouver qu'on attribuait déjà, du temps de Pringle, à la poudre à canon une action particulière, différente de celle de la fumée ordinaire.

En parlant des cautères, des sétons, des vésicatoires, vous avez proposé vos doutes relativement à ces moyens préservatifs, qui ont été conseillés par plusieurs médecins célèbres pour se mettre en garde contre la contagion (1). Vous auriez pu ajouter que s'il y a des observations qui paraissent favorables à ces exutoires, il y en a d'autres qui leur sont entièrement contraires. Aussi M. Fouquet a-t-il eu soin de faire remarquer qu'il ne fallait pas toujours se fier à l'ouverture d'un fonticule, parce qu'il peut arriver des cas où la nature du venin épidémique rende ces secours, non-seulement inutiles, mais quelquefois même nuisibles. Dans l'épidémie de Naples, décrite par Sarcone (2), toute espèce de vieux ulcères, de sétons, de cautères, ou toute autre issue par la peau était inutile pour garantir de la contagion. Dans celle de Gottingue, les cautères et les vieux ulcères étaient autant de voies ouvertes à l'introduction d'une plus grande quantité de venin dans le corps ou la masse des humeurs. Il serait donc imprudent de compter sur un pareil moyen de prophylactique, et de négliger, par cette raison, d'employer des préservatifs plus assurés. En m'exprimant de la sorte, je n'entends point condamner la méthode de Lind, qui consiste dans l'emploi de l'émétique et du vésicatoire, non point pour préserver de l'infection et avant qu'on en ait éprouvé les atteintes, mais dès qu'on se sent affecté, quelque légère ou quelque violente que soit l'infection reçue, parce que cette méthode, ainsi qu'on peut s'en convaincre, a été plusieurs fois couronnée de succès, et mérite sérieusement d'être recommandée.

Après avoir ainsi apprécié plusieurs des méthodes usitées, vous convenez que la vapeur du soufre est un des plus puissans anti-contagieux ; que ce corps combustible, brûlé seul, est

---

(1) On peut croire, si l'on veut, que le docteur Hodget ait été préservé de la peste qui régnait à Londres en 1665, par un cautère à la jambe ; mais il me paraît difficile de croire, comme il le dit, qu'il ressentît une légère douleur à cet exutoire, lorsqu'il entrait dans la chambre d'un malade.

(2) *Istoria raggionata del mali osservati in Napoli*, etc.

très utile pour désinfecter les hardes et marchandises qu'on ne craint pas d'altérer ; qu'il peut même servir à purifier l'air stagnant dans les lieux resserrés et non ouverts, comme les cours, les prisons, etc. ; mais, tout en convenant de ces faits qui sont incontestables, vous restreignez un peu trop, ce me semble , l'emploi de la fumée de soufre, car elle est très expansible. Pour s'en convaincre, il suffit de l'observation suivante, faite par M. Pugnet. Ce médecin a remarqué que les Européens qui habitent, à Sainte-Lucie, le quartier dans lequel les émanations de la soufrière se répandent, sont rarement atteints de la fièvre jaune. Boerhaave pensait que la vapeur du soufre pouvait même être employée avec succès pour détruire la contagion jusque dans les chambres habitées, en la répandant assez modérément pour ne pas exciter une toux trop violente. Toutefois, on pourrait dire que l'opinion de Boerhaave n'était qu'une simple conjecture , qui n'a jamais reçu d'exécution ; mais M. Lind a observé, sur différens vaisseaux, que la contagion de la petite-vérole y a cessé entièrement, au moyen de feux sur lesquels on faisait brûler du soufre, et du soin qu'on avait de bien concentrer cette vapeur dans les endroits infectés ; et vous avez cité vous-même l'expérience rapportée par le docteur Wolff, qui fut faite par des médecins russes lors de la peste de Moscow, en 1771 (1), que vous avez regardée comme la plus directe et la plus concluante que l'on puisse tenter en ce genre. Vous avez d'ailleurs inféré de vos propres expériences (XXIII et XXIV) qu'il y avait une différence sensible entre les effets produits par la vapeur de l'acide sulfureux, et ceux des fumigations de soufre, ces dernières agissant plus efficacement et plus instantanément, ce que vous avez attribué à la chaleur occasionée par la combustion actuelle du soufre. Il est donc constant, d'après les

____

(1) Dix pelisses infectées furent exposées à une forte fumigation de soufre et de salpêtre réunis ; dix criminels condamnés à mort furent obligés de s'en vêtir : aucun de ces malheureux ne gagna la peste.

(243)

observations qui vous sont particulières et celles de plusieurs
auteurs qui vous ont précédé, que l'action du soufre brûlé
seul ou porté à l'état d'acide, ou en vapeur, détruit les
miasmes contagieux répandus dans l'air, et que son action
est analogue à celle des autres acides minéraux, employés de
cette manière. Dès l'enfance de l'art de guérir, le soufre (1) a
été reconnu comme un puissant moyen de désinfection : la
seule chose qu'on lui ait reprochée, c'est d'affecter trop vivement la respiration; reproche qui a été également fait, et avec
fondement, à l'acide muriatique oxigéné (2). Or, comment se
fait-il, d'après cela, que les commissaires de l'Institut aient
prétendu, dans leur rapport, que la combustion du soufre
aurait pu remplir le but qu'on se proposait, si l'on n'eût
employé cette substance qu'en très petite quantité, et si l'on
ne l'eût mêlée le plus souvent à des résines ou à des bitumes
qui la changeaient en hydrogène sulfuré? Comment se fait-il
que vous ayez considéré cette question comme indéterminée,
en disant : « Il me restait la partie la plus importante de mon
travail, l'examen des acides minéraux sur l'air infecté ; je l'ai
commencé par la fumée de soufre? » Comment se fait-il enfin
que vous vous soyez exprimé de la manière suivante : « Il est
bien vrai que le soufre entre dans plusieurs recettes de par-

____

(1) On verra, par les passages d'Homère que nous rapporterons dans la
suite, que les anciens Grecs et les Égyptiens en faisaient beaucoup d'usage
pour purifier les lieux qui étaient impurs. Plusieurs auteurs l'ont conseillé
réduit en vapeurs par la combustion, pour faire périr les insectes et autres
animaux malfaisans, et comme un moyen très propre à chasser les miasmes
alcalins et à neutraliser l'air pestilentiel.

(2) D'après le rapport de tous les chimistes, son odeur est âcre et suffo-
cante; il est impropre à la respiration; lors même qu'il n'est mêlé qu'en très
petite quantité à l'air commun, il rend cet air extrêmement pernicieux pour
la poitrine. Les effets qu'il produisit sur le savant et industrieux chimiste
Pelletier, dont les travaux ont été si utiles à la science, furent la consomption
et la mort. Voyez les ouvrages de MM. Davy, Thomson, Bouillon-La-
grange, Chaptal et autres : comment concilier avec l'opinion de ces chimistes,
celle que vous avez émise, et les témoignages dont vous avez eu soin de
l'étayer ?

fums. Celle qui est indiquée comme la plus sûre dans le dernier écrit sur la peste, par M. Papon (1), en admet un dix-septième du poids total de la composition ; mais il suffit de considérer la nature des quinze autres ingrédiens, qui sont tous susceptibles de former plus ou moins rapidement un résidu charbonneux, et parmi lesquels il ne se trouve point de nitre, ni aucune autre substance capable de fournir de l'oxigène, pour demeurer convaincu qu'une partie de ce soufre ne sert là que d'allumette pour déterminer l'inflammation plus instantanée des combustibles qui entrent dans ce mélange, tandis qu'une autre partie produit un hydrosulfure avec l'hydrogène, dégage ses résines décomposées par le feu, ce qui est assurément bien différent des vapeurs d'acide sulfureux (2). » En écrivant ce qui précède, vous ignoriez sans doute complètement la composition de la poudre fumigative anti-pestilentielle forte de Samoëlowitz (3), dans laquelle le soufre et le nitre entrent pour plus d'un tiers : vous ignoriez également que son auteur lui-même attribuait au nitre et au soufre l'efficacité de cette poudre, en disant que comme il entre dans sa composition une grande quantité de nitre cru et de soufre, on l'appelle pour cette raison *poudre fumigative anti-pestilentielle forte.* Vous n'aviez vraisemblablement aucune connaissance des épreuves faites avec cette poudre fumigative, pour purifier les salles des hôpitaux, les meubles, les vêtemens, les ustensiles de toute espèce, et entre autres des vêtemens de pestiférés imprégnés de pus, de sueur et de

---

(1) De la Peste, ou Epoques mémorables de ce fléau, et des moyens de s'en préserver. Paris, an VIII, in-8°.

(2) Traité des moyens de désinfecter l'air, p. 147.

(3) On conçoit difficilement la phrase suivante qui, en répétant à ce sujet les assertions que vous avez émises, fournit en même temps la preuve du contraire : « Cependant les poudres désinfectantes qu'a vantées Samoïlowitz, n'étaient composées que de plantes aromatiques, et si elles ont jamais produit de bons effets, elles le devaient sans doute à la grande quantité de soufre qui y entre. »

Dict. des Sc. méd.

matières ichoreuses qui , ayant été exposés pendant quatre jours à ces fumigations dans une chambre fermée, furent complètement désinfectés , au point qu'on en habilla sept malfaiteurs, qui les portèrent pendant un mois sans qu'aucun d'eux éprouvât la moindre atteinte de la maladie; ce qui a fait dire à M. Giannini, auteur italien qui rapporte cette expérience et la formule de la poudre (1) : En brûlant cette poudre, n'y a-t-il pas formation d'acide sulfurique, par la décomposition du nitre, et conséquemment développement de gaz acide nitrique (2)? Et ne voit-on pas ici par le fait ou par le hasard que la découverte de Smyth était antérieure d'un demi-siècle? Plus bas il ajoute : Il y a encore dans ce parfum un développement considérable de gaz *acide pyroligneux;* les couleurs mêmes des habits en étaient altérées. On ne peut donc pas dire de cette poudre que le soufre n'y servait que d'allumette, comme vous l'avez fait, et à juste titre, à l'égard de celle dont a parlé M. Papon (3) , et dont il a été question précédemment. Plus récemment, M. Cruickshank a aussi recommandé de brûler du soufre mêlé à du nitre dans les chambres fermées que l'on veut désinfecter, attendu que la vapeur de cette espèce de parfum remplira tout l'apparte-

---

(1) Voici cette formule :

Prenez : Feuilles de genièvre,
Raclures de gaïac,
Baies de genièvre,
Son de froment, } de chaque, six livres.

Nitre cru,   huit livres.
Soufre en canon,   six livres.
Myrrhe,   deux livres.

Pulvérisez et mêlez.

(2) Voyez la traduction française de l'ouvrage de cet auteur, faites par M. Heurtloup, intitulée : *De la nature des fièvres* , etc. Paris, 1808, vol. II, p. 243. Voyez aussi les Mémoires sur la peste qui, en 1777, ravagea l'empire de Russie, surtout Moscow, la capitale; par M. D. Samoïlowitz , p. 252 et suiv.

(3) Ouvrage cité.

ment de manière à s'insinuer dans tous les vides ou interstices des murs et des meubles ; et vous avez dit vous-même que le vrai parfum serait un mélange de *trois parties de nitre*, et *d'une partie de soufre*, dont la combustion produirait une quantité d'acide sulfureux capable d'agir efficacement sur les miasmes qui se trouveraient dans la sphère de son expansion.

Ces exemples que je viens de rapporter, et qu'il serait facile de multiplier, pourraient bien suffire à prouver que le soufre seul ou uni au nitre, était employé avant vous à la désinfection des hardes, ainsi qu'à celle des lieux occupés par les malades atteints de maladies contagieuses ; et si vous en doutiez un seul instant, vous pourriez aisément lever vos doutes en jetant un coup d'œil sur le livre de J. Lind, intitulé : *Mémoires sur les fièvres et sur la contagion* (1). Il y a trois méthodes, dit cet Anglais, communément usitées pour purifier les vaisseaux ou bâtimens de mer. La première s'exécute en faisant brûler du tabac ; la deuxième consiste à allumer des feux de charbons de bois, sur lesquels on répand du soufre : la chaleur et la fumée de ces substances incendiées doivent être concentrées pendant un long espace de temps, en prenant la précaution de boucher bien exactement toutes les ouvertures. Enfin, la troisième se réduit à l'addition de l'arsenic aux matières du second procédé, et l'on s'y prend de la manière suivante. Après avoir exactement fermé ou bouché toutes les ouvertures ou fentes du vaisseau, on place et l'on assujettit dans la cale, les ponts et les entreponts, nombre de pots de fer ; chacun de ces pots doit contenir premièrement une couche de charbon, ensuite une couche de soufre, et ainsi alternativement jusqu'à trois ou quatre couches successives de ces substances, sur la dernière desquelles on répand l'arsenic, mettant par-dessus le tout quelques brins de fil de caret

---

(1) Cet ouvrage a été traduit en français par le professeur **Henry Fouquet,** qui y a ajouté des notes. *Lausanne*, 1798.

trempés dans le goudron, pour servir de mèche. Les personnes chargées de cette opération, après avoir mis le feu audit fil, doivent se retirer promptement, et avoir soin de fermer après elles les écoutilles par lesquelles elles sont sorties. Le même auteur conseille, toutes les fois qu'il est mort quelqu'un d'une maladie contagieuse dans une maison, de désinfecter la chambre dans laquelle le malade est mort, en y introduisant un feu de charbon, sur lequel on placera quelques bâtons de soufre, et de la tenir ensuite bien fermée pendant dix ou douze heures, pour qu'elle soit entièrement et suffisamment pénétrée de la vapeur du soufre. Le docteur Roussel avait aussi recommandé, dans la peste d'Alep, de ne rien enlever de ce dont on avait besoin, avant de l'avoir arrosé de vinaigre et passé au soufre.

A tous ces témoignages qui sont positifs, mais qui n'ont pas une ancienneté bien reculée, nous pouvons ajouter l'autorité d'Hippocrate, qui avait donné au soufre l'épithète d'*anti-loïmique* (1), c'est-à-dire anti-pestilentiel, et qui l'a conseillé en plusieurs endroits de ses écrits, soit en fumigations (2), soit en onctions, soit intérieurement.

Si nous voulons d'ailleurs prendre la peine de jeter un coup d'œil sur les livres les plus anciens, comme du premier des poètes, du divin Homère, nous pourrons aisément nous convaincre que le soufre sans mélange était déjà employé, dès la plus haute antiquité, à purifier les appartemens, et même les vases souillés par des impuretés (3). On lit dans le XVIe livre de l'Iliade, que le fils de Pélée, Achille, voulant faire des libations à Jupiter, prit une coupe superbe, la purifia à la vapeur

---

(1) De λοιμος, *pestis*, qui signifie aussi contagion ; de manière que le mot *anti-loïmique* peut être pris également pour anti-pestilentiel ou anti-contagieux.

(2) *Jussit itaque Hippocrates primum*, dit Van Helmont, *domos peste infectas sulphure suffiri*. Tumul. Pestis.

(3) On pourrait trouver surprenant que j'invoque le témoignage d'Homère en une matière qui n'est guère du ressort de la poésie ; mais si l'on fait

du soufre, et la lava ainsi que ses mains dans l'eau pure avant de s'en servir pour cette cérémonie. Dans le XXIIe livre de l'Odyssée, on trouve qu'Ulysse, après avoir mis à mort tous les princes ou poursuivans qui s'étaient introduits chez lui pendant son absence, fit emporter leurs cadavres, balayer et nettoyer les siéges et le parquet qu'ils avaient souillés de leur sang, et qu'il purifia lui–même son palais (la cour, la salle et le portique) à l'aide du feu et du soufre. Je vais rapporter le texte original des deux passages en question, qui me paraissent incontestables, et auxquels il est étonnant que l'on n'ait pas fait toute l'attention qu'ils méritent.

Τὸ ῥα τότ' ἐκ χηλοῖο λαϐὸν ἐκάϑηρε ϑεείῳ,
Πρῶτον, ἔπειτα δὲ νιψ ὕδατος καλῆσι ῥοῆσι.

Achille prend dans un coffre une coupe superbe....
Il la purifie d'abord à la vapeur du soufre ; ensuite il lave dans une onde pure et le vase et ses mains.

Iliade, liv. XVI, vers 228 et 229.

Οἶσε ϑεέιον γρηΰ κακῶ ἄκος οἶσε δὲ μοι πῦρ.
Οφρα ϑειιώσω μεγαρον, σὺ δὲ Πηνελόπειαν (1).
Ελϑεῖν ενθάδ' ἄνωχϑι, ...
Τὴν δ'ἀπαμει βόμενος προσεφη πολὺμητις Οδυσσεὺς,
Πῦρ νῦν μοι πρωτιστον ἐνὶ μεγάροισι γενεσϑω.

. . . .

Ηνετκεν δ'ἄρα πῦρ καὶ ϑήϊον, αὐτὰρ ὀδυσσεὺς
Εῦ διεθείωσεν μεγαρον καὶ δῶμα καὶ αὐλὴν.

Ulysse ordonne à la vieille *Euryclée* de lui apporter du feu

---

attention que ce génie étonnant a renfermé dans ses écrits les notions abrégées d'une foule de connaissances, et que les sages mêmes de l'antiquité, tels que Platon, Socrate, etc., ont toujours eu soin de s'étayer de son autorité, l'étonnement cessera, et l'on reconnaîtra sans doute que j'ai eu raison.

(1) Selon moi, madame Dacier n'a pas rendu avec une exactitude bien scrupuleuse les expressions grecques Κακῶ ἄκος, *malorum medelam,* en les

et du soufre dont on se sert contre les exhalaisons nuisibles. Je veux , lui dit–il, purifier mon palais.........

Faites ce que je vous ai ordonné, reprit Ulysse; allumez d'abord du feu dans les appartemens.....

Elle obéit : et ce prince purifie lui–même, à la vapeur du soufre, la cour, la salle et le portique.

> *Odyssée,* liv. XXII, vers 500, 501, 513.

D'après ces citations, qui n'ont rien d'équivoque, qui sont même assez précises, il paraît clair et évident que, du temps d'Homère, on faisait déjà usage du soufre (1) et du feu pour

---

traduisant par ces mots : *dont on se sert pour les expiations.* Il est évident que dans cet endroit il ne peut être question d'expiations, et qu'il ne s'agit que de purification ayant rapport à la salubrité des lieux souillés par les émanations des cadavres. Elle n'a pas été beaucoup plus heureuse, à mon avis, lorsqu'elle a dit : *Ulysse lui-même parfuma la cour, la salle et le vestibule*, sans indiquer l'espèce de parfum que ce prince employa, ce que le mot grec désigne spécialement. M. Bitaubé a-t-il bien saisi le véritable sens de ce passage, quand il a dit entre autres choses : *Allumons dans cette demeure l'encens qui en écartera les malédictions, etc.?* Le traducteur anglais Pope, quoiqu'il eût plus de difficultés à vaincre, puisqu'il traduisait en vers, me paraît avoir mieux senti et mieux exprimé la pensée du poète, et je ne puis résister au plaisir de citer une partie de sa traduction, qui est tout-à-fait conforme à ma manière d'entendre et d'interpréter ce passage :

« Bring sulphur straight, and fire » (the monarch cries)
She hears, and the word obedient flies.
With fire and sulphur, cure of noxious fames
He purged the walls, and blood polluted rooms.

Il est vrai de dire cependant que la version suivante, rapportée par un physicien français assez connu, *Prêtresse, apporte-moi du soufre qui détruit le germe de nos maux, pour qu'en l'embrasant je remplisse mon palais de ses vapeurs salutaires*, sans être littérale, rend assez bien néanmoins la pensée de l'auteur. Mais toujours est-il certain que lorsqu'on compare entre elles les nombreuses traductions que nous avons des poètes et des orateurs de l'antiquité, on a bientôt acquis la conviction de leur infidélité, ou du moins de leur imperfection ; et rien ne me paraît plus propre à faire naître le désir de lire les originaux, dont les traductions ne sont qu'une image imparfaite.

(1) Ce procédé est donc, comme tant d'autres, le résultat de l'expérience et

désinfecter les lieux qu'on croyait souillés par des émanations nuisibles, ainsi que les vases et ustensiles qu'on voulait purger de toute souillure ou impureté; car il est impossible, d'après les propres expressions du poète, de considérer comme une cérémonie purement religieuse (1) cette espèce de *lustration* sulfurique, qui ne pouvait avoir d'autre but que la purification ou désinfection, soit des appartemens, soit des meubles, ou autres objets auxquels on l'appliquait. En effet, on lit textuellement Οἶσε θεέιον γρηυ κακῶ ἄκος; expressions qui ne peuvent guère s'entendre que d'une opération relative à la salubrité, et qui d'ailleurs expriment trop clairement la pensée de l'auteur pour qu'on leur suppose un sens figuré. Mais ce qui prouve encore mieux l'ancienneté de cette pratique salutaire, c'est que les Grecs avaient un verbe et un substantif pour la désigner : θειόω, et dans le dialecte ionien θειόω ou θηιόω, signifient parfumer avec le soufre (2), et περιθειωσις, terme dont Platon s'est servi dans un de ses ouvrages (*in Cratylo*), exprime l'action de purifier avec ce corps combustible, *purgatio quæ fit sulphure*. Quant à ce qui concerne la purification avec le feu seul, ils employaient le verbe Καθαιρω ou son passif Καθαιρομαι, ainsi que le prouve le passage suivant de l'Oreste d'Euripide :

---

des tentatives d'une longue suite de générations, l'honneur de l'avoir inventé et mis en usage n'appartient à personne.

(1) Ce qui semble encore le prouver, c'est cet autre passage du XXIIIe livre de l'Odyssée :

> ....αὐταρ ὁ δῶμα θεειῦται περικαλλες,
> Πυρμίγα κειαμενος.

Ulysse purifie son palais superbe avec le soufre, après y avoir allumé un grand feu.

Vers 34 et 35.

(2) Van Helmont prétend que le nom grec du soufre lui vient de ce qu'il était employé à guérir la peste : « *Sed quia Hippocrates*, dit-il, *quorumcunque morbum occultum virus, nuncupabat divinum in morbis, quodque per sulphur, virus pestilens sanaret, cœpit ideò vocare sulphur* το διιον. »

Opera, fol.

Ἕκτον δὲ δὴ τόδ᾽ ἦμαρ ἐξ ὅτου σφαγαῖς
Θανοῦσα μάτηρ, πυρὶ κατήγνισται δέμας.
Ὧν οὔτε σῖτα διὰ δέρης ἐδέξατο,
Οὐ λουτρ᾽ ἔδωκε χρωτί. Χλανιδίων δ᾽ ἔσω
Κρυφθείς, ὅταν μὲν σῶμα κουφισθῇ νόσου,
Ἔμφρων δακρύει.

Sextus hic dies, ex quo cæde
Moriens mater purificatum est corpus igne.

Vers 39 et suiv.

Que s'il est avéré que le soufre en fumigations a été conseillé et employé long-temps avant que vous n'ayez songé à faire usage de l'acide muriatique en vapeurs (1), et par un assez grand nombre d'individus, toujours est-il certain que vous êtes le premier chimiste qui ayez véritablement fait servir les fumigations de cet acide minéral à la désinfection de l'air vicié par des émanations malfaisantes, et que c'est à vous seul qu'appartient l'honneur de cette découverte ; car il faut avouer de bonne foi que les prétentions de J. Johnstone, et même les paroles de Boerhaave (2), ne sont que des conseils vagues et

---

(1) M. Forster a attribué de l'air de la mer à la volatilisation de l'acide marin, et il a dit : « On doit peut-être conclure que la chaleur du soleil au tropique volatilise l'acide marin, qu'il att. que en forme de vapeurs la surface du fer et de l'acier, et que cette petite quantité d'acide entrant dans les poumons et les pores de la peau, devient salutaire aux pulmoniques, raffermit les fibres relâchées par la chaleur et la transpiration trop violentes, etc. » 2e *Voyage de Cook*, trad. *franç*. Mais ce que dit à ce sujet M. Forster n'est qu'une conjecture, et il est probable que les choses ne se pass nt pas ainsi, et que c'est à une autre cause qu'on doit attribuer la salubrité de l'air de la mer et son utilité dans la phthisie pulmonaire.

(2) J. Johnstone père, dans une Dissertation publiée en 1758, conseillait, pour purifier l'air infecté, les vapeurs du vinaigre, la fumée du soufre, ou, si mieux on aimait, l'acide du sel marin dégagé par *l'huile de vitriol*. Boerhaave a dit, dans ses *Institutions de Médecine*, paragraphe 1120 : *In peste, causticis, alcalicis, halitibus, putridis, conducunt fumi aceti, spiritus salis, pulveris pyrii.*

.le pure théorie que leurs auteurs n'avaient pas mis en pratique et qui sont restés dans l'oubli, faute d'avoir reçu une application convenable et d'avoir été sanctionnés par l'expérience ; tandis que vous, monsieur, vous avez commencé par vous appuyer sur des faits avant de prononcer sur l'utilité du moyen de désinfection dont la Chimie vous a suggéré l'emploi, et ensuite vous avez tiré de ces faits les inductions qu'il paraissait naturel de déduire. Et d'ailleurs, il faut convenir que vous êtes le premier qui ayez réellement traité la question de la désinfection de l'air avec toute l'importance qu'exige un pareil sujet.

Vous êtes parfaitement d'accord avec M. J. Lind, quant à ce qui concerne l'action de ce fluide sur les miasmes contagieux ; car vous avez dit que son renouvellement est très utile, mais qu'il ne peut par lui-même décomposer le virus pestilentiel ; et il a remarqué que, quel que soit l'endroit où le venin se cache, et quelque substance qu'il pénètre ou infecte, l'admission de l'air le plus pur et les ventilations les plus exactes se trouvent fréquemment insuffisantes, soit pour chasser le venin, soit pour en affaiblir l'activité (1). Il est bien prouvé, ajoute-t-il, que la propreté et la pureté de l'air ne peuvent souvent suffire pour prévenir la contagion et empêcher qu'elle ne se répande. Cette insuffisance de l'air me paraît due à ce que les miasmes contagieux s'attachent et adhèrent si fortement à certaines substances et s'y concentrent tellement, que le fluide atmosphérique ne peut les en détacher, et les délayer en assez grande quantité pour que leur présence cesse d'être nuisible ;

---

(1) Tous les médecins ne sont cependant pas de cet avis ; il y en a même, parmi les modernes, qui pensent que le contact est le seul mode de communication des matières contagieuses : que l'air est le *menstrue décompositeur* de toutes les contagions, et que les *levains* de la peste, exposés à l'air, perdent entièrement leur venin. Un auteur italien, fort de cette hypothèse, a trouvé mauvais dernièrement que vous ayez intitulé votre ouvrage : *Traité des moyens de désinfecter l'air*, etc. M. Darwin pense que certaines espèces de matières contagieuses sont seulement répandues dans l'air de l'athmosphère, mais que d'autres peuvent y être dissoutes.

et, comme l'a fait observer avec raison le docteur Smyth, l'air et l'eau (1) sont des moyens insuffisans lorsque les substances suspectes ne peuvent pas être entièrement et intimement pénétrées de tous côtés par ces deux agens physiques. Nous ne savons pas au juste d'ailleurs combien il faut de temps à l'air pour purifier complètement les objets souillés par la contagion ; de sorte qu'en employant cette méthode de désinfection qui est la plus simple, mais qui ne suffit pas toujours, nous agissons tout-à-fait en aveugles et sans acquérir aucune certitude réelle.

Toutes vos expériences ont été faites avec de l'air infecté par les émanations putrides provenant de la chair corrompue et abandonnée à la putréfaction spontanée (2) ; et vous prétendez que les effluves putrides sont ceux que l'on peut regarder comme les plus abondans, surtout dans les hôpitaux, et, par

----

(1) Les faits suivans et plusieurs autres de la même nature, qu'il serait facile de rapporter, prouvent, de quelque manière qu'on les applique, l'action de l'eau sur les miasmes contagieux. Le docteur Baynard rapporte que les personnes qui vivaient dans les moulins à eau, ainsi que les bateliers, les pêcheurs et les hommes qui étaient employés sur la rivière et qui allaient continuellement dans l'eau, étaient rarement atteints de la peste qui régna à Londres en 1665, et qu'il ne mourut que deux personnes de cette maladie sur le pont de Londres. *Treatise upon the cold bath*, etc. On a observé au Caire que les porteurs d'eau, sans cesse arrosés de l'eau fraîche qu'ils portent dans une outre sur leur dos, ne sont jamais attaqués de la peste.

VOLNEY, Voyage en Syrie, etc.

(2) L'air dégagé des substances animales par la putréfaction, paraît d'après les expériences de Crawford, formé d'*air fixe*, d'*air animal*, *hépatique*, mêlé avec une très petite proportion d'*air phlogistique*. M. Berthollet a dit que la production qui donne l'odeur putride, n'a que peu de dispositions gazeuses, et qu'il ne s'en dissout qu'une portion peu appréciable dans les gaz qui sont en contact avec elle, ou qui se dégagent pendant la putréfaction. Il résulte des expériences faites par le même auteur, que le gaz produit par la putréfaction contient beaucoup de carbone ; que ce gaz lui a donné deux fois des coliques ; que la viande tenue pendant 15 ans dans des flacons bouchés, avec de l'eau en petite quantité, a rendu l'eau acide avec un peu d'ammoniaque.

conséquent comme le principe le plus commun de la contagion qui s'y manifeste si fréquemment. Vous citez, à l'appui
de cette opinion, le témoignage de plusieurs auteurs, qui sont
parfaitement de votre avis et qui abondent dans votre sens ;
mais on ne peut s'empêcher d'avouer, avant d'adopter ce point
de doctrine, qu'il présente de nombreuses exceptions. M. Lind
a remarqué, par exemple, que, sur plusieurs vaisseaux, l'équipage n'avait pas laissé de se bien porter, quoique l'eau de la
cale fût très corrompue et même vénéneuse ; et il assure que la
contagion exerce quelquefois sa malignité dans des lieux où
l'on ne soupçonne pas même sa présence (1). Le docteur Smyth,
en décrivant l'épidémie de Winchester, a observé que l'odeur
qu'exhalaient les malades ou leurs excrémens n'annonçait pas
de putridité et n'avait rien de bien offensant ; c'est pourquoi
M. Odier, qui avait fait la même observation relativement à
la fièvre des prisons (2), en a conclu avec raison que, puisque
le miasme qui donnait lieu à la contagion pouvait se reproduire, se multiplier, et se communiquer sans putréfaction
apparente, ce n'était pas cette cause seule qui l'engendrait. Il
cite, pour preuve de cette assertion, le fait suivant, assez remarquable : une baleine corrompue (3) et d'une fétidité épou-
vantable fut visitée par toute la ville d'Édimbourg, sans qu'aucun des curieux, ou même des ouvriers qui travaillaient à en
tirer le spermacéti, en fût incommodé (4). Voici un autre fait
de la même espèce, rapporté par John Howard dans son *Histoire des lazarets*, n° 6, pag. 74 : « L'intendant français à

---

(1) *Voyez* aussi ce qu'il a rapporté touchant le vaisseau de guerre *la
Panthère*.

Liv. cit.

(2) Observations sur la fièvre des prisons et sur les fumigations de gaz
nitrique, trad. de l'angl. Genève, 1801 ; in-8°.

(3) On a cité des faits contraires à celui-ci, mais ne peut-on pas croire
aussi que dans le cas rapporté par Forster, on a attribué à cette cause des
effets qui en étaient indépendans ? *post hoc ergò propter hoc.*

(4) Je ne parlerai point des anatomistes, des bouchers, des corroyeurs etc.,
qui manient chaque jour impunément des matières putrides, et sont exposés

Smyrne, dit-il, m'a assuré que dans la dernière peste, qui a enlevé beaucoup de monde dans cette ville, sa maison était devenue presque inhabitable à cause d'une odeur excessivement fétide qu'on y respirait, surtout lorsqu'on ouvrait les fenêtres qui donnent sur le grand cimetière, où on laissait journellement une multitude de corps sans les enterrer; mais que cette odeur n'avait nullement affecté sa santé ni celle de sa famille. Un riche négociant de l'endroit m'a dit aussi que lui et toute sa famille avaient éprouvé le même désagrément sans qu'il en fût résulté pour eux aucune suite fâcheuse. » Il y a plus : Ambroise Paré rapporte que la peste fut arrêtée dans une ville d'Italie en tuant tous les chats et les chiens, et les laissant se putréfier dans les rues (1). On sait d'ailleurs que les fièvres contagieuses règnent quelquefois avec fureur pendant les hivers les plus rigoureux, temps qui n'est nullement favorable à la putréfaction. Le célèbre et infatigable anatomiste S.-T. Sœmmerring mit tant d'ardeur, pendant l'été de 1783, à disséquer un éléphant mort à Cassel, qu'il perdit les ongles de ses doigts par la grande décomposition et les humeurs corrosives de ce cadavre; et cependant il n'en fut pas infecté, quoique si la putridité des matières animales est propre à communiquer l'in-

---

à leurs émanations; des Hottentots, dont les mets les plus agréables sont les intestins pourris des animaux; des habitans de la Terre de-Feu, qui, selon Forster, exhalent tous une puanteur insupportable, effet de l'huile rance de baleine dont ils se servent souvent, et de la chair pourrie de phoques qu'ils mangent, au point que toute la texture de leur corps paraît être imprégnée de cette odeur désagréable; d'autres peuples enfin, qui ne se nourrissent que de poissons gâtés et corrompus, parce que tous ces exemples s'expliquent à merveille, suivant vous, par l'empire de l'habitude; mais je demanderai pourquoi les suppurations internes et externes, les abcès, qui renferment souvent des matières purulentes et fétides plus ou moins corrompues, ne produisent-ils pas toujours la fièvre adynamique, et donnent lieu, au contraire, à celle qu'on nomme hectique?

(1) Le docteur Benjamin Roush assure que la fièvre jaune ne s'est jamais manifestée dans les lieux exposés aux émanations de la manufacture de sel ammoniac et des fosses de tanneries qui existent dans les faubourgs de Philadelphie.

fection, il eût certainement dû l'être. Enfin le docteur Fordyce
a dit dans un de ses écrits (1), qu'il avait souvent éprouvé,
tant à l'hôpital Saint-Thomas qu'en d'autres lieux, que des
malades attaqués de fièvres très contagieuses avaient infecté
d'autres individus sans qu'il y eût d'odeur, de goût, et rien de
sensible ni à l'œil ni au toucher ; ce qui l'a porté à croire que
s'il existait une matière contagieuse (ce dont il n'est guère
possible de douter), il était parfaitement impossible de la découvrir à l'aide des organes des sens (2). J'ai observé moi-même,
pendant le cours d'une épizootie terrible qui enleva un grand
nombre de bestiaux, que ceux qui étaient atteints de cette maladie manifestement adynamique et maligne, leurs cadavres
mêmes, ne répandaient pas la plus légère odeur putride. J'ouvris beaucoup de corps morts de cette maladie, afin de chercher
à en découvrir les causes, sans éprouver d'incommodité et sans
être frappé par aucune espèce d'odeur infecte. Les principes de
la contagion sont donc en général d'une nature si subtile, qu'ils
ne tombent point sous les sens ; et s'ils étaient le produit de la
putréfaction, comme vous le pensez, nous ne serions pas aussi
ignorans à cet égard que nous le sommes, puisque les élémens
de la putréfaction, c'est-à-dire les produits gazeux qui en résultent, d'après les progrès qu'a faits de nos jours la Chimie
pneumatique, ne nous sont pas entièrement inconnus. C'est ce
qui m'a toujours porté à croire que les miasmes contagieux ne
sont vraisemblablement ni acides, ni alcalins, ni même septiques, mais d'une nature spécifique ou *sui generis*, et qu'ils

---

(1) Traité de la Fièvre simple, 2ᵉ édition, traduction française de M. Bi-
dault de Villiers.

(2) Cette matière, suivant la définition de J. Brown, est imperceptible et
d'une nature inconnue, comme la plupart des phénomènes de la nature :
nos recherches ne nous découvrent que jusqu'à un certain point ses effets.
Prise dans un individu qui en est affecté, ou dans une matière qui la
recèle, et reçue dans un corps sain, elle *fermente* sans altération des solides ou des fluides, occupe tous les vaisseaux, et alors est rejetée par
degrés à travers les pores.

The Elements of Medecine, vol. II, pag. 77 ; in-8º.

agissent comme de vrais poisons dont les effets ne peuvent se classer dans la série de ceux déjà connus. Je croirais aussi volontiers qu'ils ne sont pas parfaitement combinés avec les parties constituantes de l'air ; qu'ils y sont seulement mêlés ou incomplètement dissous, et que c'est la raison pour laquelle, lorsqu'on examine chimiquement de l'air très pur et de l'air souillé par des miasmes délétères, les résultats qu'on obtient sont réellement semblables (1).

M. Vacca-Berlinghieri a observé avec raison que ce sont les exhalaisons qui se répandent dans l'air qui le vicient et le rendent nuisible, suffocant ou mortel (2) ; mais que, jusqu'à présent, les données certaines nous manquent pour déterminer quelles sont les exhalaisons innocentes ou nuisibles, et parmi

---

(1) Le Suédois Hédin, après avoir jeté un coup d'œil sur les diverses affections pestilentielles qui ont régné en Suède depuis 1186 jusqu'à 1710, croit avoir reconnu que la majeure partie des maladies contagieuses qui affectent l'économie vivante, proviennent de la même cause, et qu'elles varient seulement en raison de la plus ou moins grande intensité de cette cause. Il prétend que c'est de cette manière qu'ont eu lieu, dans les diverses provinces de ce royaume, la suette anglaise, les fièvres nosocomiales, etc., et la peste elle-même. *Supplent till handboken, for pratiska lakara vetens kapen rorande epidemiske och smittosanema*, etc.; Stockholm, 1815, 1, st. in-8°.

(2) MM Priestley, Cavendish et Berthollet, ont éprouvé qu'un air pouvait être rendu infect sans que l'épreuve eudiométrique laissât apercevoir ses qualités nuisibles. M. Mojon a obtenu les mêmes résultats avec de l'air bien pur et de l'air souillé par des miasmes contagieux, ce qui l'a porté à croire que les épidémies ne sont pas produites par la différence des proportions des gaz qui composent l'air atmosphérique, mais par les miasmes dont il est chargé et qui échappent à notre analyse. Cavendish avait déjà observé avant lui qu'on ne trouvait point de différence sensible dans les airs qui avaient été en contact avec des fleurs odorantes et avec des substances putrides. D'après une expérience de M. Guttani, faite en 1779, sur l'air stagnant et très malsain des marais du fort de Fuentes et sur celui de la haute cime du mont Legnone, toujours couvert de neiges, en confrontant ces deux airs dans l'eudiomètre de Volta avec l'exactitude la plus scrupuleuse, l'air marécageux, contre toute attente, fut trouvé de deux degrés meilleur que celui du haut Legnone. On réitéra jusqu'à quinze fois la même expérience, et l'on eut toujours les mêmes résultats.

celles-ci, quelles sont celles capables de faire naître telle ou telle
espèce de maladie. On sait, a-t-il ajouté, que les effluves marécageux peuvent produire les épidémies de fièvres putrides ou
pestilentielles ; mais il y a tant d'épidémies qui se manifestent
de temps à autre dans les villes et les provinces les plus saines
et les mieux exposées, qu'on ne peut dire de quelles exhalaisons elles proviennent. C'est ce qu'il est impossible, quant à
présent, d'éclaircir : et, dans le fait, la peste d'Athènes, celle
de Constantinople, la suette anglaise, l'apoplexie épidémique
décrite par Lancisi (1), provenaient de vices de l'air qui nous
sont entièrement inconnus. M. Camper a prétendu qu'on ne
devait point considérer les eaux stagnantes, les fourrages corrompus, etc., comme les causes de l'épizootie qui règne en
Hollande, vu qu'ils existent dans tous les temps, et que les
causes de la contagion n'agissent qu'une seule fois sur les bêtes
à cornes ; qu'on ne doit pas non plus l'attribuer à l'humidité,
ni au froid, ni à quelque autre cause locale. Une circonstance
dont il est impossible de rendre raison relativement à la contagion de la peste, et qui a aussi été observée d'une manière
plus ou moins frappante de la contagion des autres fièvres,
c'est que souvent tout à coup, et sans aucune cause apparente,
elle cesse de produire la maladie. La peste, dit Mertens,
cessa tout d'un coup dans tout l'empire de Russie, après avoir
régné à Moscou et dans d'autres lieux pendant un an et demi.
Mais une plus grande difficulté, d'après la remarque du docteur Russell, que celle de toutes les personnes qui ne sont point
susceptibles d'infection, est celle qui résulte de la cessation de
la peste à une époque où les prétendus effluves contagieux conservés dans les vêtemens, les meubles et les autres foyers, à la
fin de la saison propre à la peste, existent non-seulement en

---

(1) Un jeune médecin, qui a écrit sur l'apoplexie, prétend qu'il est peu
raisonnable de penser, comme le font quelques praticiens, que cette maladie peut régner épidémiquement, ainsi que l'a rapporté Agathia, *De bello
Gothorum*, lib II ; mais, selon nous, les faits doivent l'emporter sur les
raisonnemens.

beaucoup plus grande quantité qu'on ne peut le supposer lorsqu'ils sont importés par les effets de commerce, mais encore
sont généralement répandus dans tout le pays. Ce fait, quoique
inexplicable, est très certain; la maladie paraît être dissipée
par une ou plusieurs causes aussi peu connues que celles qui
ont concouru à la rendre plus ou moins épidémique dans son
principe et à son plus haut période. En Europe, on peut accorder quelque influence aux moyens qu'on emploie pour nettoyer
les maisons et les hardes qu'on suppose propres à conserver les
principes cachés de la contagion; mais à Alep, où la maladie
est abandonnée à son cours naturel, et où l'on n'emploie que
peu ou pas de moyens de purification, elle suit presque toujours la même marche dans les différentes années; elle diminue
et renaît dans certaines saisons, et, à la fin, sans l'entremise et le
secours des hommes, elle cesse entièrement : « *Ubi pestis non-*
dum penitùs extincta fuit, dit Waldschmidt, *hæc suâ sponte,*
præter omnium expectationem, ita cessavit, ut ne vestigium
quidem ejus posteà apparuerit. » Puis il ajoute : Aucun individu n'en infectait d'autres, quoique quelques-uns eussent encore des bubons pestilentiels; et les objets qui avaient été en
contact avec les malades avaient entièrement perdu le pouvoir
de communiquer la maladie. Tacite a dit, en parlant de la
peste qui infesta Rome sous Néron : « *Vastatâ campaniâ tur-*
bine ventorum, qui villas, arbusta, fruges passim disjecit :
pertulitque violentiam ad vicina urbis, in quâ omne mortalium
genus vis pestilentiæ depopulabatur, nullâ cæli intemperie,
quæ occurreret oculis. Sed domus corporibus exanimis, itinera
funeribus complebantur: non sexus, non ætas periculo vacua :
servitia perinde et ingenua plebes raptim extingui, inter con-
jugum et liberorum lamenta, qui, dum adsident, dum deflent,
sæpè eodem rogo cremabantur. » (Annal.) Tous ces faits, sur la
manière dont elle se propage et dont elle s'arrête, ne méri-
tent-ils pas bien d'être pris en considération, et ne sont-ils
pas bien dignes des méditations des hommes instruits et habitués à réfléchir?

L'opinion que vous avez émise, que c'est l'azote condensé et en même temps peu engagé qui fait le principal caractère de tous les virus contagieux, loin d'être extrêmement probable, me paraît, en l'examinant sans prévention, une conjecture dénuée de fondement, ou du moins qui aurait grand besoin d'être prouvée pour que l'on y ajoutât foi. Votre importante découverte est le motif qui vous a suggéré cette idée; et de ce que l'énergie de l'acide oxi-muriatique est due, selon votre manière de voir, à la suroxigénation, vous en avez conclu que celle des virus contagieux dépendait d'une véritable surazotation, conséquence qui est parfaitement en harmonie avec le principe que vous avez adopté. Mais est-ce bien à l'oxigène, comme vous paraissez le croire, que les acides, soit végétaux ou minéraux, doivent leur puissance désinfectante? Est-ce bien parce que le mercure est une substance oxiphore, qu'il guérit la vérole? Pour le prouver, vous avez passé en revue les différens cas dans lesquels l'oxigène a été donné comme médicament par les médecins modernes, nationaux et étrangers. Malheureusement, nous sommes forcés d'avouer aujourd'hui que les essais faits avec l'oxigène (1) ont presque tous été infructueux, et qu'ils ont contraint leurs auteurs à abandonner l'espoir qu'ils avaient fondé sur ce prétendu spécifique (2). Vous avez cité, à la vérité, une expérience de Crawford, qui paraît en faveur de votre opinion. Ce dernier ayant fait un mélange d'air vital et de gaz putride, laissa les deux gaz en contact, et, quelques semaines après, l'odeur fétide fut détruite. Cette seule expérience est-elle suffisante pour conclure que l'oxigène exerce sur les miasmes contagieux une affinité qui les décompose, d'autant mieux que Crawford avoue qu'il retrouva dans son mélange une odeur de gaz hydrogène analogue à celle qui se dégage pendant la dissolution du fer dans l'acide sulfurique affaibli? Et si l'oxigène se trouvait être le grand destructeur des

---

(1) M. Keir refuse à l'air vital ou oxigène une vertu médicamenteuse.

(2) La pommade oxigénée, d'abord tant vantée, par exemple, n'a-t-elle pas dû un peu son crédit à l'enthousiasme et à l'exagération?

(261)

contagions (1), ne faudrait-il pas établir que , pour produire ce
précieux effet en toutes circonstances et sans inconvéniens, son
usage doit être soumis à des modifications qui ne peuvent être
déterminées que par l'expérience? L'oxigène, il est vrai, est
regardé comme le générateur des acides (2); mais, dans cet état
de combinaison, ses propriétés ne sont-elles pas différentes de
celles qu'il a lorsqu'il est en liberté? Et d'ailleurs, pourquoi
faire plutôt honneur à l'oxigène de la désinfection de l'air,
qu'à l'autre corps avec lequel il est uni pour former l'acide
qu'on emploie dans ce cas, ou mieux encore à la réunion de
tous les deux, puisque c'est une loi de la Chimie, que deux
corps qui se combinent ne conservent le plus souvent aucune
des propriétés qu'ils avaient avant leur réunion (3)? Il faudrait
aussi, ce me semble, pour tirer cette induction, que dans l'o-
pération de la désinfection il y eût dégagement manifeste de
gaz oxigène, et par conséquent décomposition de l'acide dont
on se sert : or, dans bien des circonstances, il y a plutôt absorption que dégagement d'oxigène ; c'est ce qui arrive, d'une
manière assez marquée, lorsqu'on emploie les fumigations de
soufre, qui appauvrissent plutôt qu'elles n'enrichissent l'air de

---

(1) Le docteur Darwin soupçonnait que la matière des maladies contagieuses, avec ou sans fièvre, n'est point susceptible de communiquer la contagion qu'elle n'ait acquis quelque chose de l'air, qui, en oxigénant le
fluide sécrété par le corps malade, produit probablement un nouveau composé acide (ou plutôt un oxide). Cette idée du docteur Darwin, qui, à la
vérité, est purement hypothétique, est diamétralement opposée à votre manière de voir, et n'est peut-être pas plus réelle.

(2) Vouloir conclure, a dit M. Berthollet, de ce que l'oxigène donne
l'acidité à un grand nombre de substances, que toute acidité en provient,
même celle des acides muriatique, etc., c'est reculer trop loin les limites
de l'analogie; raisonnement parfaitement juste, et que les progrès de la
science ont pleinement justifié.

(3) Ainsi, par exemple, comme l'a remarqué Haller, des parties odorantes rassemblées produisent une odeur toute différente de celle qu'elles
avaient chacune en particulier, quelquefois même désagréable; et du mélange de gommes de mauvaise odeur il peut résulter une nouvelle odeur
très suave.

ce principe. Le gaz nitrique, loin de verser dans l'air atmosphé-rique une quantité d'oxigène libre, ainsi que l'avait cru M. Keir (1), produit un effet contraire, d'après vos propres observations (2). Cependant, si l'on admet votre théorie, il faudra reconnaître que la puissance désinfectante de l'acide nitrique est bien supérieure à celle de l'acide muriatique même oxigéné, puisqu'il contient davantage d'oxigène, d'après les analyses des chimistes les plus habiles, et dans l'hypothèse qui considère le chlore comme un corps composé. Dans celle, au contraire, où on l'envisage comme un être simple, élémentaire, indécomposé, et qui est généralement adoptée aujourd'hui, d'après les travaux de M. Davy et les recherches de MM. Gay-Lussac et Thenard (3), et surtout depuis la découverte de l'iode, cette théorie est entièrement insoutenable ; d'autant mieux que M. Dulong a observé que, lorsque l'acide muriatique oxigéné et l'azote sont tous deux à l'état de gaz, on ne peut parvenir par aucun moyen à les combiner (4). Faut-il encore, d'après

---

(1) M. Keir pense que, quoiqu'il y ait beaucoup d'air vital de dégagé dans les fumigations nitriques, il faut plutôt attribuer les effets qu'elles produisent à la propriété connue des acides minéraux d'arrêter les progrès de la fermentation et de la putréfaction animales.

(2) On regardera comme certain, dites-vous, que les fumigations nitriques ne peuvent porter de l'oxigène dans l'air, et que si elles changent quelquefois les proportions de ses principes, c'est au contraire en lui enlevant, par le gaz nitreux formé accidentellement, ce qui est nécessaire pour reproduire l'acide nitrique blanc.

(3) Selon ces chimistes, le gaz acide muriatique oxigéné agit sur les miasmes putrides, en leur enlevant une portion de l'hydrogène qu'ils contiennent, et dès lors en les convertissant en composés qui ne sont plus nuisibles. Il est probable que l'eau hygrométrique de l'air facilite cette décomposition. Cette explication est fondée sur ce que ce gaz peut se combiner à volume égal avec le gaz hydrogène, et sur ce que, par la même raison, les substances hydrogénées mises en contact avec le gaz oximuriatique le décomposent, c'est-à-dire le changent en acide muriatique ordinaire. Or, cette manière de voir, qui attribue à l'hydrogène le rôle que vous faites jouer à l'azote, ne peut se concilier avec la surazotation que vous admettez ; mais il n'est pas certain qu'elle approche davantage de la vérité, puisqu'elle est entièrement fondée sur une opinion hypothétique.

(4) *Annales de Chimie.*

tous ces argumens qui forment des objections assez solides, considérer l'oxigène comme le principal agent de la désinfection de l'air? Et, sans avoir recours à la décomposition, les vapeurs des acides minéraux dont nous avons fait mention n'ont-elles pas une énergie suffisante pour détruire ou neutraliser les miasmes dangereux? car c'est là véritablement le point de la question, et de quelque manière que la désinfection par les acides minéraux s'opère, qu'elle ait lieu par le moyen de l'oxigène ou par la combinaison, la neutralisation, enfin l'entière destruction des principes nuisibles, qu'importe, pourvu qu'elle soit complète? mais c'est ce dont il est encore permis de douter aujourd'hui, d'après le témoignage de l'expérience. Quant à la partie de la question qui consiste à savoir comment les choses se passent, c'est un objet de pure curiosité, et partant d'une bien moins grande importance.

Vous pensez que J. Lind est allé beaucoup trop loin, lorsqu'il a dit que le corps nu du malade communiquerait moins la contagion que les habits qu'on lui aurait ôtés. Il est certain, au contraire, dites-vous, puisqu'il ne s'agit pas d'un virus fixe spécifique, que l'exposition au grand air suffirait pour détruire l'infection de la matière inanimée, tandis que l'atmosphère infecte ne pourrait manquer de se renouveler près du corps du malade (1). Avant de vous exprimer de la sorte, vous aviez commencé par dire qu'il faut reconnaître que le miasme de la fièvre des prisons peut produire de terribles effets, même hors de l'espace où il est continuellement renouvelé, et vous aviez cité ensuite l'exemple célèbre et tant de fois rapporté de ces fameuses assises anglaises (2), où un grand nombre d'individus furent infectés par des criminels non malades tirés d'un cachot dans lequel régnait la fièvre des prisons. Or, voici la manière

---

(1) *Traité des moyens de désinfecter l'air*, pag. 311.

(2) Cet exemple, tant de fois cité, ne prouve-t-il pas la fausseté de l'assertion suivante, énoncée avec un certain ton dogmatique, par un auteur d'ailleurs justement célèbre? « Il paraît en général que les émanations s'étendent à une très petite distance de la personne malade, et qu'elles res-

dont Lind a émis son opinion, en s'appuyant sur sa propre expérience, et sans parler du fait que vous articulez : « Une attention suivie constamment pendant quelques années sur cet objet, m'a convaincu que le corps d'un malade tenu soigneusement propre et net est moins capable de communiquer la contagion que les derniers vêtemens qu'il a quittés, le linge sale et autres hardes quelconques qu'il a portées long-temps avec l'infection de sa maladie ; je veux dire que ces dernières substances contiennent un venin contagieux plus effectif, plus concentré que les émanations récentes du corps du malade ou de la matière de ses excrétions (1). » Puis il ajoute que, parmi les domestiques de l'hôpital (de Haslar), ceux qui aidaient ou portaient les malades encore vêtus de leurs habits chargés d'infection et qui enlevaient ces hardes, devenaient beaucoup plus souvent infectés eux-mêmes que ceux qui étaient chargés de les déshabiller auprès d'un bon feu, et qui les soignaient assidûment après les avoir placés dans des lits bien blancs. En rapprochant vos propres expressions des siennes, je serais presque tenté de croire que vous n'avez pas lu l'ouvrage de Lind, ou que vous n'en avez lu que des citations infidèles, car vous n'auriez point parlé de la sorte. En effet, à en juger d'après la manière dont se propagent les différentes espèces de contagions, il est indubitable qu'elles peuvent exister sous deux formes diverses (2), savoir à l'état gazeux et à l'état liquide, ou, suivant l'expression du docteur Rush, qu'elles sont le produit des excrétions ou des sécrétions. Presque toutes les

---

tent pour ainsi dire dans un état de concentration à la surface du corps, sur les habits ou autres substances voisines, de la même manière que les odeurs se répandent et s'attachent aux corps environnans. » Cette comparaison avec les odeurs ne me semble surtout nullement heureuse.

(1) *Papers on fevers and infection*, pag. 62. L'auteur renvoie au Mémoire suivant ce qui concerne celle des déjections qui communiquent le plus promptement l'infection, et le temps de la maladie auquel cela arrive, etc.

(2) A la rigueur on pourrait même dire de trois, puisqu'il est bien certain que plusieurs maladies peuvent être communiquées sous forme so-

maladies cutanées sans fièvre se transmettent de la dernière façon, tandis que les maladies fébriles peuvent se communiquer de l'une et de l'autre manière, et se communiquent le plus souvent de la première. Ainsi, par exemple, la peste et les fièvres pestilentielles se répandent en général par le moyen des émanations subtiles disséminées dans l'air; d'autres fois par des miasmes qui adhèrent à certaines substances pour lesquelles ils paraissent avoir une espèce d'affinité; enfin, elles peuvent être gagnées par une véritable inoculation, soit naturelle, soit artificielle. Le médecin en chef Desgenettes et le docteur Whyte en sont la preuve : l'un s'est inoculé la peste sans en être atteint; mais l'autre, qui voulut faire sur lui la même opération quelque temps après, fut moins heureux, car il eut la maladie et en mourut (1).

Je terminerai ces observations, qui sont déjà beaucoup trop étendues, en mettant sous vos yeux, monsieur, un passage d'un écrit sur la Matière médicale, dont la seconde édition, publiée en 1809, est entre les mains de tout le monde, et qui est conçu de la manière suivante. Après avoir rendu un compte sommaire des faits que vous avez rapportés dans votre Traité relativement à la fièvre jaune d'Espagne, l'auteur de ce passage s'exprime ainsi : « Les résultats dont on vient de faire l'exposition ont été obtenus spécialement à Séville et à Saint-Lucar de Barameda, en 1800; mais les fumigations acides n'y ont été employées qu'en novembre, c'est-à-dire lorsque l'épidémie

---

lide, par les matières croûteuses ou pulvérulentes auxquelles elles donnent lieu vers leur terminaison, et qui constituent une espèce de maturité, s'il est permis de s'exprimer ainsi, dans l'état de la maladie.

(1) On sait que la pourriture ou gangrène humide d'hôpital est quelquefois épidémique, et qu'elle s'empare même des plus légères égratignures; que les observations de plusieurs praticiens prouvent ou semblent prouver qu'elle peut être communiquée à la plaie, à l'ulcère de la personne la mieux constituée et qui respire l'air le plus salubre, par le seul contact immédiat sur cette plaie ou cet ulcère des linges ou de la charpie infectée du levain de la maladie, etc. ; mais qu'elle peut l'être aussi, d'après les observations de M. Delpech, à la manière des contagions les plus subtiles.

avait perdu toute sa force et que la fraîcheur de l'atmosphère avait presque entièrement dissipé le danger de la contagion; de manière qu'on a pu attribuer à ces fumigations des avantages qui n'étaient dus qu'à la constitution atmosphérique (1). Ce qui vient à l'appui de cette opinion, c'est que les fumigations acides, auxquelles on eut recours pendant l'épidémie de 1803 et de 1804 dans beaucoup de maisons de Cadix, de Malaga, de Carthagène, ne garantirent nullement de la maladie. M. Cabanellas employa, à la vérité, ce moyen en 1804 avec une apparence de succès, dans un lazaret établi près de Carthagène; il observa qu'il y mourut moins de malades que dans les hôpitaux de l'intérieur de la ville, et qu'aucun infirmier n'y fut atteint de la maladie. Mais si la mortalité a été moins considérable dans le lazaret, il contenait aussi beaucoup moins de malades que les hôpitaux de Carthagène. D'un autre côté, cet établissement consistait dans un certain nombre de tentes dressées sur une hauteur où l'on respirait un air bien moins altéré que dans les hôpitaux ordinaires. Quant à la préservation des infirmiers du lazaret, elle ne présentait rien d'étonnant, quand même on n'aurait pas fait usage de fumigations, puisque les maisons isolées et les villages des environs de Carthagène ont été entièrement exempts de la contagion. C'était donc dans l'intérieur de la ville et lorsque l'épidémie faisait de grands ravages, que M. Cabanellas aurait dû faire ses expériences; mais on conçoit très bien que, malgré la grande efficacité des fumigations acides pour désinfecter des vêtemens, des meubles ou des espaces très circonscrits (2), elles ne peuvent guère être

---

(1) C'est aussi l'opinion du docteur B. Rush, qui dit à ce sujet : *M. Morveau acrises great virtuis to muriatic gas, in checking the malignant fever in Cadix, in 1801, but from the time at which it was used, being late in the autumn, there is more reason to believe it hadrun its ordinary course, or that it was destroyed by cold weather. An inquiry into the various sources,* etc., etc. Philadelphiæ, 1805, in-8°.

(2) Ce que cet auteur dit ici des fumigations acides, vous l'avez dit

employées avec succès lorsque l'air de toute une ville est infecté. » Ce passage renferme des objections qui sont d'autant
plus propres à en imposer, qu'elles ont été faites par un médecin envoyé en Espagne à l'époque des épidémies dont il est
question, et qui, par conséquent, avait été à portée de voir
par lui-même ce qui s'y passait (1). Un autre médecin, qui a
écrit sur la fièvre jaune après l'avoir observée sur les lieux,
s'exprime encore d'une manière plus positive : « Au moment
des épidémies de la péninsule, dit-il, un enthousiasme général
s'empara des Espagnols qui s'engouèrent des fumigations, et
l'on put à peine suffire à la préparation et à l'envoi des appareils. Des détails transmis officiellement annoncèrent des
effets prodigieux opérés par le gaz muriatique oxigéné; mais
quand il fallut en venir à la grande preuve et lorsque des mil-
liers d'individus eurent péri, malgré les nuages épais de ces
gaz qui les enveloppaient de toutes parts, alors le charme disparut, etc. (2). » Peut-on conclure, d'après cela, que le témoignage des médecins espagnols, énoncé avec tant d'assurance et
d'emphase (3) et duquel vous vous êtes appuyé, soit d'un
grand poids et qu'il mérite une bien grande confiance? J'en
doute, surtout d'après ce que j'ai observé moi-même, et d'après
le rapport de quelques-uns de mes confrères; mais, au sur-
plus, peut-être avez-vous de quoi répondre à ces objections en
opposant des faits péremptoires à ceux qui doutent encore de

---

vous-même de la vapeur du soufre dans le *Traité des moyens de désinfecter l'air.*

(1) Ces objections ont été reproduites et présentées d'une manière plus
étendue et sous un nouveau jour par MM. Hallé et Nysten, à l'article
désinfection du Dictionnaire des Sciences médicales.

(2) Du typhus d'Amérique, ou fièvre jaune, par M. V^r Bally, Paris,
1814, in-8º.

(3) *La efficacia de las fumigaciones es en el dia tan palpable que
hesta las personas mas rudes conocen y publican su utilidad.* Don M.
A. de Rosas. Le ton exagéré avec lequel s'exprime cet auteur n'est-il pas
propre à rendre son témoignage suspect, puisque *qui dit trop ne prouve
rien ?*

l'efficacité des fumigations acides, soit dans la peste, soit dans la fièvre jaune, soit dans les différentes espèces de typhus, d'autant mieux qu'il s'est présenté d'assez belles occasions, depuis cette époque, de constater la puissance anti-contagieuse des acides minéraux.

Voici d'autres objections, qui ne sont pas moins réelles que les précédentes; elles ont été consignées dans un ouvrage publié, en 1805, par un médecin d'un grand hôpital et d'une grande ville, qui a écrit lui-même sur les fumigations nitriques (*su i profumi nitrici*). Il observe premièrement que les salles où l'on doit pratiquer la désinfection par le moyen de l'acide muriatique oxigéné sont ordinairement d'une grandeur immense, telles que celles de l'hôpital de Milan, par exemple; qu'on ne peut se flatter, par conséquent, d'entretenir une fumée suffisamment active dans un si grand espace, où le trop d'expansion qu'elle acquiert doit nécessairement l'affaiblir; secondement, que la ventilation, dont la nécessité n'est pas mise en doute, doit ou peut emporter avec elle cette fumée ou vapeur, et que le défaut de ventilation produit des effets si nuisibles, qu'ils ne peuvent être compensés par les avantages qui résulteraient des fumigations. Enfin il ajoute que les chimistes qui préparent l'acide muriatique n'ignorent pas combien leur santé peut en être altérée (1); qu'on a vu des cas où les vapeurs muriatiques, reçues pendant quelque temps sur le poumon, ont occasioné des émaciations sensibles, des douleurs articulaires, la toux, les veilles, l'anorexie. La toux qu'elles

---

(1) Vous avez reconnu vous-même autrefois la réalité de cette objection lorsque vous avez dit, en parlant du procédé que l'on doit employer pour dégager les vapeurs d'acide muriatique : « On met dans un vase de verre du sel commun, on verse dessus le tiers de son poids d'acide vitriolique, au degré de concentration qui le fait nommer dans le commerce *huile de vitriol*; les doses sont proportionnées à l'espace : s'il est considérable, on place le vaisseau sur un bain de sable, avant la projection de l'acide, et l'on se retire aussitôt, pour n'être pas exposé aux vapeurs qui seraient capables de suffoquer. » *Élém. de Chim.*, *de l'Acad. de Dijon*, vol. II, pag. 252. Dans le même ouvrage, vous avez dit que les vapeurs de l'acide

excitent chez le plus grand nombre, continue-t-il, dès leur premier abord dans la poitrine, prouve l'énergie de leur stimulus, et je ne pense pas qu'il fût prudent de condamner un malade à les respirer pendant un mois qu'il pourrait rester dans la salle (1).

Il est évident qu'on a exagéré la facilité avec laquelle on peut faire vos fumigations. Quoiqu'elles n'aient rien de difficile pour ceux qui ont une légère idée des matières qui les composent (2), cependant il en est résulté plusieurs fois des accidens toujours faciles à éviter en prenant quelques précautions simples. C'est ce qui m'a fait souvent désirer que votre Traité eût une forme moins scientifique, et qu'il fût dépouillé des accessoires qui, en lui donnant plus de poids aux yeux des savans et des personnes de l'art, le rendent fastidieux et moins intelligible aux gens du monde. En le réduisant, pour ces derniers, à une instruction détaillée, d'une centaine de pages au plus, et qui contiendrait l'explication claire et précise des phénomènes chimiques, les expériences et la manipulation, je ne doute pas qu'il n'en résultât un grand avantage, et que

---

marin sont très élastiques et très corrosives, qu'il est même difficile qu'elles n'attaquent pas les ferrures de l'endroit où l'on distille cet acide ; qu'il faut user de précaution pour le transvaser sans danger et pour ne pas respirer la vapeur, qui serait capable de suffoquer, pag. 208 et 209. Cette action énergique de l'acide muriatique en vapeurs sur le fer, est bien propre à empêcher de l'employer dans les hôpitaux où les lits sont de ce métal.

(1) Giannini, *Della natura delle febbri e del miglior metodo di curarle*, etc. Milano, 1805.

(2) Dans le *Memoire hist.*, etc., sur *l'hospice de la Maternité*, on observe avec raison qu'on avait substitué aux procédés employés pour désinfecter les salles la machine de M. Guyton de Morveau, mais que le soin de l'évaporation du gaz étant confié à des filles de service, il pouvait en résulter des inconvéniens pour la santé des femmes, et que M. Chaussier a remplacé cette machine par différens *paquets*, dont il varie la composition suivant les circonstances, etc. *Voy*. ce Memoire, Paris, 1805, in-4°. Or, si des filles de service qui sont continuellement sous la surveillance des chefs, ne peuvent réussir complètement à remplir cette tâche, que coit-on penser de beaucoup d'autres gens qui n'ont pas leur intelligence et leur habitude ?

votre manière de se garantir de la contagion, dont beaucoup de personnes, d'ailleurs sensées, n'ont qu'une idée vague et incomplète, ne fût bientôt plus répandue et plus généralement employée. On a fait distribuer dernièrement (1), et dans d'autres circonstances analogues, par ordre du ministre, une notice imprimée de 4 pages in-8° (2), concernant vos divers appareils de désinfection avec l'acide muriatique oxigéné ; mais, outre que cette notice n'a été envoyée qu'aux médecins, aux chirurgiens et aux fonctionnaires publics, auxquels elle ne pouvait servir à rien, elle aurait été entièrement inutile aux gens du monde, parce qu'elle est trop abrégée, et qu'ils ont besoin, pour bien sentir l'utilité présumée des fumigations acides, d'une instruction qui en explique d'une manière circonstanciée le mode d'action, qui en fasse apercevoir la nécessité, et qui en fournisse la preuve par des exemples qu'on ne puisse révoquer en doute (3), et surtout par des expériences qui soient faciles à répéter. D'ailleurs, par une espèce de fatalité, ou plutôt à cause des entraves sans nombre qu'il faut vaincre, la distribution de cette notice, ordonnée à l'occasion

---

(1) Cette époque, qui était récente au moment où j'écrivais ceci, commence à s'éloigner.

(2) Dans cette notice, intitulée, *Avis sur les moyens de prévenir la contagion et d'en arrêter les progrès* (18 avril 1812), il n'est question que des trois espèces d'appareils que vous avez conseillés sous le nom de *flacons portatifs, appareils permanens, et fumigations en vaisseaux ouverts ;* mais si un pareil avis peut suffire pour se faire une idée exacte des moyens de désinfection que vous avez découverts, pourquoi lit-on encore votre livre, qui forme un volume in-8° de 450 pages, avec trois planches gravées ?

(3) Les expériences les plus probantes et les plus propres à porter la conviction dans l'esprit de tout homme libre de préjugés, sont, sans contredit, celles faites pendant le règne des diverses épidémies ; mais elles ont besoin d'être répétées un très grand nombre de fois, et par des observateurs impartiaux et éclairés, faute de quoi elles méritent peu de confiance. Or, les médecins envoyés par le Gouvernement dans les départemens de la Côte-d'Or et de l'Yonne, et plusieurs de ceux qui exercent la Médecine dans ces départemens, ont reconnu l'insuffisance des fumigations acides pour empêcher la communication de la fièvre des prisons, tant que le principe contagieux *conserve encore beaucoup d'activité.*

de l'épidémie qui s'était manifestée dans le département de la Côte-d'Or où j'habite, n'a été faite qu'au moment où cette épidémie était entièrement terminée, et où, par conséquent, les motifs qui avaient dicté cette mesure n'existaient plus.

Dans cette conjoncture, qui était toute récente lorsque j'écrivais ceci, et qui m'en a, en quelque façon, suggéré l'idée, j'ai eu lieu de me convaincre de ce que je viens d'avancer. Une maladie épidémique et contagieuse s'était manifestée parmi les prisonniers espagnols, qui traversaient ce département au nombre de 30 à 40 mille, et qui répandirent l'infection sur tous les lieux de leur passage, parce que l'on avait négligé, ou que l'on s'était trouvé dans l'impossibilité de prendre les précautions propres à empêcher le développement et la propagation des miasmes contagieux ; parce que l'on n'a pas employé les moyens de ventilation, de désinfection et de propreté nécessaires en pareil cas ; surtout parce que l'on n'a pu s'opposer assez efficacement aux causes débilitantes, morales et physiques, qui concouraient à la propagation du mal ; enfin, parce que la commisération a engagé plusieurs individus à recevoir dans leurs maisons les malades, ou à les visiter dans les écuries qui leur servaient d'asile, et où ils étaient entassés comme des animaux immondes parmi les morts et les mourans (1). Il était aisé de prévoir les résultats fâcheux qui devaient être la suite d'une pareille conduite, et il eût peut-être été possible de les éviter ; mais la plupart de ceux qui s'exposaient au danger en ignoraient la source et les conséquences, et ils méprisaient

---

(1) Ces prisonniers, que le Gouvernement faisait voyager dans une saison rigoureuse, étaient dans le plus affreux dénuement, et la plupart exténués de fatigue et de misère, couverts de haillons, sans chaussures, n'ayant que de mauvais alimens qu'ils mangeaient à moitié cuits ; exposés à toutes les intempéries de l'air, quelquefois sans abri, toujours sans feu pour se sécher et se réchauffer lorsqu'ils avaient été mouillés, etc. Enfin c'était dans cet équipage qu'on leur faisait faire une longue route, qui achevait d'épuiser le peu de forces qui leur restaient, et que leur condition et les mauvais traitemens qu'on leur faisait endurer tendaient encore à anéantir ; aussi en mourait-il un grand nombre.

les avis qu'on leur donnait ou les représentations qu'on pouvait leur adresser. Ne se trouve-t-il pas d'ailleurs assez ordinairement dans ces circonstances des raisonneurs subtils, qui veulent persuader que les mesures que dicte alors la prudence sont inutiles et sans nécessité, ou que c'est la crainte qui les suggère? Et ne serait-il pas à désirer que le commun des hommes fût instruit, au moins jusqu'à un certain point, des dangers qu'il y a à courir dans ces cas et des moyens propres à y remédier, puisque tout, jusqu'à la peste, comme l'a remarqué un écrivain très sensé, prouve que l'ignorance est le plus grand ennemi de l'humanité?

Qui est-ce qui croirait, par exemple, que, dans le département même où votre découverte a été faite en 1773, et dans le lieu qui en a été pour la première fois le théâtre en l'an II, c'est-à-dire environ 20 ans après que vous en eûtes fait l'expérience publiquement, des commissaires médecins, nommés par un représentant du peuple, pour aviser aux moyens de mettre fin à l'épidémie qui régnait alors à Dijon, se soient exprimés de la manière suivante dans le compte (1) qu'ils rendirent à celui qui les avait commis : « Il est à désirer que le moyen de désinfection pour les hôpitaux, annoncé par le *citoyen* Guyton, représentant du peuple à la Convention nationale, soit bientôt connu pour le mettre en usage. » (Pag. 8 de ce *Rapport*.) Qui croirait que, dans plusieurs hôpitaux du même département, pendant le règne de l'épidémie dont j'ai parlé ci-dessus, c'est-à-dire 20 ans plus tard, l'emploi des fumigations acides n'ait pas été tenté, malgré les sollicitations de plusieurs hommes instruits et éclairés? Si cette espèce d'insouciance ou de pusillanimité ne prouve rien contre les fumigations, au moins est-il certain qu'elle n'est point non plus en leur faveur.

Telles sont, monsieur, les observations que j'avais à vous

______

(1) *Compte rendu au citoyen* Bernard, *représentant, sur les causes de l'épidémie régnante à Dijon dans les hôpitaux militaires, et sur les moyens d'en arrêter les progrès, par MM. Peletin et Tissot, commissaires, etc., sous la date du 5 ventôse an* II. Dijon, in-4º, imprimé par Causse.

soumettre touchant les moyens de désinfecter l'air que vous avez recommandés, et ceux que vous avez jugés inutiles et insignifians. Elles ne m'ont été dictées ni par l'amour de la critique ni par esprit de contradiction ; je ne me suis laissé guider, au contraire, que par les faits, et je pense que ce n'est qu'en abordant franchement cette question qu'on parviendra à obtenir des données certaines sur un sujet qui intéresse tout le monde en général, mais bien plus particulièrement encore et plus directement les médecins (1). Tant qu'on se déguisera les difficultés que présente tel ou tel mode de désinfection, et qu'on voudra le faire adopter exclusivement et sans restriction, peut-être ne remplirait-on qu'imparfaitement le but qu'on doit se proposer d'atteindre. Au reste, monsieur, sachant que *vous avez bien plus à cœur de vous appuyer sur des opinions propres à faire autorité que d'en déguiser la source*, je vous communique avec franchise le résultat de mes réflexions et de mes

---

(1) L'espèce d'insouciance des médecins, concernant les dangers de la contagion auxquels ils sont presque journellement exposés, ne peut guère s'expliquer qu'en l'attribuant à ce que la plupart d'entre eux s'imaginent que le meilleur moyen d'échapper à ses atteintes est de ne point la redouter, de se soustraire aux inquiétudes, à la crainte, et en général aux passions tristes auxquelles se laissent aller ordinairement les autres hommes pendant le règne des maladies contagieuses. L'habitude journalière qu'ont les médecins de s'exposer au *mauvais air*, les garantit bien, il est vrai, jusqu'à un certain point, de sa pernicieuse influence ; mais rien n'est plus commun cependant que d'observer, dans les épidémies un peu graves, des exemples du contraire. Je puis en fournir un dont j'ai été moi-même le sujet. Pendant l'épidémie de Nice, dont j'ai déjà parlé, je me tins presque continuellement exposé aux atteintes de la contagion, bien persuadé que le courage et l'absence de la crainte me préserveraient à coup sûr de la maladie ; cependant je fus bientôt détrompé, et je tombai malade, malgré l'assurance et l'entière sécurité où j'étais. L'absence seule de la crainte et des passions tristes en général, ainsi que l'empire de l'habitude, ne suffisent donc pas toujours pour préserver de la contagion, et il est plus d'un cas où, comme l'a dit avec vérité le poète latin,

Non vota, non ars ulla corruptos levant ;
Cadunt medentes.

recherches, désirant qu'il vous mette à même de porter votre ouvrage, dont le but est tout-à-la-fois louable et utile, au degré de perfection qui lui manque et qu'il est si désirable que l'on atteigne.

FIN.

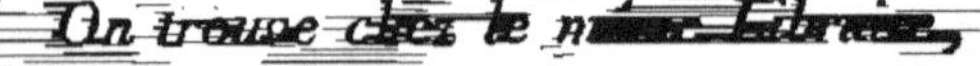

On trouve chez le même Libraire,

Un Cabinet Littéraire pour l'étude du Droit, ...
...., de l'Histoire, de la Géographie, etc., etc. ....
du Moniteur et de plusieurs autres Journaux ....
une belle Salle pour les Conférences de Droit, de ....
de Littérature et autres Cours ; tous les ....
du jour, politiques, littéraires ....

On se charge aussi de toutes ....
Librairie, et de fournir au même prix que les ....

IMPRIMERIE DE BÉLARD-COURCIER.